中医病症效验方丛书

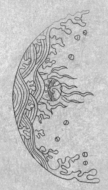

糖尿病实用验方

主　编　吴艳华

副主编　肖达民

编写人员　郭桃美　刘兆卓

吴艳华　肖达民

SPM

南方出版传媒

广东科技出版社

·广　州·

图书在版编目（CIP）数据

糖尿病实用验方/吴艳华主编. —广州：广东科技出版社，
2019.6（2022.2 重印）

（中医病症效验方丛书）

ISBN 978-7-5359-7110-4

Ⅰ. ①糖… Ⅱ. ①吴… Ⅲ. ①糖尿病—验方—汇编
Ⅳ. ①R289. 51

中国版本图书馆 CIP 数据核字（2019）第 087214 号

糖尿病实用验方
Tangniaobing Shiyong Yanfang

出 版 人：朱文清
责任编辑：邹　荣
封面设计：林少娟
责任校对：杨崚松　陈　静
责任印制：彭海波
出版发行：广东科技出版社
　　　　　（广州市环市东路水荫路 11 号　邮政编码：510075）
销售热线：020 - 37607413
http://www.gdstp.com.cn
E - mail：gdkjbw@nfcb.com.cn
经　　销：广东新华发行集团股份有限公司
排　　版：广东科电有限公司
印　　刷：佛山市浩文彩色印刷有限公司
　　　　　（南海狮山科技工业园 A 区　邮政编码：528225）
规　　格：889mm×1 194mm　1/32　印张 10.125　字数 300 千
版　　次：2019 年 6 月第 1 版
　　　　　2022 年 2 月第 4 次印刷
定　　价：35.90 元

内 容 提 要

　　本丛书包括头痛病、糖尿病、肝胆病、骨与关节病、肾病、心血管病、中风及中风后遗症、皮肤病性病、男科病、妇科病实用验方等。

　　本书介绍糖尿病及糖尿病合并症（包括诱发的）的病种用2型糖尿病、老年性糖尿病、糖尿病胃轻瘫、糠尿病合并泌尿系感染、糖尿病合并心脏病等35种、验方233首。每首验方都是原作者反复验证，证实疗效可靠才收集，故参考性、实用性强，可供患者及其家人、医生参考和应用。

目 录

葡萄糖耐量减低验方

2型糖尿病合并脂肪肝验方

老年性糖尿病验方

糖尿病合并泌尿系感染验方

糖尿病神经源性膀胱验方

糖尿病周围神经病变验方

糖尿病周围神经炎验方

糖尿病性视网膜病变验方

糖尿病低胰岛素血症验方

糖尿病餐前高血糖验方

糖尿病口服降糖药继发失效验方

糖尿病性闭经验方

糖尿病诱发皮肤瘙痒症验方

糖尿病性大疱病验方

糖尿病伴发肛周脓肿验方

糖尿病出汗异常验方

糖尿病并发鹅口疮验方

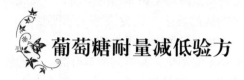

葡萄糖耐量减低验方

健脾散精汤

【药物组成】 黄芪、葛根各 30 g，苍术、桑白皮、茯苓各 15 g，山药、荔枝核（打碎）各 20 g，柴胡 6 g。

【适用病症】 葡萄糖耐量减低。

【用药方法】 每天 1 剂，加水 1 000 mL 文火煎至 250 mL，睡前服。药渣第 2 天早上再煎，早餐后服。连服 2 个月。

【临床疗效】 此方治疗葡萄糖耐量减低 31 例，经 2 个月的治疗空腹血糖及糖化血红蛋白均恢复至正常水平。

【病案举例】 彭某，男，47 岁。形体肥胖，有轻度高血脂史 5 年。近期体检发现空腹血糖 6.85 mmol/L；葡萄糖耐量试验空腹血糖为 6.87 mmol/L，口服 75 g 葡萄糖加温开水 150 mL 后，餐后 1 小时血糖为 11.73 mmol/L，餐后 2 小时血糖为 9.86 mmol/L，餐后 3 小时血糖为 6.01 mmol/L，糖化血红蛋白为 7.03%。诊断为葡萄糖耐量减低。诊见：患者平素饮食多嗜好美味膏粱，兼见舌质淡红边有齿印、苔微腻色稍黄，脉濡。即予健脾散精汤治疗。3 周后复查空腹血糖为 6.07 mmol/L。坚持服药 2 月后，复查空腹血糖为 5.87 mmol/L，餐后 2 小时血糖为 7.31 mmol/L，糖化血红蛋白为 6.43%。葡萄糖耐量基本恢复正常。

【验方来源】 刘德华. 健脾散精汤治疗葡萄糖耐量减低 31 例 [J]. 新中医，2001，33（2）：59.

按：葡萄糖耐量减低是糖尿病的前期，是发展为糖尿病的一个危险阶段。本病的发生与饮食失节关系密切。长期过食膏粱厚，损害脾胃运化，导致脾气不能散精，饮食精华不能上归于啼以朝百脉，而是留滞不化，易引起血糖升高。健脾散精汤方中黄芪、苍术、茯苓、山药健脾益气以壮脾脏"散精"之力，桑白皮清肃肺脏以除内热而畅其"朝百脉"之路，柴胡、荔枝核疏达肝气以助脾之转运，葛根升清降浊使脾之转输升降有序。诸药合用，协同脾脏布散水谷精华于全身，使水谷精华有升有化，生化平衡而血糖正常。

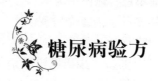

糖尿病验方

三参芪芍汤

【药物组成】　黄芪 30 ~ 40 g，太子参、沙参各 20 g，山药、麦冬各 18 g，山茱萸 15 g，党参、白芍、五味子、乌梅各 12 g，苍术 10 g。

加减：口渴甚者，加玉竹、芦根；舌质红明显者，加知母、牡丹皮；舌苔白厚腻者，加薏苡仁；腹泻者，可加补骨脂、益智仁、芡实。

【适用病症】　糖尿病。

【用药方法】　每天 1 剂，水煎 2 次，分早、晚服。1 5 天为 1 个疗程，最长治疗 4 个疗程。

【临床疗效】　此方加减治疗糖尿病 30 例，治愈 22 例，有效 6 例，无效 2 例。总有效率 93%。

【病案举例】　武某，男，37 岁。患者消瘦、乏力、口干渴，夜尿增多 4 个月。曾口服消渴丸等药物，效果不佳。诊见：舌质红、苔白厚，脉沉细数。检查：血糖 18.5 mmol/L，尿糖（＋＋＋＋）。治宜益气养阴法。方用三参芪芍汤加知母、牡丹皮、薏苡仁、玉竹。服 15 剂后症状改善，血糖 10.5 mmol/L，尿糖（＋）。共治疗 3 个疗程后，症状消失，体重增加，血糖、尿糖正常。随访半年未见复发。

【验方来源】　李德杰，王建侠. 益气养阴法治疗消渴病 30 例［J］. 陕西中医学院学报，2000，23（4）：18.

按：糖尿病久而不愈，以阴虚为本，燥热为标。故益气养阴法为其根本治则，并贯穿于治疗全过程。本方养阴而不伤脾胃，益气而不助火热，随症状加减变化因势利导。若大寒之品妄投，败胃伤气，于病不利。正如《张氏医道·消瘅》篇所言"渴家误作火治，凉药乱投，促人生命"。本法具有益气在养阴之中，养阴在润燥之中，故有标本兼顾之效应。

辛 润 方

【药物组成】 黄芪 15 g，菟丝子、山药、熟地黄、知母、莲子肉各 10 g，细辛 5 g，肉桂 3 g。

【适用病症】 糖尿病。

【用药方法】 每天 1 剂，水煎 40 分钟，取煎液 300 mL，分早、中、晚各服 100 mL。并配合服用格列本脲每次服 2.5 mg，每天于早、午、晚餐前 30 分钟服用。30 天为 1 个疗程。

【临床疗效】 此方治疗糖尿病 30 例，显效（治疗后症状基本消失，空腹血糖 <7.2 mmol/L，餐后 2 小时血糖 8.3 mmol/L，或空腹血糖、餐后 2 小时血糖较治疗前下降 30% 以上）13 例，有效（治疗后症状明显改善，空腹血糖 <8.3 mmol/L，餐后 2 小时血糖 <10.0 mmol/L，或空腹血糖、餐后 2 小时血糖较治疗前下降 10%~29%）16 例，无效（治疗后症状无明显改善，而空腹血糖、餐后 2 小时血糖下降未达有效标准者）1 例。总有效率 96.67%。

【验方来源】 喻红，喻嵘，林所. 辛润法配合格列本脲治疗糖尿病 30 例疗效观察［J］. 湖南中医，2000，16（1）：9.

按：糖尿病属中医学消渴病范畴。本病多由五脏真气不足，肾不藏精，脾不藏荣，肺失输布所致。《素问·脏气法时论》

口："肾苦燥，急食辛以润之，开腠理，至津液，通气也。"张景岳《类经》云："肾为水脏，藏精也。阴病者苦燥，故宜食辛以润之，盖能开其腠理，致津液者，其辛能通也。水中有真气，唯辛能达之。气至水亦至。故可以润肾之燥。"根据以上理论，以黄芪、菟丝子、山药、熟地黄、肉桂、知母、莲子肉、细辛组方。本方具有"辛润"之性，滋肾健脾的功效，但不同于"辛散""辛开""辛行"。从现代医学角度而言，能达到调节糖、蛋白质、脂肪的代谢紊乱。用此方配合小剂量格列本脲治疗糖尿病，能有效地稳定持久降低血糖、血脂，纠正代谢紊乱，明显提高糖尿病的治疗效果，减少格列本脲副作用，避免因需服用降糖药剂量较大而时时诱发低血糖现象，并可使患者提高生存质量，延长寿命，减少病死率，长期服用安全有效。

四妙散加减方

【药物组成】 苍术、怀牛膝各 30 g，薏苡仁 24 g，黄柏、佩兰、鸡内金、丹参、荔枝核各 12 g，黄连 3 g。

【适用病症】 糖尿病。

【用药方法】 每天 1 剂，水煎服。并控制饮食、口服降糖药或胰岛素。4 周为 1 个疗程。

【临床疗效】 此方治疗糖尿病 40 例，显效（治疗后症状消失，空腹血糖 <7.2 mmol/L，餐后 2 小时血糖 <8.3 mmol/L，24 小时尿糖定量 <10 g，或血糖、24 小时尿糖定量较治疗前下降 30% 以上）30 例，有效（治疗后症状明显改善，空腹血糖 <8.3 mmol/L，餐后 2 小时血糖 <10.0 mmol/L，24 小时尿糖定量 <25 g，或血糖、24 小时尿糖定量较治疗前下降 10% 以上）9 例，无效（治疗后症状无明显改善，血糖、尿糖下降未达到上述标准）1 例。总有效率 97.5%。

【病案举例】 张某，男，53 岁。患糖尿病 7 年。近 1 年来自觉疲乏，四肢重痛，口干，不欲饮。血糖波动在 13 ~ 15 mmol/L。经调整降糖西药后血糖仍为 12.8 mmol/L，自觉症状无改善。诊见：口干不欲饮，脘腹胀闷，困倦乏力，腰膝酸软，下肢微肿，大便不畅、时干时稀，舌质紫暗、苔黄厚腻，脉滑；检查：血糖如前，尿糖（＋＋＋），尿蛋白（＋＋）。西医诊断为糖尿病肾病。中医诊断为消渴、水肿。证属湿热中阻。西药仍维持原剂量，中药用四妙散加减方随症变动。处方：苍术、怀牛膝、山药、益母草各 30 g，黄柏、鸡内金各 12 g，薏苡仁 24 g，佩兰、丹参、川芎各 10 g，黄连 3 g，泽泻 15 g。连报 10 剂，症状明显改善，血糖降为 7.2 mmol/L，尿糖（－），尿蛋白（－）。再服用 10 剂，症状进一步改善，血糖稳定在 6 ~ 7 mmol/L。西药降糖药减量。再服 10 剂，血糖稳定，嘱患者坚持饮食控制。随访 1 年病情稳定。

【验方来源】 亓鲁光，宋红梅. 四妙散加减治疗糖尿病 40 例临床观察［J］. 四川中医，2000，18（6）：19.

按： 糖尿病的病机，传统上认为阴虚燥热为主，有医家还提出气虚、血瘀、痰浊等论点。然脾胃为后天之本，饮食不节，嗜食肥甘，伤及脾胃，中焦失于健运，谷反为滞，湿浊内生，阻滞肠道，影响津液化生与输布，则发为消渴。临床表现有不同程度的体胖、体倦肢困、脘腹胀闷、口苦、便溏、舌苔厚腻等。治以清热利湿、芳香化浊。方用四妙散清热除湿，加用芳香醒脾之品如佩兰化湿除满，畅利中焦；佐以黄连清热除湿；丹参活血化瘀。对于湿热内蕴、津液明显耗伤者，则在健脾化湿的同时，酌情加养阴之品。如施今墨先生喜用黄芪配山药、苍术配玄参治疗，健脾敛津，又能滋阴降火。而由于饮食失节，过食肥甘厚味，内酿湿浊，浊聚津滞，聚浊为痰，痰浊凝聚，肠胃运化失职，水谷精微或泛于血脉而为血糖升高，或泛于膀胱而尿糖升高，故宜选用苍术、黄柏、黄连、薏苡仁等清热利湿，用鸡内金、薏苡仁、荔枝核等健脾化湿，使热清湿除，脾健运以达降糖目的。

四参三黄二虫饮

【药物组成】 红参、沙参各 12 g，丹参、生地黄、黄芪各 30 g，玄参 15 g，黄精 20 g，蚂蚁粉、僵蚕粉（冲服）各 4 g。

加减：血糖不降者，多用红参并加石膏 50 g，乌梅、天花粉各 15 g；便秘者，加大黄 15 g；肾病浮肿者，加茯苓 30 g，黄柏 15 g；尿路感染者，加猪苓、泽泻、黄柏各 15 g；视网膜病变、视物不清者，加旱莲草、密蒙花、石斛各 15 g；周围神经病变者，重用丹参，并加泽兰 15 g；瘀血症明显者，加赤芍、白芍、牡丹皮各 15 g。

【适用病症】 糖尿病。

【用药方法】 每天 1 剂，头煎以清水 1 200 mL 煎取药液 350～400 mL，二煎加水 500 mL 文火煎取药液 150 mL，两次药液混合，分早、晚服。同时口服盐酸小檗碱片每次 0.5 g，每天服 3 次。治疗 20～30 天。注意合理运动、选择糖尿病膳食。合并高血压、冠心病者，加用复方降压片、卡托普利、地奥心血康等；合并感染者，加用抗生素；合并周围神经炎者，加用维生素等。

【临床疗效】 此方加减治疗糖尿病 60 例，理想控制（临床症状消失，空腹血糖 <6.5 mmol/L，尿糖阴性）41 例，较好控制（临床症状基本消失，空腹血糖 <7.22 mmol/L，尿糖阴性）12 例，一般控制［临床症状明显减轻，空腹血糖 <8.33 mmol/L，尿糖（±至+）6 例，控制不良（临床症状有所减轻，空腹血糖、尿糖基本不降）］1 例。总有效率 98.3%。

【病案举例】 李某，男，45岁。患糖尿病2年余。病初口渴多饮，多食易饥，二便多，消瘦乏力，血糖14.1 mmol/L，尿糖（＋＋＋＋）。服用苯乙双胍、消渴丸等药治疗2个月，病情得以控制。停药则诸症状又起，病情时轻时重，血糖一直在10.0 mmol/L以上，尿糖（＋＋至＋＋＋＋）。近因劳累过度而病情加重。诊见：全身酸软无力，少气懒言，头晕，睡眠不实，口干渴，易饥而食量不多，两目干涩，四肢麻木，舌质暗红少苔，脉细。检查：空腹血糖14.2 mmol/L，尿糖（＋＋＋＋），血清三酰甘油2.1 mmol/L，胆固醇5.6 mmol/L；血压19.6/10.5 kPa。诊断为2型糖尿病合并高血压病。证属气阴两虚兼血瘀。治以四参三黄二虫饮，原方丹参加至50 g，同时服用盐酸小檗碱片每次0.5 g、复方降压片2片，每天服3次，停用其他降糖药物，并控制饮食。治疗10天后，自觉病情好转，体力渐增，空腹血糖11.2 mmol/L，尿糖（＋＋），血压18.2/9.2 kPa。药已中病，继用原方，黄连加至每次0.7 g，停服复方降压片。继续治疗15天后，自觉症状消失。复查空腹血糖6.5 mmol/L，尿糖阴性，血清三酰甘油1.5 mmol/L，胆固醇5.4 mmol/L，血压18.0/9.2 kPa。停用中药。继续服用盐酸小檗碱片每次0.5 g，每天3次，连用1个月，以巩固疗效。随访半年病未复发。

【验方来源】 郑延辰，胡成军. 四参三黄二虫饮加小檗碱治疗糖尿病60例 [J]. 四川中医，1998，16（8）：20.

按：2型糖尿病以气阴两虚型为多见，病变脏腑主要涉及脾胃肾等。而饮食不节、情志失调、先天不足、后天失养等因素损伤脾肾而致枢机不利，肾精不藏，气血津液代谢失常，是本病发病的重要机制。四参三黄二虫饮方中的红参、黄芪健脾益气而固本，沙参、生地黄、黄精、玄参滋补脾肾之阴而除燥热。由于本病日久血行无力而滞涩，或因津亏血燥而致血行不畅，故多兼夹血瘀证。因而方中用丹参活血通瘀，若瘀血证重者，宜加赤芍、白芍、牡丹皮以和血活血。诸药均有降血糖作用。而蚂蚁粉作为滋补强壮剂，用于治疗糖尿病有较好的疗效。方中僵蚕一味研粉单用治疗糖尿病取效者亦多。老药盐酸小檗碱其降血压、降血糖的作用也日益受到重视。

消渴降糖胶囊

【药物组成】 黄芪、玄参、生地黄、知母、麦冬、枸杞子、山药、山茱萸、党参、五味子、黄芩、地骨皮、丹参、甘草。（原方无药量）

【适用病症】 糖尿病。

【用药方法】 将上药按一定比例制成胶囊，每丸 0.5 g。每次服 6 丸，每天 3 次。1 个月为 1 个疗程，可连服 3 个月。并控制饮食。有合并症者，需根据病情，分别采取相应治疗。病情严重或有酮症者可用胰岛素治疗。感染时可选用抗生素治疗。

【临床疗效】 此方治疗糖尿病 95 例，显效（治疗后症状基本消失，空腹血糖 <7.2 mmol/L，尿糖阴性，或血糖较治疗前下降 30% 以上）66 例，有效（治疗后症状明显改善，空腹血糖 <8.3 mmol/L，或血糖较治疗前下降 10%）18 例，无效（治疗后症状无明显改善，血糖及尿糖下降未达到上述标准）11 例。总有效率 89.4%。

【验方来源】 常桂荣，廖明波，王多佳. 消渴降糖胶囊治疗糖尿病 95 例 [J]. 吉林中医药，1996，(4)：15.

按：糖尿病主要是由于阴虚燥热伤及肺脾肾。初期、中期多见胃热津亏，中期、后期阴虚燥热及脾气不足，累及肝肾，可见气阴两虚。故本病以阴虚为本，日久不愈，燥热内生，营阴暗耗，致气虚帅血无力，瘀血乃生阻滞经络。治以健脾益气、养阴补肾、清热除燥、滋阴活血等。消渴降糖胶囊以黄芪、党参、山药、甘草益气健脾；黄芪性甘微温，能益气补虚损，止渴而利阴气；麦冬、玄参、五味子、知母滋阴清热；黄芩、地骨皮清热除燥；生地黄、丹参等活血祛瘀通络；山茱萸、枸杞子以补肝肾，强筋骨。诸药合用，共奏健脾益气、养阴补肾、清热除燥、滋阴活络之效。因此本方用于治疗糖尿病可获得较好的疗效。

参芪术地五味汤

【药物组成】 党参、黄芪各 30 g，苍术、五味子、知母各 15 g，生地黄、枸杞子、山茱萸、僵蚕各 20 g。

加减：口干口渴明显者，加葛根、天花粉、玉米须；小便频数者，加益智仁、桑螵蛸；合并末梢神经炎者，加养血活血之品如当归、鸡血藤、海风藤等；合并皮肤感染者，加清热解毒之品如赤芍、紫花地丁、蒲公英等。

【适用病症】 糖尿病。临床表现除血糖、尿糖不正常外，伴见倦怠乏力，心悸气短，口渴欲饮，头晕耳鸣，自汗盗汗，小便量多，舌质嫩红、苔薄、脉细。

【用药方法】 每天 1 剂，水煎 2 次，分早、午、晚服。并严格控制饮食。1 个月为 1 个疗程，一般服药 1~3 个疗程。

【临床疗效】 此方加减治疗糖尿病 36 例，显效（临床症状基本消失，空腹血糖降至正常，或比治疗前下降 50% 以上，尿糖阴性或 ±）9 例，有效（症状明显改善，空腹血糖比治疗前下降 30% 以上，尿糖定性低于 + +）21 例，无效（经 2 个疗程以上的治疗，临床症状无改善，血糖及尿糖未下降，或下降未达到以上标准者）6 例。总有效率 83.3%。

【病案举例】 卞某，女，54 岁。患糖尿病 3 年，常服格列吡嗪及消渴丸等降糖药，血糖和尿糖时高时低。近月余来自觉口渴多饮，头晕心悸，腰酸乏力，手足心热，易出汗，时而脘闷腹胀，大便偏干。自查尿糖＋＋至＋＋＋＋，空腹血糖 10.8 mmol/L。诊见：舌质嫩红、苔稍薄白，脉微细弦。脉症合参，乃脾气虚弱，精微不循常道而运行；肾虚失摄，清浊不分，而精微下漏。治拟补脾益肾、升清化浊法。处方：黄芪 30 g，苍术、五味子、知母各 15 g，枸杞子、僵蚕、生地黄、山茱萸、菟丝子各 20 g。服药 2 周后，腹胀纳呆、腰酸乏力明显好转，尿糖定性在 ＋ 至 ＋＋之间，空腹血糖在 9.0 mmol/L之内。守上方服药 2 个月，诸症状消失，尿糖阴性，空腹血糖降至 5.8 ~ 6.8 mmol/L之间。随访 1 年未见复发。

【验方来源】　陈长春. 脾肾双补，升清化浊并进治疗糖尿病 36 例 ［J］. 吉林中医药，1995，（4）：13.

按： 糖尿病属中医学消渴病范畴，历代医家认为其病机为燥热阴虚，常投清热养阴之剂。但临床常见多数老年性糖尿病患者"三消"症状并不典型，仅有消瘦乏力等症状和血糖、尿糖增高的客观指标。因脾主运化，主散精，为人体升降之枢。脾胃无虚，则饮食如常，水谷能化生精微，病无由生。如脾气虚弱，水谷精微无以化生，必使食气郁而化热，又不能为胃行其津液，而令胃阴不足。故燥热阴虚之"本"，实为脾虚不运所致，消谷善饥，口渴欲饮，当为脾虚不运，浊气久郁，脾不散精，邪热为害。《灵枢经·口问篇》指出"中气不足，溲便为之变"，故见小便量多频数，且味甘甜。因此脾虚失运是糖尿病之病机根本。故补脾益肾，升清化浊当为其主要治法。参芪术地五味汤方中用党参、黄芪之润，甘温补中之品与甘凉养阴之生地黄、五味子为伍，更以山茱萸、枸杞子补肾之品组成脾肾双补；以苍术升发脾阳，与僵蚕之化浊同用。由于药症相符，切中病机，故多取佳效。

降 糖 胶 囊

【药物组成】　人参、茯苓、黄芪、白术、生地黄、玄参、玉竹、葛根、山药、甘草各 15 g，天花粉、黄精各 20 g。

【适用病症】　糖尿病。

【用药方法】　上药并研细末装入胶囊，每粒 0.5 g，每次服 5 粒，每天 3 次。15 天为 1 个疗程，连续服用 3 个疗程。

【临床疗效】　此方治疗糖尿病 33 例，显效（症状基本消失，空腹血糖降至 7.2 mmol/L 以下，或较前下降20%以上）19例，有效（症状明显改善，空腹血糖降至 8.3 mmol/L 以下，或较前下降10%～29%）10 例，无效（症状、血糖指标未达上述标准）4 例。总有效率 87.8%。

【验方来源】　董桂芝，张洪昌，刘志贤，等. 抑制中药治疗非胰岛素依赖型糖尿病 33 例临床观察［J］. 中医药学报，2000，28（1）：22.

按：糖尿病的病机的主要特点在于阴虚和燥热两个方面，并且互为因果。病变脏腑着重在脾、胃、肾，且以气阴两虚为多见。降糖胶囊中用四君子汤加黄芪健脾益气培补后天为主，黄精、玄参、生地黄、山药滋阴补肾，葛根、天花粉、玉竹升阳生津。诸药合用共奏益气滋阴之效。现代药理研究证实人参、黄芪、天花粉等益气滋阴药，具有促进 β 细胞修复作用，增加体内胰岛素水平，具有降低血糖功能。降糖胶囊服用方便，疗效显著。

加味肾气丸

【药物组成】　熟地黄 24 g，山药、山茱萸各 12 g，牡丹皮、茯苓、泽泻各 9 g，熟附子 6 g，肉桂 3 g，黄芪、党参、葛根各 20 g，白术 15 g。

加减：伴阴虚火旺者，加知母 20 g，玄参 15 g；有气滞血瘀者，加丹参、生地黄各 20 g，山楂、制首乌各 15 g。

【适用病症】　糖尿病。

【用药方法】　每天 1 剂，水煎服。并配合降糖西药。此外需控制饮食，总热量按每天 104 J/kg，并限制钠摄入。30 天为 1 个疗程，治疗 3 个疗程。

【临床疗效】　此方加减治疗糖尿病 58 例，治愈（症状消失，实验室检查多次正常）3 例，好转（主要症状及有关实验室检查有改善）50 例，未愈（症状及实验室检查无变化）5 例。总有效率 91.38%。

【验方来源】　吴松涛. 加味肾气丸配合西药治疗糖尿病 58 例 [J]. 浙江中医，2000，35（5）：194.

按：糖尿病属中医学消渴病范畴，基本病机是阴津亏耗，燥热偏盛；肾阴亏虚为本，肺胃燥热为标。消渴初起，燥热炽盛，津液干涸，肺不布津，则口渴喜饮；胃火炽盛，消谷善饥；燥热伤肾，气化失常，不能主水，小便量多，固摄无力，精微下注。若消渴迁延日久，阴损及阳，最终累及肾阳，或气阴两虚，或阴阳俱衰，均致肾阳虚衰，温煦无力，气化失司，固摄无权，水液有降无升，出现小便频数、浑浊如膏，形寒肢冷，神倦无力，足膝酸痛等症。而且经西药降糖药治疗后，往往兼夹湿阻证。治以健脾化湿之品亦可缓解，究其因，无不与脾肾阳虚有关。本方中用熟地黄滋阴补肾；山茱萸、山药、牡丹皮、茯苓、泽泻调补肝脾；肉桂、熟附子少量，微微生火，鼓舞肾气；黄芪补气生津；党参、白术健脾益气；葛根生津，升提阳气。全方用于治疗本病颇有效果。

益气养阴活血汤

【药物组成】　黄芪 50 g，太子参、沙参、山药、丹参、山楂各 30 g，苍术、牡丹皮、天花粉各 12 g，葛根 15 g。

加减：口渴多饮者，加黄芩 12 g，知母 10 g，生地黄 15 g；胃热善饥者，加黄连 6 g，石斛、玉竹各 15 g；高血压者，加怀牛膝 12 g，桑寄生 15 g；多尿者，加山茱萸、覆盆子、杜仲各 12 g；心律失常者，加炒酸枣仁 18 g，苦参 15 g；眼底动脉硬化或出血者，加蒲黄、茺蔚子各 12 g，三七（研末冲服）4 g；冠心病者，加川芎 12 g，降香 5 g。

【适用病症】　糖尿病。

【用药方法】　每天 1 剂，水煎 3 次，共取药液 600 mL，分早、午、晚服。30 天为 1 个疗程。

【临床疗效】　此方加减治疗糖尿病 86 例，治愈（症状全部消失，尿糖阴性，血糖连续检查 3 次均正常）30 例，好转（主要症状明显减轻或消失，有关化验检查指标明显改善）51 例，无效（临床症状及化验指标无明显改善）5 例。总有效率 94.18%。

【验方来源】　胡志勇. 益气养阴活血汤治疗糖尿病 86 例临床观察 [J]. 云南中医药，2000，21（4）：16.

按：气虚血瘀是形成糖尿病的主要病理基础。因体虚精亏，肝肾不足，气阴两虚为本；燥热内生，瘀血阻络，痰湿内停为标。因此，益气养阴活血汤具有益气养阴、活血化瘀之功，标本兼顾，使肺、胃、肾之阴得以滋养，燥热得以除，不仅临床症状得以缓解，血糖也可以得到控制和降低。

芪 灵 汤

【药物组成】 黄芪、茯苓、天花粉、苍术各 20 g，山茱萸、山药、威灵仙各 15 g，丹参 25 g，黄连、鸡内金各 10 g。

加减：早期以阴虚燥热为主者，去苍术、茯苓、威灵仙、鸡内金，加生地黄 25 g，麦冬 10 g，枸杞子 15 g；伴湿热内蕴者，加知母、黄柏各 10 g；病久而见瘀血证者，加地龙、王不留行各 10 g。

【适用病症】 糖尿病。

【用药方法】 每天 1 剂，水煎服。并注意饮食调控。病情稳定后改用丸剂巩固。

【临床疗效】 此方加减治疗糖尿病 61 例，均获得较好的疗效。

【验方来源】 周奇轩. 芪灵汤治疗糖尿病 61 例临床观察 [J]. 北京中医，2000，19（6）：32.

按：糖尿病属中医学消渴病范畴；发病机制多为阴虚燥热，治疗多从肺、脾、肾三脏着手，以滋阴润燥为大法。芪灵汤方中的黄芪、山药、山茱萸、天花粉健脾益肾，以固本为主，并有滋阴润燥、生津止渴之功，为方中主药；苍术、茯苓、黄连、威灵仙等和中祛湿，清热化浊，调畅气机，舒筋消痹；丹参、鸡内金活血化瘀，畅通经络，强化代谢，不但能助补益之品运化周身以为用，而且与威灵仙等配伍可促祛湿之味化浊逐邪以外达，对缩短病程、防治并发症有重要作用。全方配伍，固本、祛湿、化瘀，临证时根据病情加减施治，治疗糖尿病可获得较好的疗效。

柔肝化瘀益气养阴汤

【药物组成】 柴胡、甘草各 6 g，白芍、香附、益母草、黄芪各 20 g，丹参、牡丹皮各 15 g，生地黄、知母、玉竹各 12 g，薏苡仁、山药各 30 g。

加减：若兼见脾肺气虚者，加黄精、党参；阴虚燥热者，加地骨皮、胡黄连。

【适用病症】 糖尿病。

【用药方法】 每天 1 剂，水煎服。20 天为 1 个疗程。

【临床疗效】 此方加减治疗糖尿病 56 例，治愈（糖尿病症状基本消失，空腹血糖、餐后 2 小时血糖均正常）21 例，好转（糖尿病症状大多消失或减轻，空腹血糖、餐后 2 小时血糖下降，但仍高于正常，24 小时尿糖减少）28 例，无效（糖尿病症状及空腹血糖、餐后 2 小时血糖均无甚变化）7 例。总有效率 87.5%。

【病案举例】 贾某，女，35 岁。2 个月前左脚背被蚊子叮咬搔抓后引起感染，经用西药治疗无显效，脚背红肿。检查空腹血糖 28.5 mmol/L，尿糖（＋＋＋＋）。诊断为糖尿病并左脚背感染。诊见：面色少华，两颧蝶状色素斑，精神抑郁，左脚背红肿，双下肢麻木、夜间尤甚，食欲旺盛，频频饮水，尿量多，时感疲乏无力，心烦易怒，眠差梦多，月经过期不至，且量少色暗、时夹少许瘀块，舌体瘦色黯红有瘀斑、苔薄黄少津，脉沉细弱。中医诊为消渴。证属肝郁血瘀，气阴两虚。用柔肝化瘀益气养阴汤内服，脚背感染用独角莲软膏外敷。服 4 剂药后，食量、饮水量及尿量均有减少，脚背红肿减轻，胸胁胀满消失。原方继进 10 剂，"三多"症状基本消失，月经正常、经量增多、未见瘀块，脚背红肿消失。复查：空腹血糖 5.6 ~ 7 mmol/L，餐后血糖7.8～8.6 mmol/L，尿糖（－）。为巩固疗效，隔天服原方1剂，共服30剂，疗效稳定。随访2年未复发。

【验方来源】 杨秀兰，黄治平. 柔肝化瘀益气养阴法治疗糖尿病56例［J］. 浙江中医，2000，35（2）：51.

按： 临床中可见部分糖尿病患者均有不同程度的情志失调症状，或心烦焦虑，夜寐多梦，易惊易醒，并伴有瘀滞症状，如面有色斑，舌色瘀紫或有瘀点，或胸胁胀满，或上下肢疼痛，妇女经期延长、经量减少夹有血块等，均与肝有密切关系。因肝主疏泄，肝气不舒而化火，火性炎上灼肺，肺阴被耗，津液干涸，多饮而渴不止，则为上消；而胃气之下降，亦赖肝气之疏泄，若肝郁而升降失常，郁而化火，灼伤胃阴，食入即化，消谷善饥，则为中消；且肝肾同源，肝脏内藏相火，肝郁化火，必耗损肾阴，肾阴受耗，肾气不固，使尿量多而甘，则为下消。又肝以血为体，以气为用，肝郁化火伤阴，则易血虚，且气血瘀滞。故取柴胡、白芍、香附、益母草疏肝柔肝；生地黄、玉竹、丹参柔肝养肝养血；黄芪益气固本；牡丹皮一是取其凉血、活血、消痹之功，二是取其泻阴中之火，使火退而有阴生之效；丹参功同四物，养血活血；山药、薏苡仁健脾化湿，使脾胃健运，则气血自生。全方紧扣病机，故疗效满意。

活血止消汤

【药物组成】 水蛭、山楂各10 g，丹参、黄芪各30 g，益母草、生地黄、天花粉、葛根各15 g。

【适用病症】 糖尿病。

【用药方法】 每天1剂，水煎，分早、晚服。经2周基础治疗包括糖尿病教育、心理调整及饮食控制，并口服格列吡嗪或格列喹酮等降糖药物。

【临床疗效】　此方配合西药治疗糖尿病 30 例，显效（治疗后症状基本消失，空腹血糖 <7.2 mmol/L，餐后 2 小时血糖 <8.3 mmol/L，或血糖较治疗前下降 30% 以上）7 例，有效（治疗后症状明显改善，空腹血糖 <8.3 mmol/L，餐后 2 小时血糖 <10.0 mmol/L，或血糖较治疗前下降 10% 以上）14 例，无效（症状无明显改善，血糖下降未达到上述标准）9 例。

【病案举例】　刘某，男，53 岁。患糖尿病 6 年，曾先后服用格列本脲、格列吡嗪、格列喹酮等降糖药及多种中药，疗效欠佳。现口服格列喹酮每次 60 mg，每天 3 次；拜糖平每次 50 mg，每天 3 次，仍自觉口干欲饮。诊见：肢体麻木，神疲乏力，自汗盗汗，小便频数，腰膝酸软，舌质暗红边有瘀斑、苔薄白，脉沉细涩。检查：空腹血糖 11.3 mmol/L，餐后 2 小时血糖 15 mmol/L，尿糖（＋＋＋＋），尿蛋白（＋）。西医诊断：2 型糖尿病，糖尿病肾病。中医诊断：消渴。证属气阴两虚，瘀血阻滞。治疗以活血化瘀、益气养阴为法。予活血止消汤加减。处方：水蛭、五味子各 10 g，丹参、黄芪各 30 g，益母草、生地黄、天花粉、葛根、玉米须各 15 g，制何首乌、制黄精各 12 g。西药只服用格列喹酮每次 30 mg，每天 3 次。服药 14 剂，病情好转，口渴欲饮、小便频数症状基本控制，肢体麻木、自汗盗汗症状明显减轻。复查空腹血糖 7.9 mmol/L，餐后 2 小时血糖 12.6 mmol/L，尿糖（＋），尿蛋白微量。继服 14 剂，临床症状基本消退，复查空腹血糖 7.9 mmol/L，餐后 2 小时血糖 8.8 mmol/L，尿糖（－），尿蛋白（－）。连续服用 30 剂，再复查空腹血糖、餐后 2 小时血糖、尿糖、尿蛋白均控制在正常范围。随访半年未见复发。

【验方来源】　冼慧．活血止消汤治疗糖尿病 30 例临床观察［J］．江苏中医，2000，21（5）：19.

按：糖尿病是危害人类健康的三大疾病之一。临床研究均表明糖尿病患者大部分存在着瘀血阻滞的现象。血瘀既是消渴的致病因素，也是消渴的病理产物，故活血化瘀是防治糖尿病的关键。活血止消汤以水蛭、益母草、丹参为主，活血逐瘀，三药均有不同程度的抗血小板聚集、促进纤溶活性、降低血黏度、改善微循环的作用；辅以重量黄芪，益气健脾，使气行血运，同时亦有双向调节血糖的作用；葛根、天花粉、生地黄、山楂滋阴生津，清热止渴，既可改善血管血流量，又具有降低血糖的作用。诸药合用使血行津布，燥热得除，瘀滞立畅，阴液自生。全方通过改善糖尿病微循环障碍，使由此引起的组织器官代谢紊乱和相对缺氧的状况得到缓解，有效地控制血糖。

滋阴益肾汤

【药物组成】 天花粉、石斛、山药各 30 g，熟地黄、麦冬、女贞子、旱莲草、桑寄生、黄芪、白芍各 20 g，知母 15 g，牛膝 10 g，甘草 8 g。

加减：消谷善饥者，加石膏 15 g；四肢麻木者，加当归 20 g，何首乌 15 g；腰痛甚者，加续断、狗脊各 20 g。

【适用病症】 糖尿病。

【用药方法】 每天 1 剂，水煎服。1 个月为 1 个疗程，连用 2～3 个疗程。服药期间，严格控制饮食，定期检查血糖，血糖正常后可间断服本方以巩固疗效。

【临床疗效】 此方加减治疗糖尿病 28 例，显效（典型症状及周身乏力消失，检查空腹血糖连续 3 次以上降至正常）15 例，有效（典型症状消失，但仍觉乏力，空腹血糖明显降低但未恢复正常）10 例，无效（症状改善不明显，空腹血糖稍有降低）3 例。总有效率 89.3%。

【验方来源】 吴中兰，李亚. 自拟滋阴益肾汤治糖尿病 28

例［J］. 国医论坛，2000，15（5）：39.

按： 糖尿病病程缠绵，日久导致元气大虚，治从滋阴益肾入手，每获良效。滋阴益肾汤方中的天花粉、石斛、知母、熟地黄、山药、麦冬滋阴降火，益胃生津止渴；女贞子、旱莲草、桑寄生、白芍、黄芪益气固肾，填补肾水；牛膝即可强筋健骨，又可引肺卫之热下行，以引火归原，恢复阴阳平衡状态；甘草调和诸药。方症相符，可获良效。

四逆散加味方

【药物组成】 柴胡、玄参、葛根各 10 g，赤芍、白芍、丹参各 30 g，枳壳、枳实、黄连各 8 g，天花粉 20 g，厚朴 6 g。

加减：口渴喜冷饮、苔黄粗者，加石膏、寒水石各 30 g；大便秘结者，加大黄 10 g，或番泻叶 10 g；心悸气短者，加太子参 20 g，麦冬、五味子各 10 g；尿少浮肿者，加石韦、猪苓各 30 g，泽泻、泽兰各 15 g；血压偏高者，加天麻、三棱、莪术各 10 g，牛膝 12 g；夜寐不安者，加炙远志 10 g，酸枣仁 20 g；合并眼病者，早期加石斛夜光丸或加枸杞子、石斛，中期加何首乌、青葙子；合并肾病者，早期加芡实、金樱子、山茱萸、黄精、猪苓，中期加熟大黄，晚期加番泻叶；合并心病者，早期加紫苏梗、佛手、香橼、川芎，中期加太子参、麦冬、五味子，晚期加葶苈子、大枣、桑白皮、车前子，有期前收缩加牡丹皮、赤芍；周围神经病变者，早期加狗脊、木瓜、川断、牛膝、秦艽，中期加威灵仙、羌活、独活、土鳖虫、蜈蚣、巴戟天、刺猬皮，晚期加蕲蛇、乌蛇、熟附子、肉桂；以便秘为主者，加通便止消丸；有夜间腹泻者，用参苓白术散或炒车前子、炒山药，甚者加罂粟壳；皮肤病变者，早期加地肤子、白鲜皮，中期加苦参、蛇床子；脂肪肝者，加服自拟舒肝止消饮。

【适用病症】 糖尿病。症见胸闷太息，脘腹胀满，两胁不舒，急躁易怒或情志抑郁，口苦咽干，舌暗红、苔薄黄，脉弦。证属肝郁气滞者。

【用药方法】 每天1剂，水煎服。并配合糖尿病基础治疗，包括控制饮食、口服降糖药物，有合并症应对症处理。3周为1个疗程。

【临床疗效】 此方加减治疗糖尿病证属肝郁气滞者34例，临床缓解8例，显效14例，有效10例，无效2例。总有效率94.1%。

【验方来源】 杨晓辉. 四逆散加味治疗消渴病肝气郁结症[J]. 上海中医药，1997，(5)：11.

按： 糖尿病患者在病程中，由于诸种因素导致情志不舒，易出现肝郁气滞症状，此症候群不解除，不仅患者临床表现痛苦，而且血糖常常波动，合并症加重，即使使用降糖药也难控制。临床所见肝郁气滞是消渴病病程中出现的症候，又是病情加重的原因。因此肝郁是发生糖尿病的重要因素，郁怒伤肝，易从火化，肝火炽盛灼津以致津液亏损，燥热内生而发生消渴。肝脉上行贯肺，肝郁易从火化，上灼肺津故渴不止；胃气以降为顺，赖肝疏泄，肝郁"木不能达"而致胃气不降，脾失健运，升降失常，气机不利，郁而化火，胃阴被灼，食人则化，消谷善饥；肝肾同源，肝火下劫肾水，肾虚摄纳不固则小便量多而甘。而肝还与糖尿病的多种并发症密切相关，肝开窍于目，肾开窍于耳，病久肝肾阴精亏虚，则不能上承耳目，故有视物昏渺、耳聋之症状；肝火上灼肺阴，外邪易感而发咳嗽、身热，合并风温肺热或肺痨；木郁火燔，气血缠滞，易致痈疽，且脾胃受戕，精微不布，肌肤不充，故日久难愈；肝气郁滞，血行不畅而致血瘀内阻于心脉，故有胸痹，阻于四肢而有痹证；消渴后期，肝火灼阴于下，阳亢风动于上，则眩晕、脑卒中或瘫痪等。对于有肝气郁结证的糖尿病患者，只有气机调畅，诸症状减轻，用西药降糖效果才好。具有肝郁气滞证的患者，用疏肝理气法治疗，不仅可以使临床症状减轻，血糖也多下降。四逆散加味方可调畅中焦气机，方中的柴胡舒肝，白芍柔肝，赤芍凉血活血并可柔肝养肝，三药共奏舒肝柔肝、凉血养肝之功；枳壳、枳实配厚朴，可使上中下三焦之气通降顺达，畅行无阻；丹参一味有四物之功，既养肝又活血；葛根既生津又升津、除消渴；玄参滋阴不滞，有助于化瘀；黄连泻心火，有利于平肝。现代研究证明本方诸药既有镇静解痉、清热消炎、清除自由基等作用，也有调整自主神经功能，从而改善交感神经兴奋而引起的对胰岛素分泌的影响。玄参、天花粉可益胃生津，有明显降糖作用。诸药合用共奏舒肝解郁、调理气机作用，糖尿病得到缓解，诸症状和化验指标也有好转。因此四逆散加味方治疗糖尿病辨证为肝气郁结证者，具有较好临床效果。

三才汤加味方

【药物组成】　生晒参、天冬、牡丹皮各 10 g，生地黄、天花粉各 30 g，山茱萸 15 g。

【适用病症】　糖尿病。中医辨证属阴虚燥热证。

【用药方法】　每天 1 剂，水煎 2 次，分早、晚服。1 个月为 1 个疗程。

【临床疗效】　此方治疗糖尿病证属阴虚燥热者，有较好的疗效。

【病案举例】　陈某，女，36 岁。有糖尿病史 2 年，常服降糖西药。诊见：食欲亢进，饮水倍增，小便频数，周身烘热，倦怠乏力，失眠多梦，易汗盗汗，腰酸背痛，舌边红、苔淡黄薄腻，脉弦细。检查：空腹血糖 15 mmol/L，尿糖（＋＋＋）。证属消渴病之阴虚燥热、脾肾两亏。治宜滋阴降火、益脾补肾。服用三才汤加味方1个疗程后，血糖、尿糖检查趋向好转。坚持服药3个疗程，症状消失，复查空腹血糖6.2 mmol/L，尿糖阴性。继续服药1个疗程，以巩固疗效。随访半年余未见复发。

【验方来源】　张雨时. 三才汤加味治疗糖尿病［J］. 江苏中医，1999，20（5）：33.

按：三才汤加味方中以人参为主药，《名医别录》言其"调中，止消渴，通血脉，破坚积"；伍以天冬养阴清热，润肺滋肾；生地黄滋阴凉血补血；加入山茱萸、牡丹皮、天花粉加强滋肾生津、凉血清热之功。全方乃气阴双补，正合张景岳"善补阴者，必于阳中求阴，则阴得阳升而泉源不竭"之意，用于治疗糖尿病辨证属阴虚燥热者，有较好的疗效。

儿参知黄汤

【药物组成】　珠儿参、天花粉、桃树胶、知母各30 g，黄柏10 g，枸杞子15 g。

加减：倘口干甚者，加麦冬、生地黄各15 g；消谷善饥者，加黄连3 g，石膏30 g；小便频数者，加覆盆子30 g；神疲倦怠者，加黄芪15 g，山药30 g。

【适用病症】　老年糖尿病属气阴两虚型。

【用药方法】　每天1剂，水煎服。1个月为1个疗程。

【临床疗效】　此方加减治疗老年糖尿病证属气阴两虚型61例，显效（临床症状基本消失，空腹血糖降至6.1 mmol/L以内，尿糖定性阴性）39例，有效（症状明显改善，空腹血糖比治疗前下降50%，尿糖定性为＋至＋＋）17例，无效（经治疗2个疗程，临床症状无改善，空腹血糖及尿糖均未下降，或下降未达到以上标准）5例。总有效率91.8%。

【病案举例】　孙某，男，63岁。病已3个月。诊见：口渴引饮，每天饮水约3热水瓶；善饥多食，每天吃米饭约750 g左右；小便每天总量约4 000 mL左右。伴体重减轻10 kg，消瘦，神疲，头昏目眩。检查：空腹血糖16 mmol/L，尿糖（＋＋＋＋）。诊断为糖尿病。予儿参知黄汤加味。服药2周后口渴引饮、消谷善饥等有明显改善，复查空腹血糖降至12 mmol/L。效不更方，继服原方治疗2个月后，自觉症状消失，空腹血糖降至6.0 mmol/L，尿糖阴性。

【验方来源】 周桂娟. 儿参知黄汤加味治疗老年气阴两虚型糖尿病61例［J］. 新疆中医药，2000，18（2）：26.

按：糖尿病若因饮食不节，损伤脾胃，酿成内热，或情志不调，因五志皆可化火，耗散阴液，导致本病的发生。本病以阴虚为本，燥热为标，迁延日久则气阴两伤。儿参知黄汤中，珠儿参性味苦，微甘寒，益气养阴生津，为君药；伍以天花粉加强生津之力；知母性味苦寒，上能清肺热，中能清胃火，为臣药；佐以黄柏、桃树胶、枸杞子以滋肾泻火。由于本方配伍切中消渴之病机，故收效颇捷。

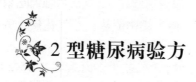

2型糖尿病验方

消 渴 方

【药物组成】 生地黄、太子参、山药、丹参各30 g，枸杞子20 g，覆盆子15 g。

加减：以多食为主者，加石膏15～30 g；以口渴多饮为主者，加鲜石斛30 g，麦冬、知母各15 g；肾虚明显者，加山茱萸、桑螵蛸各15 g；气虚甚者，加黄芪30～50 g；皮肤瘙痒或生疮者，加蝉蜕10 g，黄连6～10 g，七叶一枝花15 g。

【适用病症】 2型糖尿病。

【用药方法】 每天1剂，水煎服。30天为1个疗程，连服2个疗程。服药期间忌食辛辣之品及饮酒，饮食以清淡为宜，每天控制米、面食品不得超过400 g，配以蔬菜、豆制品、精肉、鸡蛋等，亦可辅食玉米、南瓜。

【临床疗效】 此方加减治疗糖尿病50例，治愈（经半年多次复查血糖均正常，症状消失）2例，显效（血糖降至7.0 mmol/L以下或达正常水平，临床症状基本消失）36例，好转（血糖降至10.0 mmol/L左右，临床症状有所改善）12例。

【病案举例】 孙某，女，58岁。患2型糖尿病10年，一直服用格列吡嗪、格列齐特、消渴丸等药治疗血糖下降不明显，在10～15 mmol/L之间波动，伴口渴多饮及小便频数。诊见：平素腰酸头昏，口干喜饮，多食、多尿及大便干结，形体消瘦，舌质暗红、舌苔薄白略干，脉弦细。检查：空腹血糖13.4 mmol/L；

尿糖（＋＋＋），尿白细胞（＋）；血压 20/12 kPa。证属肝肾阴虚夹瘀之消渴病。治当滋阴清热，益气化瘀。方用消渴方加减：生地黄、熟地黄、太子参、丹参、石斛各 30 g，山药 50 g，枸杞子、蒲公英各 20 g，覆盆子、山茱萸各 15 g，麦冬、黄连各 10 g。服药 10 剂后，多饮多食明显减少。复查空腹血糖为 9.8 mmol/L。药已中的，再以上方去蒲公英，续服 2 个月后复查空腹血糖为 6.1 mmol/L，餐后 2 小时为 8.4 mmnol/L，尿糖（＋）。多饮、多食及尿频消失，大便已畅，面色转正，体重增加3 kg。为巩固疗效，上方隔天服 1 剂，再治疗 1 个月。随访 1 年，空腹血糖一直控制在 6 mmol/L 以内。

【验方来源】　史胜德. 自拟消渴方治疗糖尿病 50 例观察 [J]. 浙江中医，2000，35（6）：245.

按：糖尿病目前发病有增多之趋势，并发症多。中医药在降血糖及改善临床症状等有良好的疗效。本病以阴虚燥热、肝肾不足为本，日久易致气阴两虚、瘀血阻络，变生他症。治当以滋阴清热为主，兼以益气化瘀。消渴方中生地黄为主药，滋阴清热生津；枸杞子、覆盆子补肝肾固精；太子参、山药益气健脾，固摄精微；丹参活血化瘀兼以清燥热。诸药合用，共奏良效。

玉液汤加味方

【药物组成】　山药、黄芪、天花粉、丹参各 15 g，知母 8 g，葛根、五味子、山茱萸各 10 g，益母草、当归、川牛膝各 12 g，川芎、鸡内金各 9 g，水蛭粉（另冲服）3 g。

【适用病症】　2 型糖尿病。中医辨证属血瘀型。

【用药方法】　每天 1 剂，加水浓煎 3 次，取药液混匀后分早、中、晚服。4 周为 1 个疗程。并予糖尿病饮食。

【临床疗效】　此方治疗糖尿病中医辨证属血瘀型 38 例，

治愈（临床症状消失，尿糖阴性，检查2次以上空腹血糖在正常范围，血液流变学指标降至正常或明显下降）18例，好转（临床症状消失或明显改善，尿糖较原来减少，空腹血糖较原来下降20%，血液流变学指标有下降）14例，无效（临床症状和实验室指标均无明显改善）6例。总有效率84.1%。

【病案举例】　龚某，女，54岁。有糖尿病史3年余，西医诊断为2型糖尿病。口服苯乙双胍、格列齐特后，病情仍时有反复。尿糖（＋至＋＋），空腹血糖在7.8～9.8 mmol/L之间波动。诊见：近日来渴欲饮水，多尿，因饮食控制而常有饥饿感，消瘦，倦怠乏力，大便每天2次、质稀，舌质稍紫，舌尖、边少许瘀点，苔少，舌底静脉迂曲。尿糖（＋＋＋），尿酮阴性，空腹血糖9.8 mmol/L。血液流变学检查，全血黏度：高切9.97 mPa，低切13.81 mPa；血浆比黏度2.76；红细胞聚积性9.32；红细胞压积44%。血沉25mm/h。证属气虚血瘀。治宜益气化瘀。处方：山药、黄芪、丹参各20 g，知母8 g，天花粉、益母草各15 g，生地黄、葛根各10 g，当归12 g，五味子、川芎各9 g。服药5剂后，口渴、饥饿感减轻，大便每天1～2次、成形。上方加白芍9 g，另加水蛭粉（另冲服）3 g。续服20剂，复查尿糖为（±），临床主要症状基本消失，空腹血糖为7.8 mmol/L。上方改为：山药、黄芪、天花粉各15 g，五味子、川芎、川牛膝各9 g，山茱萸、枸杞子各10 g，菟丝子、当归各12 g，丹参20 g，水蛭粉（另冲服）2 g。连服15剂，复查血糖为7.2 mmol/L，尿糖阴性，血液流变学指标除红细胞压积无变化外，其余项目均在正常范围。随访1年未见复发。

【验方来源】　童家罗.益气活血治疗血瘀型糖尿病38例[J].江苏中医，1997，18（9）：13.

按：糖尿病为一种慢性过程，随着病程的延长，久病入络，导致络脉瘀阻，出现血瘀。而且糖尿病患者食入之饮食不能化生气血而随尿液排出，气所赖以化生的物质缺少，日久元气必虚，气的生化作用减退，又是血瘀证产生和加重的根本原因；而血瘀证的存在又是糖尿病的各种并发症发生的根由。因此用玉液汤加味加活血化瘀药治疗，对糖尿病的控制、减少并发症的发生均有一定的临床意义。玉液汤加味方中的黄芪、山药为君，用量较重，有补脾固肾、升益阳气之功，使脾气升能布津达肺，固肾封藏能止多尿；知母、天花粉滋阴生津止渴；葛根助黄芪升发脾阳；五味子收敛助山药以补肾，收敛阴津；丹参、当归、川芎、益母草、水蛭、鸡内金、川牛膝活血化瘀，可疏通血脉，改变血液的高黏状态，改善微循环，增加胰腺血流量，软化纤维化组织，有利于糖尿病的控制。因而本方具益气化瘀、标本兼治之功。

消 渴 饮

【药物组成】　生地黄、熟地黄各 25 g，山茱萸、枸杞子、玉竹、黄芪、党参、三七、山药、女贞子、肉苁蓉各 15 g，丹参 20 g，水蛭 10 g。

加减：渴甚者，加麦冬、天花粉、五味子；小便多者，加益智仁；气虚神萎者，倍党参，或易人参（炖服）7 g；大便秘结者，加何首乌；皮肤生疮疖者，加蒲公英、金银花。

【适用病症】　2 型糖尿病。

【用药方法】　每天 1 剂，水煎服。3 个月为 1 个疗程。

【临床疗效】　此方加减治疗 2 型糖尿病 21 例，显效 5 例，好转 14 例，无效 2 例。

【病案举例】　黄某，男，56 岁。5 年前患糖尿病，经治疗好转。近半年又感精神不振，头昏自汗，睡眠欠佳，伴烦渴思饮，善饥能食，小便多。检查尿糖（＋＋＋），空腹血糖 11.7 mmol/L。

西医诊断为 2 型糖尿病。服西药及养阴益气中药治疗 3 个月疗效不显。诊见：除上述症状外，时感胸前闷痛不适，并有左手食指、中指发麻，舌干绛边有瘀斑、舌下静脉怒张，脉滑数。中医诊断为消渴。证属气阴两虚、血瘀所致。给予上方 5 剂，服后症状有所减轻。连服 15 剂后，病情进一步好转。休息 1 周后，继服 20 余剂，诸症状霍然。复查尿糖转阴，血糖降至 8.6 mmol/L。

【验方来源】 唐东晖. 消渴饮治疗 2 型糖尿病 21 例疗效观察 ［J］. 新中医，1997，29：（增刊）：29.

按： 糖尿病是一组多种原因引起糖、脂肪和蛋白质代谢紊乱，以高血糖为共同特点，进而导致多个系统、多个脏器损害的综合征。本病病机多为阴虚燥热、气阴两虚、阴阳俱虚等。由于气血、阴阳亏损和脉道不畅，均可致血行涩滞，甚至血瘀形成。治宜益气滋阴、活血化瘀为主，能较好地改善患者的症状及糖、脂肪、代谢和血液高黏状态。

参 鸡 宁 汤

【药物组成】 太子参、鸡血藤、黄芪、山药各 30 g，玄参 25 g，丹参、天花粉各 20 g，益母草、苍术、山茱萸、熟地黄各 15 g，乌梅 12 g。

加减：阴虚燥热甚者，去苍术，加白毛藤、麦冬；气虚甚者，加党参、白术；肾虚甚者，加二至丸；痰浊甚者，加法半夏、川贝母；湿甚者，加薏苡仁。

【适用病症】 2 型糖尿病。

【用药方法】 每天 1 剂，先用冷水浸泡 20 分钟，煮沸后文火煎 30 分钟；复煎。取两次煎液混匀后分早、中、晚温服。3 个月为 1 个疗程，一般治疗 2 个疗程。

【临床疗效】 此方加减治疗 2 型糖尿病 125 例，显效（症状消失，空腹血糖 <6.1 mmol/L，餐后 2 小时血糖 <8.3 mmol/L）92 例，有效（症状基本消失，空腹血糖 <8.3 mmol/L，餐后 2 小时血糖 ≤11.1 mmol/L）25 例，无效（症状及实验室检查无变化，或病情加重）8 例。总有效率 93.6%。

【验方来源】 兰启防. 自拟参鸡宁汤治疗 2 型糖尿病疗效观察 [J]. 广西中医药，2000，23（4）：25.

按： 糖尿病属中医学消渴病范畴。本病多是本虚标实证，其标为瘀血和痰浊，其本则见于阴虚（肺、胃、肾）和气虚（肺、脾、肾）。治以扶正祛邪，标本兼治。参鸡宁汤中太子参益气养阴、生津润燥，鸡血藤活血通络，两药扶正祛邪，标本兼治，共为主药；辅以黄芪、山药、苍术益气健脾，祛湿化痰浊，助太子参益气之功；玄参、天花粉养阴清热，乌梅生津止渴，助太子参生津润燥之功；丹参、益母草活血祛瘀，助鸡血藤活血通络之力；山茱萸、熟地黄滋肾填精。现代药理研究表明：丹参、苍术、玄参、乌梅、天花粉、山茱萸、熟地黄、山药等具有降血糖作用。全方共奏益气养阴、生津润燥、健脾滋肾、活血祛瘀、化痰祛浊之功。

益气养阴活血汤

【药物组成】 黄芪 40 g，山药、葛根、天花粉、丹参各 30 g，炒白术、党参各 12 g，生地黄 15 g，黄连 6 g，玄参、鸡内金各 9 g。

加减：口渴多食者，加石膏、知母；胸闷胁痛者，加延胡索、郁金；心悸气短者，加酸枣仁、远志；眩晕者，加天麻、钩藤、夏枯草；视物昏花者，加菊花、石决明；双下肢浮肿者，加苍术、防己、牛膝；肢体麻木或不遂者，加地龙、全蝎、蜈蚣；

肥胖者，加草决明、泽泻。

【适用病症】 2 型糖尿病。

【用药方法】 每天 1 剂，水煎 2 次，分早、午、晚服。3 个月为 1 个疗程。

【临床疗效】 此方加减治疗 2 型糖尿病 30 例，显效（临床症状消失，空腹血糖 <7.2 mmol/L 或下降 30% 以上）8 例，有效（临床症状消失，空腹血糖在 7.2～8.3 mmol/L 或下降 10%～29%）18 例，无效（临床症状无改善，空腹血糖无变化，或者升高，或者下降低于 10%）4 例。总有效率 86.6%。

【病案举例】 马某，男。患者口干多饮，多食善饥，多尿 3 个月余。诊见：近日症状加重，并觉头晕乏力，神疲，无胸闷，眩晕，水肿及视物昏花，舌质淡边有瘀斑、苔薄白，脉细。患者素体肥胖，血压 14/10 kPa。检查空腹血糖 16.4 mmol/L，尿糖（＋＋）。胆固醇 4.5 mmol/L，三酰甘油 0.56 mmol/L。心电图大致正常。西医诊断为 2 型糖尿病。中医诊断为消渴。证属脾虚津亏，兼有瘀血。治宜益气养阴活血之法。处方：黄芪 40 g，白术、党参、草决明各 12 g，山药、葛根、天花粉、丹参各 30 g，生地黄 15 g，黄连 6 g，玄参、鸡内金、泽泻各 9 g。服 10 剂后临床症状明显好转，复查空腹血糖 10.6 mmol/L，尿糖（＋＋）。继续服药，1 个月后复查空腹血糖 8.6 mmol/L，尿糖（＋），2 个月后复查空腹血糖 6.3 mmol/L，尿糖（－）。随后继续服药 1 个月，巩固疗效。随访至今未见复发。

【验方来源】 赵玉武，张西民. 益气养阴活血法治疗 2 型糖尿病 30 例临床观察［J］. 甘肃中医，2000，13（4）：37.

按：临床观察糖尿病患者，有相当一部分其燥热之象不明显，"三多"症状也不典型，多表现为口干多饮、倦怠乏力、肢体疲软等脾虚气弱的症状。脾为后天之本，气血生化之源，人体的精气津液精微物质，全赖脾的运化功能。若脾失健运，升清失职，精微物质不能输布于全身，机体亏津，化燥生热，故成消渴。《医学衷中参西录》云："脾气不能散精达肺则津液少，不能通调水道则小便无节，是以渴而多饮多理也。"故脾虚为糖尿病的重要病理基础。久病入络，气虚推动无力而致血瘀，瘀阻脉络，阻滞气机，使津液失布，瘀久又可化热伤阴，造成津亏燥热，而使消渴更甚。血瘀证贯穿于糖尿病的整个过程。益气养阴活血汤方中重用黄芪益气健脾为君药；党参、炒白术助黄芪健脾益气，山药益脾阴、摄脾精，丹参活血化瘀、清热除烦，均为臣药；天花粉、黄连、生地黄生津润燥，以治燥热之标为佐药；鸡内金运脾以化津液，葛根入胃经，鼓舞胃气回升津液，共为使药。胃气充则宗气旺，宗气旺则血脉流畅。诸药合用，共奏益气养阴活血之功。

益肾健脾活血汤

【药物组成】　生地黄、枸杞子、黄芪各 20 g，何首乌、丹参各 30 g，泽泻 12 g，天花粉、葛根、益母草各 15 g，川芎、水蛭各 10 g。

【适用病症】　2 型糖尿病。

【用药方法】　每天 1 剂，水煎 2 次，取两次药液混匀约300 mL，分早、晚服。全部病例均予控制饮食。4 个月为 1 个疗程。

【临床疗效】　此方治疗 2 型糖尿病 72 例，显效（症状消失或大部分症状显著改善，空腹血糖 <7.2 mmol/L，餐后 2 小时血糖 <8.3 mmol/L）44 例，有效（治疗后症状明显改善，空腹血糖 <8.3 mmol/L，餐后 2 小时血糖 <10.0 mmol/L）21 例，无效（治疗后症状无改善，空腹血糖下降 <30%）7 例。总有效率90.3%。

【验方来源】 钱玉良.益肾健脾活血汤治疗2型糖尿病72例临床观察［J］.湖南中医，1999，15（1）：7.

按：糖尿病的病机多为阴虚燥热，以肾阴不足为本。但燥热之邪又可伤阴耗气，导致阴阳俱虚；或脾阳虚弱，升清降浊无权，精微不布而致水湿痰浊之邪内生，阻滞气机，气滞血行不畅而致本病；或因气虚推动血液无力运行而致瘀阻脉络，痰瘀互阻又可阻碍营血运行，导致脏腑失养，机体阴阳失衡而产生各种症状与并发症。治疗上应以滋补肾阴为本，佐以健脾化痰、活血化瘀贯穿始终。益肾健脾活血汤方中生地黄、枸杞子、何首乌滋肾养阴，培精益髓以扶正固本；黄芪、泽泻益气健脾，化痰泻浊；丹参、川芎、益母草、水蛭活血化瘀，通利血脉。诸药合用，共奏益肾健脾活血之功。

酸味愈消汤

【药物组成】 五味子、金樱子、乌梅、白术各9 g，山茱萸、白芍、山药各12 g，山楂、黄芪各15 g，木瓜、五倍子、甘草各6 g。

加减：气虚显著者，重用黄芪加党参；阴虚显著者，加玄参、天冬、麦冬；肝肾亏虚者，加枸杞子、巴戟天；热偏重者，加知母、黄芩；口渴引饮者，加天花粉、芦根；多食善饥者，加生地黄、黄精；视物模糊者，加枸杞子、菊花；手足麻木者，加川芎、当归。

【适用病症】 2型糖尿病。

【用药方法】 每天1剂，水煎2次，分早、晚服。2个月为1个疗程。

【临床疗效】 此方加减治疗2型糖尿病60例，治愈（症状消失，实验室检查多次正常）13例，好转（主要症状及有关实验室检查有改善）39 例，无效（症状及实验室检查无变化）8例。总有效率 86.7%。

【验方来源】 朱德增，谷丽敏. 酸胜甘法治疗 2 型糖尿病60 例 [J]. 辽宁中医，1998，25（1）：24.

按：糖尿病的主要病机是阴津亏损，燥热偏胜，病变的主要部位是在肺、脾（胃）、肾，故有上、中、下三消之称。而糖尿病以脾胃功能失调最为重要。脾主运化，输布精微，升清降浊，开窍于口，在味为甘，在体合肉。《素问·奇病论篇》谓："有病口甘者……此人必数食甘美多肥也，肥者令人内热，甘者令人中满，故其气上溢，转为消渴。"脾的运化功能减退，体内精微物质代谢紊乱，造成异常积聚，则为病理性产物，亦为甘浊之邪，可造成血糖升高而致糖尿病。酸味愈消汤方以酸味药为主，伍以甘味药物，共奏酸甘化阴、滋阴润燥、柔肝健脾、补肾固摄之功。方中五味子、山茱萸、五倍子、金樱子等药物有降糖作用；五味子、乌梅有生津止渴作用；山茱萸、五味子、金樱子、五倍子有涩精缩尿作用；山楂有助脾健胃、消化积作用；黄芪、山药、白术有补脾气、助运化作用。本方对 2 型糖尿病患者有一定的降血糖作用，对减轻和消除口渴多饮、消谷善饥、尿频量多等临床症状也有较好的疗效。

僵苏柳荔汤

【药物组成】 生地黄 60 g，麦冬、党参、丹参、黄连各30 g，五味子、枸杞子、玉竹、茯苓、鸡内金、木香、荔枝核、僵蚕、柳叶各 10 g，巴戟天、苏木、知母各 15 g。

加减：兼瘀血症者，酌加郁金 15 g，桃仁、红花各 10 g。

【适用病症】 2 型糖尿病。

【用药方法】 每天 1 剂，水煎 2 次，分早、午、晚服。

1 个月为 1 个疗程，连服 3～4 个疗程。并严格控制饮食。

【临床疗效】 此方加减治疗 2 型糖尿病 60 例，显效（空腹血糖下降至正常 5.5 mmol/L 以下或下降幅度 >3 mmol/L，且症状有明显改善）42 例，有效（空腹血糖下降 >2 mmol/L，症状改善）12 例，无效（血糖下降，但症状无改善）6 例。总有效率 90%。

【病案举例】 李某，女，56 岁。5 年前因明显消瘦、乏力、口渴多饮、多食善饥、尿频，检查空腹血糖 8.6 mmol/L。西医诊断为 2 型糖尿病。服药后症状有所减轻。近 2 周来思虑过度及情志不遂病情加重。诊见：神疲、胸闷、乏力、气短、精神抑郁、善太息、腰膝酸软、肢体麻木疼痛、口干舌燥、烦渴多饮、大便干燥、小便频数、尿浊色暗有沉渣、舌质暗紫有瘀斑、少津少苔、脉沉细数。检查空腹血糖 16 mmol/L，尿糖（++++）。中医诊断为消渴病之肾阴亏虚型。方用僵苏柳荔汤加山药 30 g，郁金、桃仁、红花各 10 g，黄芩 15 g。服 10 剂后不适症状大减，尿色澄清，小便次数及量均比以前减少。守方继服 10 剂后，上述症状基本消失，空腹血糖降至 5.8 mmol/L。再用上方治疗 2 个疗程，以巩固疗效。

【验方来源】 樊金玲. 滋肾活血润燥法治疗非胰岛素依赖型糖尿病的临床初探 [J]. 天津中医，1999，16（2）：18.

按：糖尿病的病机责之于肾。肾阳虚，气化无力，津源失摄；肾阴虚，相火亢盛，消耗津液与谷物，迁延日久，津液代谢紊乱至气阴两虚与血瘀并杂于本病始末。治宜滋肾活血润燥。僵苏柳荔汤治疗本病，既降血糖又标本兼治。方中生地黄、麦冬、枸杞子、玉竹、巴戟大滋肾阴补肾阳，降血糖，抑制血栓形成；荔枝核、僵蚕、木香、苏木、鸡内金活血散瘀，行气通脉；黄连、知母、柳叶清肺胃之热，滋肺胃肾之阴，除烦止渴；知母、玉竹、麦冬入肺润燥，入心清火，入胃生津；党参、茯苓补气健脾，燥湿利水；五味子生津润燥。诸药配伍，疗效显著。

二参麦芪地黄汤

【药物组成】 太子参、黄芪、麦冬各 30 g，丹参、川芎各 20 g，山茱萸、黄精、枸杞子各 15 g，生地黄、葛根各 10 g。

【适用病症】 2 型糖尿病。

【用药方法】 每天 1 剂，水煎，分早、晚服。2 个月为 1 个疗程。同时原用降糖西药不变，配合运动疗法，控制饮食。

【临床疗效】 此方治疗 2 型糖尿病 23 例，显效（症状消失，空腹血糖 <7.2 mmol/L，餐后 2 小时血糖 <8.3 mmol/L，糖化血红蛋白 <6%，或血糖、糖化血红蛋白下降30%以上）7 例，有效（症状有所减轻，空腹血糖 <8.3 mmol/L，餐后 2 小时血糖 <10.0 mmol/L，糖化血红蛋白较治疗前下降 10% 以上）12 例，无效（症状无改善，血糖无变化）4 例。总有效率82%。

【验方来源】 汪晓红. 中西医结合治疗 2 型糖尿病［J］. 湖北中医，1998，20（6）：37.

按：糖尿病的基本病机为气阴不足，燥热偏盛，久则脾肾亏虚，入络则气血瘀滞。治以益气养阴、补脾益肾为主，清热生津、活血化瘀为辅。二参麦芪地黄汤取太子参、麦冬、黄芪益气养阴，补肺胃之虚；山茱萸、黄精、枸杞子补益脾肾，壮水之主；生地黄、葛根清热生津，防燥热之盛；丹参、川芎活血行滞，通经舒络，既防久患者络，又治消渴血瘀，使诸药畅通。全方合用并配合西药降糖药治疗 2 型糖尿病，取得较好的疗效。

知柏地黄汤合绞股蓝方

【药物组成】 知母、黄柏、牡丹皮、赤芍各 10 g，生地黄

20 g, 沙参、石斛、枸杞子各 15 g, 石膏 30 g, 红花 6 g, 绞股蓝 50 g。

【适用病症】 2 型糖尿病。

【用药方法】 每天 1 剂, 水煎 2 次, 分早、午、晚空腹服。1 个月为 1 个疗程。并严格控制饮食。

【临床疗效】 此方治疗 2 型糖尿病 80 例, 近期治愈 (临床症状全部消失, 空腹血糖 ≤6.1 mmol/L, 尿糖阴性) 15 例, 显效 (临床症状基本消失, 空腹血糖 ≤7.8 mmol/L, 尿糖 +) 45 例, 有效 (临床症状明显改善, 空腹血糖 ≤8.33 mmol/L, 尿糖 + +) 15 例, 无效 (临床症状无明显改善, 空腹血糖 >8.33 mmol/L, 尿糖 + + +以上) 5 例。总有效率93.75%。

【病案举例】 敖某, 男, 54 岁。3 年前出现"三多"症状, 多次化验血糖、尿糖均明显高于正常指标。西医诊断为糖尿病。曾服苯乙双胍、格列本脲、消渴丸及中药, 血糖、尿糖虽暂降, 但均未能稳定和好转, 并出现一些副作用。诊见: 体重减轻 6 kg, 检查血糖 15.7 mmol/L、尿糖 (+ + +)。用知柏地黄汤合绞股蓝方治疗。方中绞股蓝用 50 g, 1 个月后改用 30 g, 并用少许绞股蓝泡开水代茶凉饮。经治疗 58 天, 临床症状消失, 2 次检查血糖、尿糖均达到临床治愈指标, 并嘱其以上方与知柏地黄丸交替服用 4 个月, 每半个月复查 1 次。随访 5 年多未见复发。

【验方来源】 吴品奎. 知柏地黄汤合绞股蓝治疗 2 型糖尿病 80 例疗效观察 [J]. 湖南中医, 1997, 13 (6): 7.

按: 糖尿病是全身性、慢性代谢性疾病, 以高血糖为主症。而且患者大多数年龄偏高, 多肥胖, 血黏度增高, 血液运行受到一定影响。同时本病以阴虚燥热为主要证型。燥热灼津, 津亏气耗, 气虚则无力运化和散布精微, 血糖生化受阻, 留滞血中, 致使血糖升高, 故气虚为本病的主要病机。气虚则血涩, 而致瘀滞。治疗本病以肺、脾、肾三脏立法，而重在补肾阴，以图固本之功。据现代药理研究，绞股蓝能抑制血清中胆固醇、过氧化脂质的增加，故能降低血脂，有助于血糖的降低。与知柏地黄汤合用，能明显改善糖尿病的"三多"症状，并具有补气、润肺、养阴的功效。

益气养阴化瘀方

【药物组成】 西洋参、三七、蛤蚧、天花粉、黄芪、赤芍、牡丹皮、水蛭、黄连、山药、茯苓。（原方无药量）

【适用病症】 2 型糖尿病。

【用药方法】 将上药按一定比例配成后焙干研末过筛，用胶囊装成（每粒含生药 0.3 g）。根据患者血糖情况，11.1 mmol/L 以下者，每次 6 粒，每天 3 次；11.1 ~ 16.7 mmol/L 之间者，每次 8 粒，每天 3 次；16.7 mmol/L 以上者，每次 10 粒，每天 3 次。

【临床疗效】 此方治疗 2 型糖尿病 200 例，显效（治疗后临床症状基本消失，空腹血糖 <7.2 mmol/L，或血糖较治疗前下降 30% 以上）138 例，有效（治疗后症状明显改善，空腹血糖 <8.3 mmol/L，或血糖较治疗前下降 10% 以上）44 例，无效（治疗后症状无明显改善，血糖下降未达上述标准）18 例。总有效率 91%。

【验方来源】 傅从营，李时朴. 益气养阴化瘀法治疗糖尿病 200 例 [J]. 福建中医药，1997，28（1）：24.

按：糖尿病的病机主要是肺肾阴虚，燥热内生。而气虚不足以推动血，则血必有血瘀阻滞。治宜益气养阴化瘀法。方中黄芪、天花粉、西洋参、山药、茯苓、蛤蚧健脾益气，润肺滋肾；三七、水蛭、牡丹皮、赤芍活血化瘀；黄连苦寒清热。诸药共奏益气养阴化瘀之效。值得一提的是方中应用虫类药物，一是蛤蚧，该药性味咸温，有补肺肾之功，在《开宝本草》中除了治咳喘外，也提到主治消渴。二是水蛭，《名医别录》提出：性味苦干，有散癥结、通经破瘀之功，配合牡丹皮、赤芍更增其活血化瘀之效，且有西洋参、黄芪护卫，无伤正之虞。

瓜蒌牡蛎散

【药物组成】　天花粉、牡蛎、丹参、西洋参各30 g，玄参15 g，沙参18 g，黄连6 g，赤芍12 g，山茱萸、熟地黄各10 g。

加减：肺胃热盛型，加石膏、生地黄各30 g，知母12 g；气阴两虚型，加黄芪、山药各30 g，黄精12 g，白术10 g；阴阳两虚型，加熟附子9 g，肉桂3 g，黄芪、党参各30 g，菟丝子、枸杞子各12 g，泽泻10 g，茯苓15 g；夹瘀型，加三七末（冲服）3 g，水蛭末（冲服）1 g，红花、桃仁各10 g，鸡血藤12 g。

【适用病症】　2型糖尿病。

【用药方法】　每天1剂，水煎2次，共取药液500 mL，分早、晚温服。4周为1个疗程，连用2~3个疗程。

【临床疗效】　此方加减治疗2型糖尿病28例，临床治愈（症状消失，实验室检查多次正常）12例，好转（主要症状及有关实验室检查有改善）14例，未愈（症状及实验室检查无变化）2例。总有效率92.8%。

【病案举例】　晁某，男，60岁。患糖尿病3年，曾先后服降糖药物，症状时轻时重。诊见：口干多饮，多食善饥，多尿，大便干结，消瘦乏力，面色少华，舌质淡红、苔薄黄，脉细弱。检查：空腹血糖11.1 mmol/L，尿糖（＋＋＋）。证属肺胃热盛，气阴两虚。治以清热养阴、益气生津。处方：天花粉、牡蛎、丹参、西洋参、石膏各 30 g，玄参、黄芪各 15 g，沙参 18 g，知母、赤芍各 12 g，黄连 6 g，山茱萸、熟地黄、白术各 10 g。服 3 个疗程，逐步停服西药降糖药。复查空腹血糖 6.1 mmol/L，尿糖阴性。此后复查 3 次空腹血糖均正常。

【验方来源】 陈林霞，牛旭明. 瓜蒌牡蛎散加味治疗 2 型糖尿病 [J]. 河南中医，1999，19 (5)：3.

按： 2 型糖尿病主要由于素体阴虚，加之饮食不节，情志失调及劳欲过度所致。本病的病机主要责之于阴虚燥热，以阴虚为本，燥热为标，二者互为因果。阳虚主要责之于肾，病延日久，阴损及阳，可见气阴两伤或阴阳两虚。瓜蒌牡蛎散为基础方以生津止渴，收敛浮热。方中天花粉气凉性润，启发脾阴，上承津液；牡蛎益阴潜阳，敛摄在上之阳热。以上二味一升一降，使其阴阳调和。沙参、玄参、山茱萸、熟地黄滋阴清热；丹参、赤芍清热凉血行瘀；西洋参、黄连能降低血糖，与胰岛素有协同作用。诸药合用，标本兼顾，辨证与辨病相结合，取得满意疗效。

参胰降糖丸

【药物组成】 人参、黄芪、猪胰、山药、天花粉、石斛、地骨皮、黄连、地锦草、丹参、泽泻。（原方无药量）

【适用病症】 2 型糖尿病。

【用药方法】 将上药制成丸剂，每次 6 g，每天服 3 次。服用西药降糖者，用量维持不变或逐渐减量。有合并症者，随症选用必要的西药对症处理。

【临床疗效】 此方治疗 2 型糖尿病 45 例，临床缓解（空腹血糖 <6.11 mmol/L，餐后 2 小时血糖 ≤8.3 mmol/L，血脂检查胆固醇、三酰甘油正常，临床症状消失，体重在标准体重上下

20%以内，合并症解除）9例，显效（空腹血糖 <7.22 mmol/L，餐后 2 小时血糖 ≤10.08 mmol/L，血脂检查胆固醇 <5.96mmoL/L、三酰甘油 <1.47 mmol/L，临床症状明显减轻，体重向标准方向发展，合并症显著减轻）17例，有效（空腹血糖 <8.3 mmol/L，餐后 2 小时血糖 <11.1 mmol/L，血脂检查胆固醇 <6.48 mmol/L、三酰甘油 <1.7 mmol/L，临床症状有所减轻，体重向标准方向有所发展，合并症有所减轻）14例，无效（各项指标达不到上述标准）5例。总有效率88.89%。

【验方来源】 宋会都，王学宽，吴仕民. 参胰降糖丸治疗糖尿病45例临床观察 [J]. 山东中医，1998，17（8）：343.

按：糖尿病证属本虚标实，虚以气阴两虚为主，实以燥热、痰、瘀为患。参胰降糖丸组方原则重在益气养阴，兼清热、活血、化痰。方中人参、黄芪、山药益气健脾补肾，佐以泽泻，意在滋中有利，补中有疏，以行水而断生痰之源。据现代药理研究，泽泻有降血脂作用。天花粉、石斛、地骨皮养阴清热，止渴除烦；黄连能清热泻火；丹参、地锦草活血化瘀。诸药相伍，有明显降低血糖、血脂，改善与消除临床症状的效果。

四参降糖汤

【药物组成】 沙参30 g，党参、山药各20 g，黄精、五味子、黄连各15 g，黄芪30～60 g，苍术、玄参、三七各10 g，知母12 g，丹参20～40 g。

加减：舌苔黄、脉洪数有力者，加石膏、黄芩；肾阴亏虚，饮一溲一者，加玉竹、山茱萸、肉苁蓉、枸杞子；肾阳虚衰者，加巴戟天、补骨脂、熟附子、肉桂；有瘀血者，加红花、赤芍、血竭；视物模糊者，加青葙子、谷精草、枸杞子；视野中黑点（眼底出血）者，加茜草炭、血竭；手足麻木者，加桑枝、皂角刺、土鳖虫；并发痈疮者，加金银花、连翘、蒲公英、赤芍；并发尿路感染者，加知母、黄柏、苦参；并发高血压者，加石决明、钩藤；并发冠心病者，加薤白、红花、瓜蒌皮；有浮肿尿蛋白者，加益母草、车前子、淫羊藿、金樱子；尿中带血（或红细胞）者，加旱莲草、车前子、小蓟。

【适用病症】　2型糖尿病。

【用药方法】　每天1剂，水煎服。

【临床疗效】　此方加减治疗2型糖尿病68例，显效（临床症状消失，尿糖转阴，空腹血糖降至6.66 mmol/L以下，连续观察3个月未见复发）27例，有效［临床症状消失或减轻，尿糖（±），空腹血糖有下降趋势］38例，无效（临床症状无改善，空腹血糖未下降）3例。总有效率95.6%。

【病案举例】　某女，65岁。患糖尿病4年余。近2年来口渴、多饮、多食易饥、多尿、消瘦等诸症状加重，经服降糖药物，控制饮食，症状有所改善。诊见：口渴，多食，多尿，乏力气短，腰膝酸软，舌质淡、苔薄微黄，脉弦细。检查：空腹血糖16.08 mmol/L，尿糖（＋＋＋＋）。证属脾肾两虚，津亏热蕴。治宜益气健脾、滋阴清热、活血补肾。投四参降糖汤加山茱萸、肉苁蓉各12 g，继续控制饮食。服药6剂，口渴多饮等诸症状减轻。原方继续服用30剂后，诸症状消失，血糖、尿糖均已正常。为巩固疗效，再进原方30剂，观察3个月，检查尿糖阴性，空腹血糖在正常范围之内。

【验方来源】　司家奎，张萍. 四参降糖汤治疗2型糖尿病[J]. 山东中医，1998，17（8）：351.

按：糖尿病的主要病机为脾、肺、肾三脏俱虚，病理变化是阴虚燥热，病本在脾肾。然中焦脾虚在本病发病中占重要地位。脾胃虚弱，气血津液生化乏源，脾气不能散精于肺，肺津无以输布则口渴多饮；脾虚不能为胃行其津液，燥热内盛则消谷善饥；

脾虚不能升清，水谷精微下流膀胱则小便频数；水谷不能荣肌肉可见形体日渐消瘦；阴虚内热消灼肺胃津液及肾之阴精，而阴虚的重点在肾，病延日久，阴损及阳则阳虚，阳虚不能蒸腾津液以上润，又不能化气以摄水，故口渴、多饮、多尿随之而起。本病还每有瘀血之病理改变，阴虚者必血不足，而燥易伤津，致阴血不足，脉道不充而血行不畅，瘀血内停。治以益气健脾、滋阴清热、活血补肾为原则。四参降糖汤方中沙参、党参、玄参、丹参、五味子共奏滋阴益气，清热生津，活血补肾之功效；苍术配玄参以降血糖；黄芪配山药以降尿糖；三七、丹参可清热，活血化瘀；知母、黄连以清热生津润燥。本方对血糖有双向调节作用，可使血糖处于动态平衡。

逍遥散加减方

【药物组成】 柴胡、当归、茯苓、香附各 15 g，薄荷、合欢花各 10 g，白芍 12 g，白术 9 g，甘草 6 g，郁金 20 g，炒酸枣仁 30 g。

加减：兼有脾虚湿困者，加苍术 12 g，砂仁 10 g；烦渴多饮者，加石膏、地骨皮各 30 g，知母 12 g；水肿者，加车前子（包煎）30 g，泽泻 20 g；血瘀者，加丹参 30～60 g，红花 9 g。

【适用病症】 2 型糖尿病。

【用药方法】 每天 1 剂，水煎 2 次，分早、晚服。配合口服降糖西药。15 天为 1 个疗程，治疗 3 个疗程。

【临床疗效】 此方加减治疗 2 型糖尿病 56 例，显效（治疗后症状基本消失，空腹血糖 <7.2 mmol/L，或餐后 2 小时血糖 <8.3 mmol/L，24 小时尿糖定量 <10 g，或血糖、24 小时尿糖定量较治疗前下降30%以上）40 例，有效（治疗后症状明显改善，空腹血糖 <8.3 mmol/L，或餐后 2 小时血糖 <10.0 mmol/L，

24 小时尿糖定量 <25 g，或血糖、24 小时尿糖定量较治疗前下降 10% 以上）10 例，无效（治疗后症状无明显改善，血糖、尿糖下降未达上述指标）6 例。总有效率 89.3%。

【验方来源】 孙玉娟，张成美. 中西医结合治疗 2 型糖尿病 56 例 [J]. 山东中医，1998，17 (7)：320.

按： 情志失调不仅是糖尿病发病的重要诱因，也是使病情加重的重要因素。长期过度的精神刺激，致郁怒伤肝，肝气郁结，郁久化火，上灼胃津，下耗肾液，致病情加重。因此，在配合西药降糖药物治疗的基础上，用逍遥散加减方治疗本病，可提高临床远期疗效。本方中柴胡、郁金、香附疏肝行气解郁；当归、白芍活血化瘀，以护肝之体；茯苓、白术、甘草理脾和中；薄荷以助柴胡疏散条达；合欢花、炒酸枣仁解郁安神。诸药合用，疏其血气，令气顺血和。故用本方治疗 2 型糖尿病有较好的疗效。

益气养阴活血方

【药物组成】 黄芪、生地黄、山药、天花粉各 30 g，党参、丹参各 15 g，红花、川芎各 10 g，水蛭粉（冲服）3 g。

加减：阴虚燥热甚者，酌加黄连、蒲公英；阴阳两虚明显者，加女贞子、淫羊藿。

【适用病症】 2 型糖尿病。

【用药方法】 每天 1 剂，水煎 2 次，分早、晚服。1 个月为 1 个疗程。并保持使用原降糖药物，控制饮食。

【临床疗效】 此方加减治疗 2 型糖尿病 22 例，显效（空腹血糖 <7.2 mmol/L，餐后 2 小时血糖 <8.3 mmol/L，或血糖较治疗前下降 30% 以上）8 例，有效（空腹血糖 <8.3 mmol/L，餐后 2 小时血糖 <10.0 mmol/L，或血糖较治疗前下降 10% 以上）10 例，无效（血糖下降未达上述标准者）4 例。总有效率 81.8%。并且

血脂中胆固醇、三酰甘油、血液黏稠度亦明显下降。

【病案举例】 莫某，男，58 岁。患者有糖尿病病史 4 年余，近 1 年自觉倦怠乏力，口渴喜饮，心悸失眠，时有胸闷。西医诊断为 2 型糖尿病，高脂、高黏血症。长期服用降糖降脂药，病情反复。检查：空腹血糖 10.67 mmol/L，餐后血糖 13.35 mmol/L，三酰甘油 2.41 mmol/L，总胆固醇 6.98 mmol/L，全血比黏度、血浆比黏度均明显升高。中医诊断为消渴（气阴两虚夹瘀型）。除继续服用格列齐特外，予益气养阴活血方。处方：黄芪、山药、生地黄各 30 g，党参、葛根各 15 g，川芎 10 g，水蛭粉（冲服）3 g。治疗 1 个月后症状明显缓解，检查各项指标亦明显降低。

【验方来源】 戴小华. 益气养阴活血方治疗 2 型糖尿病 22 例疗效观察 [J]. 新中医，1996，28（6）：22.

按：糖尿病中以气阴两虚夹瘀型为多见，而且高血糖、高血脂、高血液黏度是糖尿病并发血管病变的重要因素。因此，在控制糖代谢异常的同时，还应纠正高血脂、高血液黏滞状态。益气养阴活血方中重用黄芪合党参益气，使正气充足，才能生津布液，润养五脏；山药、生地黄、天花粉滋阴生津，消渴除烦热；丹参、红花、川芎、水蛭活血化瘀，舒经通脉。其中黄芪、生地黄、山药、天花粉具有显著的调节血糖作用，丹参、红花、川芎、水蛭既可明显改善血液流变性及微循环，又可降低高脂血症患者的胆固醇、三酰甘油。因此，本方能明显改善症状，显著降低血糖，而且胆固醇、三酰甘油、血液黏度亦明显降低，有利于防治或延缓血管并发症的发生。

三 黄 汤

【药物组成】 生地黄 20 g，黄芪、丹参各 15 g，黄连、昆布各 10 g，水蛭 6 g。

【适用病症】　2 型糖尿病。

【用药方法】　每天 1 剂，水煎 2 次，分早、晚服。并配合西药降糖治疗。

【临床疗效】　此方治疗 2 型糖尿病 62 例，显效（症状基本消失，空腹血糖 <7.2 mmol/L，餐后 2 小时血糖 <8.3 mmol/L；或较治疗前下降 30%）51 例，有效（症状明显改善，空腹血糖 <8.3 mmol/L，餐后 2 小时血糖 <10.0 mmol/L）6 例，无效（症状无明显改善，血糖下降未达到上述标准）5 例。总有效率 91.9%。

【验方来源】　王慧兰. 中西医结合治疗 2 型糖尿病 62 例临床分析 [J]. 北京中医，2000，19（4）：35.

按：三黄汤方中重用生地黄补肾以培先天，滋阴清热生津止渴为君药。黄芪益气升阳，助生地黄生津止渴，补脾助运化以固后天；黄连清热泻火，以免燥热伤阴。黄芪、黄连共为臣药。丹参活血化瘀，水蛭破血行气化瘀，昆布软坚化痰共祛消渴有形之邪，为佐使药。生地黄、黄芪、黄连配伍旨在益气养血护阴以祛痰瘀之源；丹参、水蛭、昆布共用，旨在除继生之痰瘀。诸药合用，补虚泻实，固本祛邪，共奏益气养阴、化痰祛邪之效。

活血化瘀益气生津汤

【药物组成】　葛根 60 g，黄芪 100 g，川芎、红花各 10 g，赤芍、地龙各 15 g，天花粉 50 g，丹参、生地黄各 30 g。

【适用病症】　2 型糖尿病。

【用药方法】　每天 1 剂，清水煎至 200 mL，分早、晚温服。1 个月为 1 个疗程，最多治疗 3 个疗程。并适当控制饮食。

【临床疗效】　此方加减治疗 2 型糖尿病 69 例，显效（症状消失，空腹血糖≤6 mmol/L，尿糖阴性，糖化血红蛋白值正常，糖耐量试验餐后 2 小时血糖值正常或下降 >8 mmol/L）31 例，有效（症状消失，空腹血糖≤9 mmol/L，尿糖阴性或阳性，糖化血红蛋白值 >7% ±0.66%）27 例，无效（症状有所改善或无改善，空腹血糖≤9 mmol/L，尿糖持续阳性，糖化血红蛋白值 >7% ±0.66%以上）11 例。总有效率84%。

【验方来源】 林瑞石. 益气活血法治疗 2 型糖尿病 69 例临床观察 [J]. 湖南中医，1999，15（4）：15.

按： 糖尿病属中医学消渴病范畴。其成因多责之内有燥热不解，脏腑受损，以致水火不济，真阴亏耗，水源不充，虚热灼津耗液而致消渴病。且病久肺、脾、肾脏气虚弱，血运无力，致血行瘀滞。瘀血为本病的病理产物并且又加重本病。血瘀脉阻则气难通调，阴精难生，气虚、阴虚、血虚相互作用，使糖尿病迁延难愈。治宜活血化瘀、益气生津为主。活血通脉，佐以益气生津药物，通调肺气，升提中气，使气血流通，可使病情得到控制。方中大剂量黄芪、天花粉、生地黄益气生津；葛根、丹参、地龙等活血升阳，通络祛瘀。全方剂量大而力宏，活血而不伤正，补气而无助火伤阴之弊，用于治疗 2 型糖尿病取得了较好的临床疗效。

糖 康 灵

【药物组成】 西洋参、山药、丹参、天花粉、麦冬各 20 g，黄芪（土炒）、珍珠母、生地黄、绿豆衣各 30 g，白术、沙参、葛根、知母、石斛各 15 g，黄芩、黄柏、当归、五味子各 10 g，黄连 5 g。

【适用病症】 2 型糖尿病。

【用药方法】 将上药研成粉末，制成胶囊。每次 2～5 粒，每天 3 次，饭前 30 分钟服。并予控制饮食，适当体育疗法。4 个月为 1 个疗程。

【临床疗效】 此方治疗 2 型糖尿病 96 例，显效（空腹血糖降至 7.2 mmol/L，或降低 30%；餐后血糖降至 8.25 mmol/L，或降低 30%；临床症状消失，或明显减轻）58 例，有效（空腹血糖降至 8.25 mmol/L，或降低 10%～29%；餐后血糖降至 9.9 mmol/L，或降低 10%～29%；临床症状明显改善）31 例，无效（血糖无变化，或降低 10% 以下，临床症状改变不明显）7 例。总有效率 92.7%。

【验方来源】 曹建国，曹慧. 复方糖康灵治疗 2 型糖尿病 96 例 [J]. 湖南中医，1999，15（4）：31.

按： 糖尿病以多饮、多食、多尿、消瘦，或尿中有甜味为特征。其发病机制为燥热伤阴，阴津亏耗。病理特点以阴虚为本，燥热为标，互为因果，导致脏腑失养，机体阴阳失衡而产生各种症状与并发症。复方糖康灵既能清热泻火、养阴生津，又能健脾益气、滋阴补肾。方中以西洋参、黄芪、山药、白术健脾益气；黄芩、黄连、黄柏三黄均属苦寒之品，能清上、中、下三焦之热，具有清热泻火之功；沙参、麦冬、知母、天花粉、绿豆衣能生津润燥，又能养阴；石斛、珍珠母能清泻肝火而明目；当归、生地黄、五味子补血凉血，固精缩尿；丹参、葛根通络活血化瘀。全方共奏清热保津、益气养阴、固精化瘀之效。现代医学认为，糖尿病患者由于糖代谢紊乱，使血液中血浆比黏度、红细胞压积、红细胞电泳时间，以及血胆固醇、三酰甘油等均高于正常，导致毛细血管壁增厚、微循环障碍等。而益气养阴、清热泻火、活血化瘀的中药对胰岛素、C 肽有双相调节作用，可促进胰岛 β 细胞的恢复，降低胰高血糖素，调整糖脂代谢，为临床运用提供了一定的药理依据。

糖 消 平 汤

【药物组成】 葛根、生地黄、山药各 15 g，桑白皮、枸杞子、桑葚子各 12 g，黄连 4.5 g，西洋参（另煎调服）3 g，黄芪 30 g，甘草 6 g。

【适用病症】 2 型糖尿病。

【用药方法】 每天 1 剂，水煎服。并在早餐前加服降糖药物，服药期间要求患者坚持饮食控制。

【临床疗效】 此方治疗 2 型糖尿病 66 例，显效（症状基本消失，空腹血糖 <7.2 mmol/L，餐后 2 小时血糖 <8.3 mmol/L，24 小时尿糖 <10.0 mmol/L；或血糖、24 小时尿糖定量较治疗前下降 30% 以上）28 例，有效（症状明显改善，空腹血糖 <8.3 mmol/L，餐后 2 小时血糖 <10.0 mmol/L，24 小时尿糖 <25.0 mmol/L；或血糖、24 小时尿糖定量较治疗前下降 10% 以上）29 例，无效（症状无明显改善，血糖、尿糖下降未达上述标准）9 例。总有效率 86.4%。

【验方来源】 庄道征. 糖消平汤治疗 2 型糖尿病 66 例临床观察 [J]. 浙江中医，1999，34（9）：407.

按：糖消平汤治疗 2 型糖尿病，尤适于证属阴虚热盛、气阴两虚型患者。方中黄连、桑白皮清热泻火，宣肺利气；黄芪、西洋参、甘草益气养阴生津；葛根升清养阴生津；山药补脾阴而摄精微；生地黄、枸杞子、桑葚子补肾养阴。诸药合用，共奏清热益气、养阴生津之功。

真 武 汤 加 减 方

【药物组成】 熟附子、白芍、当归各 20 g，茯苓、黄芪各

30 g，桂枝、木通、白术、知母各 15 g，干姜、甘草各 10 g，细辛 5 g。

加减：若气虚甚者，加人参 10 g；小便频数量多者，加桑螵蛸、益智仁各 15 g；心慌失眠者，加酸枣仁 20 g，夜交藤 15 g；腰酸疼痛者，加女贞子、山茱萸各 15 g；伴冠心病心绞痛者，加瓜蒌 40 g，三七 5 g；视力障碍者，加枸杞子 15 g，菊花 10 g；消谷善饥者，加熟地黄 30 g。

【适用病症】　2 型糖尿病。

【用药方法】　每天 1 剂，水煎 2 次，分早、午、晚服。1 个月为 1 个疗程。

【临床疗效】　此方加减治疗 2 型糖尿病 50 例，经 1～4 个疗程治疗后，治愈（症状消失，实验室检查 3 次以上正常）18 例，好转（主要症状及有关实验室检查有改善）28 例，无效（症状及实验室检查无变化）4 例。总有效率 92%。

【病案举例】　张某，男，52 岁。患糖尿病 3 年，曾服用格列本脲、苯乙双胍，血糖稍降，停药如故。诊见：伴有面色萎黄，全身乏力，善饥多食，口渴欲饮，尿频清长，大便溏，四肢逆冷，舌淡边有齿痕、苔白、脉沉细。检查空腹血糖 12.5 mmoL/L，尿糖（＋＋＋）。此乃脾肾阳虚，命门之火不足。治宜温肾壮阳、化气益肺。用真武汤加减方，服药 10 剂，症状明显好转；原方加减又治疗 3 个疗程，诸症状皆除。复查空腹血糖 6.5 mmol/L，尿糖阴性。嘱服金匮肾气丸 1 个月，以巩固疗效。

【验方来源】　姬云海. 真武汤加减治疗消渴病 50 例疗效观察［J］. 浙江中医，1999，34（3）：98.

按：糖尿病患者久施养阴清燥之品罔效者，当细审其证，见口渴但无舌红少津之征，反多见舌淡有齿痕、舌苔白滑之象，此皆为阳衰之候。其口渴者多因肾阳虚衰，气不化津上达所致；阳气不足，有降无升，则小便清长；脾不健运，则精微不布，随小便而出，则多食善饥。真武汤加减方为温阳化气之方，用于治疗2型糖尿病，化气生津、温阳育阴十分合拍。但须根据病情而进行加减变化，方能收佳效。

益气滋阴消渴饮

【药物组成】　黄芪、太子参、玄参、山药、葛根各 20 g，麦冬、天花粉各 15 g，泽泻、牛蒡子、三七各 10 g，丹参 30 g。

加减：口干甚者，加知母 15 g，生地黄 20 g；热象明显者，加石膏 30 g，地骨皮 15 g；肥胖血脂较高者，加何首乌 20 g，山楂 10 g；夜尿多者，加山茱萸 12 g，桑螵蛸 10 g；高血压者，加石决明 30 g，牛膝 15 g。

【适用病症】　2 型糖尿病。

【用药方法】　每天 1 剂，水煎服。1 个月为 1 个疗程，连服 3 ~ 4 个疗程。原用降糖西药者逐渐减少其用量，2 个月后停用西药，并嘱其严格控制饮食。

【临床疗效】　此方加减治疗 2 型糖尿病 60 例，显效 40 例，有效 10 例，无效 10 例。总有效率 83.3%。

【病案举例】　梁某，女，60 岁。患有 2 型糖尿病史 4 年余，以往用降糖西药治疗，病情反复不定。诊见：口干舌燥，气短，腰酸乏力，尿频，舌暗红、苔薄黄，脉沉细。检查：空腹血糖在 7.8 ~ 12.6 mmol/L、尿糖（＋至＋＋＋＋）。西医诊断为 2 型糖尿病。中医诊断为消渴（脾肾阳虚，肺胃燥热型）。治以益脾肾阴、清肺胃热。方用益气滋阴消渴饮加味：黄芪、太子参、玄参、山药、葛根各 20 g，麦冬、天花粉、知母各 15 g，泽泻、山茱萸、牛蒡子、三七各 10 g，丹参 30 g。服 1 6 剂后原有症状明显改善，精神较好，体力增强。继续按上方加减治疗

3个月，症状基本消失，空腹血糖降至正常，尿糖阴性。嘱其控制饮食，以巩固疗效。

【验方来源】 卢集森. 益气滋阴消渴饮治疗2型糖尿病60例临床观察 [J]. 新中医，1998，30（8）：20.

按：糖尿病以阴虚为本，燥热为标，故多以益气生津、滋阴清热为大法。《血证论·发渴》篇说："瘀血发渴者，以津液之生，其根出于肾水……有瘀血，则气为血阻，不得上升，水津因不能随气上布。"可见阴虚内热，耗津灼液便成瘀血。因此在益气养阴的同时必须活血化瘀。益气滋阴消渴饮方以黄芪、太子参益气；佐以玄参、麦冬、天花粉生津滋阴；牛蒡子、泽泻清肺脾肾之燥热；三七、丹参活血祛瘀；葛根、山药补脾益肺胃肾之阴。诸药合用，肺脾胃肾同治，益气滋阴与清热祛瘀并行兼施，全方共奏益气养阴、清热祛瘀之效。由于血瘀贯穿于糖尿病的整个过程，故在益气养阴基础上加入化瘀之品。现代医学研究表明，消渴饮中多数药物具有降糖作用，如黄芪、玄参、天花粉、麦冬、葛根、泽泻、山药、牛蒡子、三七、丹参除有良好活血作用外，还有降糖作用。本方治疗糖尿病，可获得较好的疗效。

珍芪降糖丸

【药物组成】 珍珠粉、黄芪、西洋参、天花粉、麦冬、玉竹、石斛、生地黄、熟地黄、丹参、桃仁、炙龟板、炮鳖甲、鸡内金。（原方无药量）

【适用病症】 2型糖尿病。

【用药方法】 将上药共研末，低糖蜜制为丸，每丸重4 g。空腹血糖 <9 mmol/L，每天服3～4丸，分早、午、晚服；空腹血糖9.1～11 mmol/L，每天服5丸，分早、午、晚服；空腹血糖 >11 mmol/L，每天服6丸，分早、午、晚各2丸。均在饭后

10 分钟用温开水送服。1 个月为 1 个疗程。视血糖情况调控用量，轻型者（空腹血糖在 11 mmol/L 以下），血糖降至正常后，逐渐减量维持；中型者（空腹血糖在 11.1 mmol/L 以上），血糖降低，但未正常，继服 1 个疗程。如服用 2 个疗程，血糖下降不明显者，视为无效，加服二甲双胍或其他降糖药，并控制饮食，适当锻炼身体。

【临床疗效】　此方治疗 2 型糖尿病 188 例，显效（治疗后症状基本消失，空腹血糖 <7.2 mmol/L）104 例，有效（治疗后症状明显改善，空腹血糖 <8.3 mmol/L）66 例，无效（治疗后症状无明显改善，血糖未达上述标准）18 例。总有效率 90.43%。

【验方来源】　陈燕鸣，赵远红. 珍芪降糖丸治疗 2 型糖尿病 188 例临床疗效观察 [J]. 天津中医学院学报，1998，17（2）：7.

按：糖尿病的病机为阴虚燥热，肾亏气弱夹瘀。治宜益气养阴、生津润燥化瘀。珍芪降糖丸方中西洋参、黄芪两药相合，取其味甘性平、温，补肺脾肾之虚，重用则益气以生津，驱动诸药以求阴化无穷，是为君药；玉竹、天花粉、麦冬、生地黄、熟地黄、石斛均为甘苦清淡之品，能折肺胃之热而润燥，滋肝肾之阴以清热；炙龟板、炮鳖甲同奏清热养阴、固精潜阳之功而为臣药；丹参、桃仁活血化瘀又清热，调和营卫气血而提高本药疗效；以珍珠粉配丹参则清热除烦，安神定悸，列为佐药；使药以鸡内金，一则健运脾胃助生化之源，二则斡旋诸药谨防滋腻碍胃。本病应早发现、早治疗。本方虽无药量，但在临床上根据病情灵活运用，可取疗效。如病程长，长期服用西药者，用量需大，反之同样血糖值，用量也不宜过大。未曾用过西药降糖药者，虽血糖值高，用量不大效果也很好。对于显效及有效者，不宜骤停此药，可逐渐减量，以较小剂量（如 0.5 丸）巩固疗效，以达治愈目的。

补益脾阴汤

【药物组成】 太子参、山药、生地黄各 15 g，葛根、麦冬、白术、桑葚子、桑白皮各 10 g，三七 5 g。

【适用病症】 2 型糖尿病。

【用药方法】 每天 1 剂，水煎 2 次，分早、晚服。3 个月为 1 个疗程。并控制饮食。

【临床疗效】 此方治疗 2 型糖尿病 116 例，显效（症状基本消失，空腹血糖 <7.2 mmol/L，餐后 2 小时血糖 <8.3 mmol/L）55 例，有效（症状明显改善，空腹血糖 <8.3 mmol/L，餐后 2 小时血糖 <10.0 mmol/L）43 例，无效（症状无明显改善，血糖检测未达到上述标准）18 例。总有效率 84.5%。

【验方来源】 吴连思，杨建平. 补益脾阴法治疗 2 型糖尿病 116 例 [J]. 湖北中医，2001，23（6）：17.

按：2 型糖尿病主要病理机制是胰岛素分泌相对不足，或者存在胰岛素受体和受体后缺陷。中医学认为与脾阴有关。脾阴不足，求助于食，则消谷善饥；脾阴虚馁，津不上承，下趋膀胱，则口渴多饮、尿多而甜。治疗上采用补益脾阴法，药用太子参、麦冬、山药、桑葚子、生地黄补益脾阴；白术、桑白皮、葛根升清降浊，敷布精微；三七活血化瘀、补虚生津。现代药理研究证明，三七有降低血糖、改善微循环的作用，对于防治兼有微血管并发症之糖尿病尤为适宜。诸药合用，可使胰腺功能得以恢复，消渴病渐趋正常。

芍 芪 汤

【药物组成】　白芍 30 g，黄芪 40 g，淫羊藿、乌梅、葛根、枸杞子、山药各 20 g，玉竹、丹参、甘草各 15 g，鬼箭羽 25 g。

加减：神疲乏力、自汗者，加白术 15 g，茯苓 20 g；胸胁胀满、急躁易怒者，加柴胡 15 g，枳壳 12 g；肺热阴伤者，加石膏 50 g，天花粉、麦冬各 15 g；夜尿频数者，加五味子、芡实各 15 g；气血虚者，加党参 15 g，当归 20 g；五心烦热、腰膝酸软者，加山茱萸、黄柏各 15 g；口干咽燥、便秘者，加大黄 10 g，火麻仁 15 g；皮肤瘙痒者，加川椒 10 g，苦参 20 g；失眠健忘、心悸者，加远志 10 g，炒酸枣仁 20 g；视力障碍者，加菊花、草决明各 15 g；高血压者，加夏枯草 20 g，钩藤 15 g；冠心病者，加瓜蒌 40 g，三七 5 g。

【适用病症】　2 型糖尿病。

【用药方法】　每天 1 剂，水煎服。1 个月为 1 个疗程，一般治疗 1~4 个疗程。

【临床疗效】　此方加减治疗 2 型糖尿病 50 例，治愈（症状消失，实验室检查多次正常）16 例，好转（主要症状及有关实验室检查有改善）31 例，无效（症状及实验室检查无变化）3 例。总有效率 94%。

【病案举例】　杨某，男，35 岁。患糖尿病 4 年。曾服用消渴丸等，服药症状稍好，停药如故。诊见：疲倦无力，腰酸背痛，口渴欲饮，体重下降，尿频清长，舌淡、苔白，脉细数。检查：空腹血糖 13.7 mmol/L，尿糖（＋＋＋）。脉证合参，此乃肾虚阴亏，气阴两伤，津液灼耗所致。治宜益气育阴、清胃生津。方用芍芪汤基本方加天花粉 20 g，麦冬、山茱萸各 15 g。

服药 1 个疗程，症状稍好。继以上方加减调治 3 个疗程，诸症状悉除，复查空腹血糖 6.9 mmol/L，尿糖（±）。

【验方来源】　姬云海，姬瑞云．芍芪汤治疗 2 型糖尿病 50 例［J］．吉林中医药，2000，20（1）：29．

按：糖尿病大多由于过食肥甘、七情郁火或因素体阴亏，内热由生，肾精被耗所致。日久气阴两伤，肾气不固，收摄无权，以致多饮而烦渴不解，多食反而消瘦，多尿而味甘，阴精外泄。治疗时应当注意调补阴血精亏，从肾论治为本，生津散热止烦渴为标，并根据上、中、下消的不同特点而有所侧重。芍芪汤中的黄芪益气降糖，敷布津液；白芍强五脏，补肾气；乌梅、甘草合用酸甘化阴以生津液；葛根、玉竹生津液，除烦热而止渴；淫羊藿、枸杞子补肾益精气；山药味甘，性凉而润，既能补气，又能养阴；鬼箭羽、丹参活血化瘀。血行津布而燥热可解，瘀化气畅则阴液自生，诸药相伍而获效。

调补阴阳汤

【药物组成】　熟地黄、山药、鬼箭羽、丹参各 30 g，生地黄、茯苓各 20 g，山茱萸、莲子各 15 g，人参 10 g，熟附子 5 g，蚕茧 5 枚。

加减：胸胁胀满者，加柴胡、川楝子；夜尿频数者，加五味子、桑螵蛸；皮肤瘙痒者，加苦参、川椒；浮肿明显者，加车前子、怀牛膝；五更泄泻者，加补骨脂、肉豆蔻；耳鸣耳聋者，加枸杞子、菊花；失眠健忘、心悸者，加远志、炒酸枣仁、龙骨；高血压病者，加夏枯草、钩藤；冠心病者，加瓜蒌、三七；血糖高难降者，加川芎、当归；四肢麻木刺痛者，加鸡血藤、赤芍。

【适用病症】　2 型糖尿病。

【用药方法】　每天 1 剂，水煎 2 次，分早、午、晚服。

1 个月为 1 个疗程。

【临床疗效】 此方加减治疗 2 型糖尿病 50 例，显效（症状消失，实验室检查正常）18 例，好转（主要症状及实验室检查有改善）29 例，无效（症状及实验室检查无变化）3 例。总有效率 94%。

【病案举例】 贺某，男，50 岁。患糖尿病 5 年。诊见：消瘦，纳呆食少，神疲乏力，口渴欲饮，夜尿频数、混浊，大便溏薄，下肢浮肿，畏寒肢冷，舌质淡、苔白滑，脉沉细。检查：空腹血糖为 13.6 mmol/L，尿糖（＋＋＋）。此乃脾肾亏损，阴阳气血俱虚。治宜补肾健脾、调补阴阳。方用调补阴阳汤基本方加五味子、桑螵蛸各 15 g。服药 1 个疗程，诸症状减轻。继予原方加减治疗 3 个疗程，体重增加，诸症状消失，复查血糖 6.5 mmol/L、尿糖（－）。

【验方来源】 姬云海，姬瑞云. 调补阴阳汤治疗 2 型糖尿病 50 例 [J]. 湖北中医，2000，22（2）：35.

按： 糖尿病久病未愈，临床阴阳俱虚诸症并不少见。命门火衰，不能蒸腾水汽，从而引起上燥渴、下多溲诸证。以下消为主证，见面色㿠白，倦怠怕冷，腰膝酸软，口渴多饮，小便颇多而混浊如脂膏，甚则浮肿，大便溏泻，舌淡苔白，脉沉细无力等，乃阴阳俱虚之候。调补阴阳汤中生地黄、熟地黄、山药、山茱萸、茯苓滋补脾肾之阴，生津止渴；熟附子、人参、莲子补脾肾之阳，益气生津；鬼箭羽、丹参活血化瘀，通络行气，血行津液布，瘀化气畅阴液自生；蚕茧甘温和缓，温而不燥，补而不腻，以血肉有情之身，善补精气之虚损。全方共奏培元固本、益气生津之功。

健脾升清饮

【药物组成】 黄芪 60 g，山药、太子参各 30 g，白术、茯苓、葛根各 15 g，苍术、金樱子、鸡内金各 10 g。

加减：若阴虚者，加生地黄、玄参、麦冬；胃热者，加石膏、知母、天花粉；血瘀者，加丹参、红花、蜈蚣；湿热者，加黄连、白豆蔻、紫苏叶。

【适用病症】 2 型糖尿病。

【用药方法】 每天 1 剂，水煎服。并继续服用原降糖药物，同时配合饮食治疗与运动治疗。4 周为 1 个疗程。

【临床疗效】 此方加减治疗 2 型糖尿病 30 例，治疗后空腹血糖和餐后血糖均明显降低。

【验方来源】 史肃育. 健脾升清法治疗糖尿病 30 例 [J]. 浙江中医，2000，35（2）：52.

按： 糖尿病发病与脾气虚弱有密切关系。若素体脾虚，或饮食不节，肠胃乃伤，或过食滋腻苦寒之品，戕伐脾气，致使脾气虚弱，不能散精上归于肺，则肺津枯燥而烦渴引饮；不能输津于胃，则胃失濡润，胃中燥热而消谷善饥；脾主肌肉四肢，脾气不能运化输布，则胃虽摄入大量饮食，但仍无以化生气血充养肌肉四肢，故消瘦乏力；脾气主升，脾虚而清气不升，精微不布，则津液下流，偏渗于膀胱而见小便频多；日久气血生化不足，或气虚血瘀，则变证丛生。对于本病的治疗，可从健脾升清论治，用大剂量黄芪、山药、太子参配合白术以益气健脾；脾喜燥恶湿，故以茯苓利湿健脾，苍术燥湿悦脾，葛根升阳生津；金樱子味酸涩，可加强山药收敛固涩精气作用；鸡内金味甘微寒，除运脾健胃外尚能摄约膀胱，与金樱子、山药均能减少水谷精微从下流出。现代中药药理研究亦证实黄芪、山药、太子参、白术、苍术、茯苓等益气健脾药，均有降低血糖的作用。

降 糖 方

【药物组成】 黄芪、山药、麦冬各20 g，葛根30 g，生地黄、天花粉、地骨皮、丹参各15 g，黄连5 g。

【适用病症】 2型糖尿病。

【用药方法】 每天1剂，水煎服。保持原有饮食控制及每天运动量不变，并配合降糖西药治疗。连续治疗3个月。

【临床疗效】 此方治疗2型糖尿病52例，显效32例，有效17例，无效3例。总有效率94.2%。

【验方来源】 温韶，唐志英，邓红梅. 中西医结合治疗2型糖尿病疗效观察 ［J］. 广西中医药，2000，24（2）：1.

按：糖尿病可归属中医消渴病范畴。中医学认为本病的主要病机是阴津亏耗，燥热偏胜；肾亏为本，肺胃燥热为标。久则气阴两伤，阴阳两虚，虚而致瘀，脉络瘀阻，从而引发糖尿病诸多症状。治以益气养阴为主，兼以活血清热。降糖方中黄芪益气；麦冬养阴；山药、生地黄既可滋肾培本，又可益肺胃之阴；葛根、天花粉清热生津；黄连清胃火；地骨皮滋阴除热；丹参活血化瘀。诸药合用共奏清热润燥、养阴生津化瘀之功。

加味黄连阿胶汤

【药物组成】 黄连、黄芩、三七各6 g，阿胶10 g，白芍、丹参各15 g，天花粉、知母各12 g，炙甘草5 g。

加减：气虚者，加黄芪20 g，山药12 g；血瘀甚者，加桃仁10 g，红花6 g；阳虚者，加肉桂2 g，熟附子10 g；手足麻木者，加桑枝20 g；视物模糊者，加菊花10 g，枸杞子12 g；

皮肤溃疡、久治不愈者，加黄芪 20 g，皂角刺 10 g，炮穿山甲（代）6 g。

【适用病症】　2 型糖尿病。

【用药方法】　每天 1 剂，水煎 2 次，分早、晚服。服药期间严格执行糖尿病饮食。30 天为 1 个疗程，连服 2 个疗程。

【临床疗效】　此方加减治疗 2 型糖尿病 45 例，显效（临床症状基本消失，空腹血糖、餐后 2 小时血糖均正常）20 例，好转（症状减轻，空腹血糖 <8.4 mmol/L 及餐后 2 小时血糖 <10.08 mmol/L 以上，但仍未降到正常范围）21 例，无效（症状缓解不明显，空腹血糖、餐后 2 小时血糖下降不明显或无改变）4 例。总有效率 91%。

【验方来源】　张立. 加味黄连阿胶汤治疗 2 型糖尿病 45 例 [N]. 湖南中医药，2000，6（6）：15.

按：糖尿病属中医学消渴病范畴，其病机多为阴虚燥热，故以黄连、黄芩清热泻火，热清则津液自生，而消渴自止；阿胶、白芍、炙甘草、天花粉、知母滋阴养血，生津止渴；丹参、三七活血化瘀。本方主药黄连苦寒，清热泻火之力较强，有人认为久服之易伤脾胃，体虚者慎用，但只要准确判断其寒热虚实及疾病转归，配伍滋阴、温阳、益气之品，时时顾护正气，就不会伤及脾胃，体虚者也可使用。

二参花粉黄精汤

【药物组成】　太子参 30 g，天花粉、丹参、黄精各 15 g，三七、泽兰各 10 g，菟丝子 20 g。

加减：气阴两虚型，加黄芪 20 g，麦冬 10 g；阴虚血瘀型，加龟板 20 g。

【适用病症】　2 型糖尿病。

【用药方法】　每天 1 剂，水煎服。同时用竹叶芯 20 g，蚂蚁 3 g，加水 600 mL 煎至 200 mL 服，每天 1 次。并配合西药及降糖药对症治疗。5 周为 1 个疗程，连续治疗 2 个疗程。

【临床疗效】　此方加减治疗 2 型糖尿病 63 例，显效 26 例，有效 31 例，无效 6 例。总有效率 90.47%。

【验方来源】　陈少莲. 中西医结合治疗 2 型糖尿病 63 例疗效观察 [J]. 湖南中医，2000，16（2）：24.

按：糖尿病属中医学消渴病范畴，为慢性消耗性疾病。加之常服西药损伤脾气，气虚失运，燥热灼津，津亏久耗，久病必虚，故虚为本病的主要病机。病程日久，阴阳俱虚，阳虚则血脉凝滞。治疗以活血化瘀、益气养阴佐以清热为主。方中丹参、三七、泽兰活血化瘀；天花粉养阴，清热生津止渴；太子参健脾益气，改善气虚症状，促进水谷精微转化为血，降低血糖，增强机体免疫功能，是扶正固本之要药；黄精补脾益气，滋阴润肺，能提高机体免疫功能，降低血糖及血脂；菟丝子补阳益阴，固精缩尿，能有效保护肾功能，防止精微过度随尿而失；蚂蚁、竹叶芯能改善血液的浓、黏、聚现象，对纠正糖代谢紊乱，降低血糖有积极意义。全方合用，治疗 2 型糖尿病可获得较好的疗效。

健运脾胃汤

【药物组成】　党参、葛根、天花粉各 20 g，白术、茯苓各 15 g，甘草 3 g，黄芪、山药各 30 g，五味子 9 g。

加减：若气虚明显者，重用黄芪、山药，党参易人参；若渴不甚饮、饥不欲食、手足心热、烘热盗汗、小便频且短黄者，加沙参、莲子、玉竹；若形寒肢冷、小便清长、便稀不实，或肢体浮肿者，加淫羊藿、干姜、桂枝；若四肢麻木者，加鸡血藤、丹参、川芎、益母草；若口渴喜饮、口臭、便秘、小便黄者，加芦根、石膏、玄参、生地黄；若视物模糊者，加枸杞子、青葙子、水蛭；若胸闷脘痞、舌苔黄浊者，加藿香、佩兰、苍术、薏苡仁；若双胁胀闷、腹胀不舒者，加黄连、吴茱萸、乌梅、白芍等。

【适用病症】 2 型糖尿病。

【用药方法】 每天 1 剂，水煎 2 次，共取 500 mL 药液，分早、晚空腹服下。30 天为 1 个疗程，服用 2~3 个疗程。

【临床疗效】 此方加减治疗 2 型糖尿病 26 例，显效（治疗后症状消失，空腹血糖 <5.5 mmol/L 或较治疗前下降 50%，尿糖阴性）15 例，好转（治疗后症状基本消失，空腹血糖 <7.0 mmol/L 或较治疗前下降 30%，尿糖阳性）9 例，无效（未达到好转指标者）2 例。总有效率 92.3%。

【病案举例】 刘某，女，57 岁。糖尿病史 9 年，服消渴丸等症状时轻时重。诊见：患者形体较胖，面色无华，神疲，易汗出，便溏，心悸气短，双下肢末端麻木感，无明显的多饮、多食、多尿症状，舌淡胖润、边有齿痕，脉细。检查：空腹血糖 13.8 mmol/L、尿糖（＋＋），眼底、视网膜血管轻度硬化。证属中气虚馁，脾失健运统摄之消渴病。治以益气健脾、活血通络法。方用健运脾胃汤去甘草、天花粉，加白扁豆 20 g，鸡血藤、丹参各 15 g。以此方加减化裁共治疗 3 个疗程，诸症状消失，复查空腹血糖 5.2 mmol/L、餐后 2 小时血糖 7.0 mmol/L、尿糖阴性。半年后随访无复发。

【验方来源】 林晨. 健运脾胃治疗老年消渴病体会 [J]. 福建中医药，2000，31（1）：28.

按：老年糖尿病的发生多由于恣食肥甘厚腻，使湿热互结内蕴，积滞体内壅遏不化，致脾失健运，水谷不化，湿浊中生。加上老年人少运动，喜安逸，气血易于结滞，水谷精微无以化生，脾胃缺少气血的温煦滋养。而且初病时拘泥于燥热偏盛，阴津亏耗，每投以清热泻火、滋阴润燥之剂，致使脾胃更加受损而出现一派脾虚气弱，中州失运之征候。健运脾胃汤重用黄芪、山药等益气健脾之品助脾气上升；葛根能升元气降血糖；山药能补脾固肾以止小便频数，又色白入肺，润肺滋水以止渴；佐天花粉滋肾阴；用五味子封固肾关。诸药合用，能收到满意的疗效。

疏肝健脾活血降糖方

【药物组成】 柴胡 6 g，山药、郁金、丹参、赤芍、白芍各 30 g，佛手、三棱、白术、枳壳各 10 g，黄精 15 g。

加减：阴虚明显者，加山茱萸 15 g，煅龙骨、煅牡蛎各 30 g，五味子 10 g；口渴甚者，加天花粉 15 g；尿多者，加益智仁、覆盆子、金樱子各 10 g。

【适用病症】 2 型糖尿病。

【用药方法】 每天 1 剂，水煎 2 次，分早、晚服。服用上方时，逐渐减量直至停用其他降糖西药。20 天为 1 个疗程。

【临床疗效】 此方加减治疗 2 型糖尿病 60 例，痊愈（临床症状基本消失，空腹血糖降至 7.2 mmol/L 以下，尿糖转阴）38 例，好转（临床症状基本消失，空腹血糖、餐后 2 小时血糖降至 8.3 mmol/L 以下，尿糖基本转阴）18 例，无效（经 3 个月以上治疗，血糖、尿糖下降未达有效标准）4 例。总有效率 93.3%。

【病案举例】 袁某，女，65 岁。有糖尿病史，近因劳累病情加重。诊见：口干喜饮，多食，食后腹胀，少寐多梦，神疲乏力，大便不爽，面部及四肢瘀肿不退，舌质暗红、苔薄黄，脉弦细。检查：空腹血糖 20 mmol/L，尿糖（＋＋＋＋）。证属肝郁脾虚兼肾亏，血脉瘀阻。治宜疏肝健脾、活血化瘀，佐以益肾。处方：柴胡 6 g，山药、郁金、赤芍、白芍各 30 g，五味子、金樱子、三棱、白术、枳壳各 10 g，黄精 15 g，山茱萸 12 g。治疗 1 个疗程后，诸症状减轻。效不更方，隔天服 1 剂，又治疗 1 个疗程，各项检查及症状显著好转。以原方改散剂续服 1 个疗程，诸症状消失，复查空腹血糖 6.8 mmol/L，尿糖阴性。

【验方来源】 王建萍. 疏肝健脾活血化瘀法治疗 2 型糖尿病 [J]. 陕西中医函授，2000，(5)：28.

按：2 型糖尿病是慢性疾病，其病因为饮食不节，素体阴虚，情志失调，以致肺胃肾阴虚燥热发为消渴。传统多以三消辨证，认为阴虚燥热是病机，往往忽略脾阴不足，因虚致瘀。而本病患者具有肝郁脾虚、血脉瘀阻的特点，故治宜疏肝健脾、活血化瘀。方中柴胡、郁金、佛手、枳壳等疏肝理气解郁，条达气机；重用白芍养肝之体，养阴柔肝，助肝之用；赤芍、丹参活血化瘀，清心凉血；三棱破瘀通经；白术、山药、黄精等健脾润肺。全方补而不腻，活血而不伤正，能恢复肝之生理功能，使肝气条达，气机调畅，脾之健运，精微得以输布，能有效地治疗和控制本病的发展，并减少或防治并发症的出现。因此本方用于治疗 2 型糖尿病有较好的疗效。

清肝泻火汤

【药物组成】 黄连、黄芩、麦冬、大黄、牡丹皮各 10 g，生地黄、葛根、天花粉各 15 g，栀子、知母各 12 g。

加减：口渴甚者，加石斛、玄参各 15 g；饥饿明显者，加石膏 30 g；多尿者，加金樱子、覆盆子各 15 g；大便秘结者，加芒硝 10 g，玄参 15 g；血瘀者，加丹参 30 g，赤芍 15 g；肝肾阴虚者，加山茱萸、熟地黄各 15 g。

【适用病症】 2 型糖尿病。

【用药方法】 每天 1 剂，水煎取药液 200 mL，分早、晚温服。30 天为 1 个疗程，治疗 2 个疗程。

【临床疗效】 此方加减治疗 2 型糖尿病 46 例，显效［症状消失，空腹血糖 <7.2 mmol/L，尿糖阴性或（＋），餐后 2 小时血糖 <8.3 mmol/L，或较治前下降 30% 以上］19 例，有效［症状消失，空腹血糖 <8.3 mmol/L，尿糖（－），餐后 2 小时血糖 <10.0 mmol/L，或较治前下降 10% 以上］22 例，无效（症状有所改善或无改善，空腹血糖 >7.8 mmol/L，尿糖持续阳性）5 例。总有效率 89.2%。

【验方来源】 陈进. 清肝泻火汤治 2 型糖尿病 46 例临床观察［J］. 江西中医药，2000，31（2）：21.

按：糖尿病属中医学消渴病范畴。大多医家认为本病以阴虚为本，燥热为标，主张上消治肺，中消治胃，下消治肾，从肺、胃、肾三消论治。但糖尿病的发生与发展，虽然以肺、胃、肾三脏功能失调为主，但肝失疏泄则易导致气血津液和精微物质的输布及代谢障碍，亦是糖尿病发生和发展的基本病理。而且肝与肺经脉相连，肝气郁结，易于化火，火性炎上，上灼于肺，肺阴被耗，津液干涸则多饮而渴；胃气之降，有赖肝气之疏泄，肝气郁结，郁而化火，胃阴被灼，则消谷善饥；肝肾同源，肝火亢盛必灼肾阴，肾阴被耗，肾之约束无权，不能主水，则小便量多。清肝泻火汤以黄连、栀子清肝泻火为主药，辅以黄芩、大黄、牡丹皮、知母清热凉肝，葛根、天花粉、麦冬、生地黄生津止渴。全方共奏清肝泻火、生津止渴之功。用于治疗 2 型糖尿病可获得满意的疗效。

补肾活血汤

【药物组成】 生地黄、熟地黄、山药、葛根、天花粉、太子参各 15 g，山茱萸、枸杞子、菟丝子各 10 g，黄芪、丹参各

30 g，水蛭粉（冲服）3 g。

加减：肾阳虚者，加肉桂、熟附子；阴虚火旺者，加知母、黄柏；胃火盛者，加石膏、黄连；胃阴虚者，加玉竹；肝阴虚而眼睛干涩、视物模糊者，加青葙子、决明子、菊花；肢体麻木者，加丝瓜络、鸡血藤；心悸、胸闷、脉结代者，加全瓜蒌、薤白。

【适用病症】 2 型糖尿病。

【用药方法】 每天 1 剂，水煎服。并对患者进行糖尿病知识、饮食控制、运动、自我监测等教育。配合格列本脲治疗，每天 7.5~15 mg，分 3 次口服。1 个月为 1 个疗程，治疗 1~2 个疗程。

【临床疗效】 此方加减治疗 2 型糖尿病 40 例，显效（治疗后症状基本消失，空腹血糖 <7.2 mmol/L，餐后 2 小时血糖 <8.3 mmol/L，24 小时尿糖定量 <10 g；或空腹血糖及餐后血糖、24 小时尿糖定量较治疗前下降 30% 以上）27 例，有效（治疗后症状明显改善，空腹血糖 <8.3 mmol/L，餐后 2 小时血糖 <10.0 mmol/L，24 小时尿糖定量 <25 g；或空腹血糖及餐后血糖、24 小时尿糖定量较治疗前下降 10%~29%）10 例，无效（治疗后症状无明显改善，血糖、尿糖下降未及 10%）3 例。总有效率 92.5%。

【验方来源】 张小勤.补肾活血汤合格列本脲治疗 2 型糖尿病 40 例 [J].安徽中医学院学报，2000，19（4）：27.

按：糖尿病属中医学消渴病范畴。其发生虽与肺、脾（胃）、肾三脏有关，但以肾虚为本，其病机当责之为肾气虚弱，气化无力，津液失摄；或肾阴不足，相火上腾，消灼津液与谷物，随着病情发展，肾虚益甚。现代研究已证实，糖尿病患者血液流变学异常，微循环障碍，不同程度地存在血瘀证。补肾活血法正是针对糖尿病肾虚血瘀病机而设。补肾活血汤中熟地黄、山茱萸、山药、枸杞子、菟丝子补肾填精；黄芪、太子参益气生津；葛根、丹参、水蛭活血化瘀；生地黄、天花粉生津止渴。全方共奏补肾、益气、活血之功。现代药理研究证实，生地黄、天花粉、黄芪、山药、枸杞子等药物有良好的降糖作用；葛根、丹参、水蛭有抑制血小板凝集、降低血黏度、改善微循环的作用。因此，补肾活血汤在改善糖、脂质代谢方面有较好作用。

玉 液 汤

【药物组成】　山药 30 g，黄芪 15 g，知母 18 g，鸡内金（研末）6 g，葛根 4.5 g，五味子、天花粉各 9 g。

【适用病症】　2 型糖尿病。

【用药方法】　每天 1 剂，水煎 2 次，共取药液 400 mL，分早、晚服，每次 200 mL。并配合口服格列本脲每次 2.5 mg，每天 2 次。

【临床疗效】　此方治疗 2 型糖尿病 30 例，显效（症状基本消失，空腹血糖 <7.2 mmol/L，餐后 2 小时血糖 <8.3 mmol/L，尿糖转阴）12 例，有效（症状明显改善，空腹血糖 7.3～8.3 mmol/L，餐后 2 小时血糖 8.4～10.0 mmol/L，尿糖接近正常或明显减少）16 例，无效（症状无明显改善，空腹血糖、餐后血糖及尿糖下降未达到有效标准）2 例。总有效率 93.3%。

【病案举例】　王某，男，60 岁。患糖尿病 8 年，曾服格列本脲、苯乙双胍、消渴丸等多种药物，并 2 次住院治疗，病情常反复发作。1 周前病情加重而入院。诊见：精神倦怠，乏力，形体消瘦，口渴欲饮，尿多，舌质偏红、苔薄微黄，脉细数。检查：空腹血糖 15.3 mmol/L，餐后 2 小时血糖 23.5 mmol/L，尿糖（＋＋＋）。西医诊断为 2 型糖尿病。中医诊断为消渴。证属气阴两虚，内热津亏。治以补气升清、益阴生津、止渴润燥。方用玉液汤加减，并配合服用格列本脲每次 2.5 mg，每天 2 次。治疗 1 个疗程后，症状消失，复查空腹血糖 5.8 mmol/L，餐后 2 小时血糖 7.6 mmol/L，尿糖转阴。随访 4 个月病情未复发。

【验方来源】 喻怀斌，梁惠. 玉液汤合格列本脲治疗 2 型糖尿病 30 例 [J]. 安徽中医学院学报，2000，19（6）：17.

按： 糖尿病主要是由于脏腑虚弱，素体阴亏，复因饮食不节、情志失调、劳欲过度而发生。其病机主要是燥热偏盛，阴津亏耗，阴虚为本，燥热为标，互为因果。治疗上当补气升清、益阴生津、止渴润燥。玉液汤方中黄芪、山药补气益阴，固涩脾精，治消渴之津气两伤；知母、天花粉降火润燥，生津止渴，葛根升阳解肌，三者共奏滋阴生津，阴升以济阳之效；五味子滋肺生津，益阴固肾，治口渴小便多；鸡内金取其强健脾胃，化饮食中糖质精微为精气津液。并与西药格列本脲合用，起到协同增效作用。

参芪地葛汤

【药物组成】 黄芪、葛根、山药、地骨皮、丹参各 30 g，生地黄、天花粉、川芎、赤芍各 20 g，三七、山茱萸各 10 g。

【适用病症】 2 型糖尿病。

【用药方法】 每天 1 剂，水煎服。并配合西药格列本脲每次 2.5 mg 口服，每天 2 次。7 天为 1 个疗程，连续治疗 2 个疗程。

【临床疗效】 此方治疗 2 型糖尿病 94 例，痊愈（症状消失，实验室检查多次正常）63 例，好转（主要症状及有关实验室检查有所改善）19 例，无效（症状及实验室检查无变化）12 例。总有效率87.32%。

【验方来源】 彭邦瑜，刘毅，邢宏志. 中西医结合治疗 2 型糖尿病 94 例［J］. 湖北中医，2001，23（4）：17.

按：糖尿病的病机主要是气阴两虚，临证多兼夹血瘀。血瘀是糖尿病的主要病理产物，这与现代医学所说的 2 型糖尿病患者的血黏度高、红细胞变形能力差，是一致的。治宜益气养阴、活血化瘀。参芪地葛汤方中的黄芪、生地黄、山药、山茱萸、葛根、天花粉、地骨皮益气养阴，三七、丹参、川芎、赤芍活血化瘀。诸药合用，切中病机，可明显提高糖尿病的临床疗效。

糖复康 I 号方

【药物组成】 生地黄、丹参各 20 g，熟地黄、葛根、天花粉各 15 g，黄芪 30 g，白芍、山药各 12 g，五味子、牡丹皮各 9 g，赤芍、地骨皮、茯苓、山茱萸、菟丝子各 10 g，玄参 6 g。

加减：气虚甚者，加人参（或党参）；阴虚甚者，重用生地黄，加知母；偏阳虚者，减玄参，加补骨脂、炮附子；胃热甚者，加石膏，重用黄连；偏痰湿者，加苍术、白术。

【适用病症】 2 型糖尿病。

【用药方法】 每天 1 剂，水煎服。15 天为 1 个疗程。

【临床疗效】 此方加减治疗 2 型糖尿病 60 例，显效（治疗后症状基本消失，空腹血糖 <7.2 mmol/L，或餐后 2 小时血糖 <8.3 mmol/L，24 小时尿糖定量 <10.0 g；或血糖、24 小时尿糖定量较治疗前下降 30% 以上）43 例，有效（治疗后症状明显改善，空腹血糖 <8.3 mmol/L，或餐后 2 小时血糖 <10.0 mmol/L，24 小时尿糖定量较治疗前下降 10% 以上）14 例，无效（治疗后症状无明显改善，血糖、尿糖定量下降未达到上述标准）3 例。总有效率 95%。

【病案举例】 某男，54 岁。患糖尿病 4 年，曾服中西药控制，效果不明显。诊见：口干多饮，多食易饥，尿频量多，身体消瘦，体重下降，倦怠乏力，自汗，舌质暗红、苔薄少津，脉细弱。检查：空腹血糖14.8mmol/L，尿糖（＋＋＋）。西医诊断为非胰岛素依赖型糖尿病。中医诊断为气虚阴亏，血脉瘀滞。治以益气养阴生津，佐以活血通络。服用糖复康Ⅰ号方15剂，临床症状明显减轻，复查血糖8.6 mmol/L，尿糖（＋）。继服15剂，症状完全消失，体重增加，复查血糖5.8 mmol/L，尿糖（－）。后以六味地黄丸善后，追访半年病情稳定。

【验方来源】 马力行，周来雨，王洪海，等. 糖复康Ⅰ号治疗2型糖尿病60例［J］. 山东中医，2001，20（4）：218.

按： 糖尿病属中医学消渴病范畴，多认为肺、胃、肾三脏之阴伤形成本病，故有上、中、下三消之分，肺热、胃热、肾虚之别。但病因为饮食失节、气阴两虚、血脉瘀滞者居多，采用益气养阴、活血祛瘀、疏通经络、标本兼治法调治，可收到满意的疗效。糖复康Ⅰ号方以黄芪、山药、茯苓等益气健脾补后天之本；山茱萸、菟丝子等益肾生精补先天之本；丹参、牡丹皮、赤芍活血通脉化瘀，改善微循环；生地黄、五味子、玄参、葛根、白芍、天花粉养阴生津止渴。方中黄芪配葛根、丹参伍天花粉为降糖药对。诸药相合，标本兼治，益气养阴生津，活血祛瘀通脉。本方具有较好降低血糖、尿糖，改善临床症状作用，达到了整体治疗目的。

降 糖 汤

【药物组成】 太子参、生地黄、黄芪、山药各30 g，玄参、天花粉、牡丹皮、丹参各15 g，苍术、泽泻、山茱萸、枸杞子、五味子各10 g，黄连6 g。

加减：脾气虚甚者，重用黄芪；阴虚甚者，重用生地黄、玄参；邪热甚者，重用黄连；湿重者，重用苍术、泽泻；血瘀甚者，重用丹参。

【适用病症】 2型糖尿病。

【用药方法】 每天1剂，水煎2次，分早、晚餐前服。并严格执行糖尿病饮食。1个月为1个疗程。

【临床疗效】 此方加减治疗2型糖尿病64例，显效（治疗后症状基本消失，空腹血糖<7.2 mmol/L或降低≥30%，餐后血糖<8.3 mmol/L或降低≥30%，尿糖定量<10.0 g/L或降低≥30%）45例，有效（治疗后临床症状明显改善，空腹血糖<8.3 mmol/L或降低10%～29%，餐后血糖<10.0 mmol/L或降低10%～29%，尿糖定量<25.0 g/L或降低<10%～29%）13例，无效（空腹血糖、餐后血糖、尿糖定量无变化或降低<10%）6例。总有效率90.6%。

【验方来源】 钟松才. 脾肾同治治疗2型糖尿病64例临床观察［J］. 湖南中医，2000，16（6）：13.

按：糖尿病属中医学消渴病范畴。中医学认为，水谷精微靠脾的运化而布散全身，这些物质不能正常代谢，理应责之于脾的运化失职。糖尿病的典型症状之一是糖尿，与肾的固摄及藏精失司有关。现代流行病学研究发现，糖尿病具有明显的遗传易感性，而肾为先天之本，主生殖发育，故与遗传因素有关的疾病与肾亦有关。治疗上以脾肾同治来辨证治疗糖尿病，采用益气健脾、滋阴补肾治其本，清热祛湿活血治其标。降糖汤方中取太子参、黄芪、山药益气健脾，因"气旺可以生津，气回津液可以内守"；配以生地黄、玄参、天花粉等养阴生津之药，加强益气生津之功效；山茱萸、枸杞子、五味子滋补肾阴，黄连清热泻火，与生地黄同用为千金黄连丸，用于治疗消渴，生地黄得黄连而能守阴，黄连得生地黄则燥性大减；苍术、泽泻燥湿渗湿；牡丹皮苦辛寒，苦寒除血热，辛能散结，专除血中伏火，具有凉血消瘀的作用；丹参活血化瘀，降血脂，改善血液黏稠度。本方中苍术与玄参、黄芪与山药配伍，恰好组成如施今墨治疗消渴的两组对药。苍术气味芳香，善于化浊辟秽，确有敛脾精、止漏浊之功；玄参味甘苦咸、性寒，质润多液，色黑入肾，为泻无根游火的圣药，既能养阴凉血，又可清热泻火，除烦止渴，故热毒实火，或阴虚内热均可使用。两者合用，以玄参之润制苍术之燥，又以苍术之温燥制玄参之滞腻，一润一燥，相互制约，相互促进，是降血糖之妙用。黄芪甘温补气升阳而偏于补脾阳，山药甘平补脾养肺，养阴生津，侧重于补脾阴，两药相伍，一阳一阴，阴阳相合，共收健脾胃、促运化、敛脾精、止漏浊之功，是消除尿糖之妙方。

疏肝调气方

【药物组成】 柴胡、当归、白芍、川芎、白术、葛根各9 g，茯苓、鬼箭羽、马齿苋各12 g，荔枝核20 g，荷叶6 g，黄芪15 g。

加减：肝郁脾虚而明显乏力者，加人参6 g，黄芪加至30 g；肝郁化火者，加栀子6 g，牡丹皮9 g；郁热伤阴者，加地骨皮15 g，再加六味地黄丸；渴甚者，加芦根12 g；瘀血者，加丹参15 g，桃仁12 g；阳虚浮肿或尿蛋白阳性者，合附桂八味丸；手足麻木疼痛者，加桑枝30 g；视力模糊者，加石决明12 g，白蒺藜15 g，菊花9 g；皮肤瘙痒者，加地肤子、苦参各10 g；若有皮肉溃烂者，用金黄散外敷。

【适用病症】 2型糖尿病。

【用药方法】 每天1剂，水煎2次，分早、晚服。30天为1个疗程，连服4个疗程。服药期忌辛辣刺激性食物。

【临床疗效】 此方加减治疗2型糖尿病100例，显效（临床症状与体征明显减轻，空腹血糖在 6.1 mmol/L 以下，尿糖±，合并症经检查有显著改善）40 例，有效（症状与体征减轻，空腹血糖较服药前下降 1.5～2.0 mmol/L，尿糖持续在＋至＋＋，合并症经检查有改善）51 例，无效（症状缓解，空腹血糖、尿糖下降不明显或无改变）9 例。总有效率 91%。

【验方来源】　朱永娟. 从肝论治 2 型糖尿病 100 例临床观察［J］. 上海中医药，1999，（7）：19.

按： 中医学认为肝主疏泄，调节人体气机的升降与敷布，气血津液及精微物质都赖于气机的推动来敷布全身。糖尿病的病因每及五志化火，灼阴伤精耗液而致病。而肝为刚脏，体阴用阳，主情志疏泄。肝气不疏，则肝郁化火，灼伤阴津，使肺、脾（胃）、肾等脏腑阴阳功能失调，则成消渴。因此重视其发病的病因，勿忘疏肝调气，故应用疏肝调气方从肝论治，疏肝调气，有助于提高糖尿病的治疗效果。

糖 安 康

【药物组成】　黄芪、生地黄、山药各 30 g，天花粉、丹参各 20 g，葛根、玄参、山茱萸、牛膝各 10 g。

加减：阴虚热盛者，加石膏、知母各 20 g，黄连 6 g；气阴两虚者，加太子参 20 g，麦冬、五味子各 10 g；阴阳两虚者，加枸杞子 15 g，覆盆子、金樱子各 10 g，肉桂 6 g。

【适用病症】　2 型糖尿病。

【用药方法】　每天 1 剂，水煎 2 次，分早、晚服。继续使用原西药。

【临床疗效】　此方加减配合西药治疗 2 型糖尿病 36 例，显效（症状基本控制，空腹血糖≤8.3 mmol/L，餐后 2 小时血糖≤10 mmol/L，或空腹血糖及餐后 2 小时血糖在原水平上下降

30%）11 例，有效（症状缓解，空腹血糖及餐后 2 小时血糖在原水平上下降 10%～29%）21 例，无效（症状无改善，空腹血糖及餐后 2 小时血糖无明显变化）4 例。

【验方来源】 陈书成，李秀．中西医结合治疗 2 型糖尿病 36 例 ［J］．湖北中医，2000，22（5）：15.

按：糖尿病的病机主要为阴虚燥热，日久气阴两虚或阴阳两虚，血瘀则贯穿于本病的始终。治以益气养阴、活血化瘀为主。糖安康方中的黄芪补气生津，行血生血；生地黄清热凉血，益阴生津；山药益脾阴固肾精；山茱萸滋肾填精；玄参、天花粉滋阴降火，润燥生津；葛根清热生津；丹参、牛膝活血化瘀，丹参配葛根能降血糖、降血脂，对糖尿病的并发症高血压、高血脂及动脉硬化均有良好的预防及治疗作用。全方配合西药使用，有明显的协同降糖作用，且能改善微循环、降低全血黏度。

舒 降 汤

【药物组成】 柴胡、枳壳各 10 g，赤芍、白芍、怀牛膝、薏苡仁各 30 g，知母、黄柏、当归、木香各 12 g，黄芪 20 g，砂仁、甘草各 6 g。

加减：乏力者，加太子参 30 g；眩晕、血压高者，可加决明子、葛根各 30 g；夜尿多者，加芡实、金樱子各 15 g；胸闷憋气者，加丹参 30 g，降香 15 g；大便干燥者，加大黄 6～12 g；腰酸腿软者，加桑寄生 30 g，狗脊 15 g；口干多饮者，加天花粉 30 g，玉竹 12 g；多汗者，加防风、白术各 12 g。

【适用病症】 2 型糖尿病。

【用药方法】 每天 1 剂，水煎 2 次，共取药液 400～600 mL。每次服 200 mL，每天 2～3 次。同时口服消渴丸每次服 5～15 粒，每天 3 次，并对患者进行糖尿病知识教育及严格控制饮食。

【临床疗效】　此方加减治疗 2 型糖尿病 41 例，显效（治疗后症状基本消失，空腹血糖 <6.6 mmol/L，餐后 2 小时血糖 <8.33 mmol/L；或血糖较治疗前下降 30% 以上）32 例，有效（治疗后症状改善明显，空腹血糖 <8.33 mmol/L，餐后 2 小时血糖 <9.99 mmol/L）6 例，无效（治疗后症状无明显改善，血糖未达到上述标准）3 例。总有效率 92.7%。

【验方来源】　姜敏，冯兴中. 舒降汤治疗 2 型糖尿病临床观察［J］. 北京中医药大学学报，2000，23（3）：63.

按：糖尿病中医称之为消渴病。其基本病机是阴虚所致，而肝郁气滞既是糖尿病的常见病因，亦是基本病机之一。中医学认为，肝主疏通、宣泄、调畅。肝的疏泄，协调平衡人体气机升降出入运动。肝疏泄正常则情志畅达，气血津液流畅，水谷精微输布正常。肝喜调达而恶抑郁，情志失调，肝失疏泄，郁而化热，生燥伤阴，耗气伤正，而致口渴、多饮、消瘦等消渴病诸多症状。同时气机紊乱，气血津液代谢失调，气津敷布受阻，水谷精微输布失常，或郁于血中，或随清气下泻而致血糖、尿糖升高。治疗上宜滋阴与疏肝并举。舒降汤中的柴胡、赤芍、白芍、枳壳、甘草合用以疏肝解郁；知母、黄柏清热养阴；怀牛膝滋补肝肾。糖尿病因日久肝郁克脾，湿浊内生，同时气阴二亏，血脉失和，故用薏苡仁、木香、砂仁以健脾化湿；黄芪、当归益气活血。诸药共奏养阴清热、疏肝理气、健脾活血之效，使虚热得清，肝郁得舒，脾虚得健，血脉得通，故可获得满意的疗效。

健脾祛湿化痰汤

【药物组成】　陈皮、佛手、法半夏、全瓜蒌、茯苓、扁豆衣、苍术、白术、薏苡仁、莱菔子、紫苏子、桃仁各 10 g。

加减：口渴欲饮者，加枸杞子代茶饮；便秘者，加决明子代茶饮；有头晕现象及高血压患者，酌加天麻；伴有高血脂者，加丹参。

【适用病症】 2 型糖尿病。

【用药方法】 每天 1 剂，水煎 2 次，分早、晚服。连服 3 个月。

【临床疗效】 此方加减治疗 2 型糖尿病 24 例，显效（空腹血糖 <7.2 mmol/L，餐后 2 小时血糖值 8.3 mmol/L，疲倦困顿感消失）10 例，好转（空腹血糖 <8.3 mmol/L，餐后 2 小时血糖值 <10.0 mmol/L，疲倦困顿感减轻）9 例，无效（症状无明显改善，血糖下降未达到上述标准）5 例。

【验方来源】 杨早. 从痰论治 2 型糖尿病 24 例 [J]. 江苏中医，2000，21（8）：30.

按：2 型糖尿病以往多从阴虚论治，但临床见有痰湿郁滞而无阴虚之症状者，就不必拘于增液养阴之法，而从化痰祛湿着手，也可取得相当疗效。本方中陈皮、佛手理气化痰和中；茯苓、薏苡仁健脾淡渗利湿；全瓜蒌、法半夏燥湿化痰；苍术、白术、扁豆衣化痰祛湿宽胸；莱菔子、紫苏子有化痰祛湿之效；桃仁活血化瘀。全方共奏健脾化痰祛湿之效。

糖尿复康汤

【药物组成】 生地黄、黄芪各 30 g，知母、天花粉、山药、小麦麸皮各 20 g，鸡内金、牛蒡子、葛根、五味子、水蛭各 10 g，山茱萸 15 g，生猪胰 1 只。

加减：若见胸闷心悸，舌质有瘀斑者，重用五味子，加人参、桃仁、川芎；尿量多而混浊者，加益智仁、乌药、蚕茧；视物不清。目涩干痛者，加决明子、谷精草；肺胃燥热，烦渴多饮者，加石膏；兼肝郁气滞者，加柴胡、枳壳；兼见肢体麻木者，加威灵仙、野木瓜；并发疮疡者，加蒲公英、紫花地丁等。

【适用病症】　2 型糖尿病。

【用药方法】　每天 1 剂，水煎 2 次，分早、晚温服。并将猪胰脏阴干研末，装入胶囊，每粒含生药 0.5 g，每次服 3 g，每天服 2 次，用上药汤送服。同时配合降血糖西药治疗。30 天为 1 个疗程。

【临床疗效】　此方加减治疗 2 型糖尿病 48 例，痊愈（症状消失，空腹血糖 <7 mmol/L，尿糖转阴，随访 2 个月无复发）13 例，显效［症状基本消失，空腹血糖大幅度下降，但仍未达到正常，尿糖（±至＋），随访 2 个月病情稳定］30 例，无效（治疗 1 个疗程，症状及血糖均无改善，甚至加重）5 例。总有效率 89.6%。

【验方来源】　李宁波，张亚琴. 中西医结合治疗非胰岛素依赖型糖尿病疗效观察［J］. 河北中医，2000，22（1）：70.

按：糖尿病属中医学消渴病范畴。阳虚燥热为其主要病机。阴虚为本，燥热为标，但两者往往互为因果。燥热甚则阴愈虚，阴愈虚则燥热愈甚，迁延日久，阴虚及阳，可见气阴两伤或阴阳俱虚，甚至变证丛生。阴盛燥热，津亏液少，血行不畅；阴虚气耗，气阴两虚，气虚则血运乏力；阴虚及阳，阴阳俱虚，阳虚则寒，寒凝血滞。此两者均可导致血瘀，也是导致糖尿病并发症的重要因素。治宜益气养阴、化瘀生津为主。糖尿复康汤方中以生地黄为君，补益肝肾以培先天，并滋阴清热、生津止渴；黄芪、葛根助生地黄生津止渴，补脾气，助运化以固后天为臣。君臣配伍并能益气养血护阴，以祛瘀血之源。佐以山药、知母、天花粉大滋真阴以生津；水蛭破血行气化瘀；鸡内金助脾胃以强健；生猪胰以胰补胰；取五味子、山茱萸酸收之性，封固肾关。小麦麸皮中所含丰富微量元素铬，是糖代谢和脂肪代谢必不可少的；牛蒡子对糖尿病具有显著而持久的降血糖作用。诸药合用，补虚泻实，固本祛邪，共奏益气养阴、化瘀生津之效。

疏肝调气汤

【药物组成】　柴胡、白芍、当归、白术、川芎各 10 g，茯苓、黄芪各 15 g，薄荷（后下）、绿萼梅花各 6 g，生地黄、葛根、鬼箭羽、马齿苋各 12 g，荔枝核 20 g。

加减：肝郁脾虚，乏力明显者，加党参 15 g，山药 20 g，黄芪加至 30 g；肝郁化火者，加牡丹皮、栀子各 10 g；郁热伤阴者，加地骨皮 15 g，同服知柏地黄丸；渴甚者，加鲜芦根 60 g，天花粉 10 g；合并胸部闷痛者，加丹参 15 g，郁金、延胡索各 10 g；浮肿或尿蛋白阳性者，加服金匮肾气丸；手足麻木疼痛者，加鲜桑枝 30 g，麻黄 6 g；视物模糊者，加车前子 12 g，白蒺藜 15 g，菊花 10 g。

【适用病症】　2 型糖尿病。

【用药方法】　每天 1 剂，水煎服。3 个月为 1 个疗程，共治疗 4 个疗程。

【临床疗效】　此方加减治疗 2 型糖尿病 73 例，痊愈（症状消失，空腹血糖降至 6.1 mmol/L 以下，糖耐量正常，随访半年未复发）9 例，显效（症状基本消失，空腹血糖降至 7.0mmol/L 以下）19 例，有效（症状明显改善，空腹血糖降至 8.5 mmol/L 以下）37 例，无效（症状未改善，血糖未降至有效标准）8 例。总有效率 89.04%。

【验方来源】　卢裕武. 疏肝调气法治疗 2 型糖尿病 73 例临床分析 [J]. 云南中医中药，2000，21（3）：26.

按：2 型糖尿病其病机为肝失调达，气机郁滞，从而导致气血津液及精微物质输布代谢障碍，治疗上采取疏肝调气为基本大法。疏肝调气汤中，柴胡为疏肝调气的要药，加黄芪、葛根、薄荷、茯苓助柴胡升清之力；荔枝核加强行气之功；川芎为血中气药，与当归、白芍、绿萼梅花、生地黄合用辛柔和血，养肝之体助肝之用；鬼箭羽、马齿苋据药理研究，可促进胰岛功能，降低血糖。全方和血柔肝，疏肝行气、顺肝条达之性以复其生理功能，使肝气调达，气机调畅，精微得以输布。

养阴活血化瘀方

【药物组成】 山茱萸、麦冬、天花粉、山药、生地黄、知母、桃仁、赤芍、牡丹皮、红花、玉竹各 15 g。

加减：口干口渴甚者，加石膏 20 g，淡竹叶 15 g；尿频量多者，加芡实 15 g，益智仁 10 g；下肢坏疽者，加白花蛇舌草 20 g，金银花 10 g；肢体灼痛者，加地龙、络石藤各 15 g；腹痛腹泄者，加延胡索、肉豆蔻各 10 g。

【适用病症】 2 型糖尿病。

【用药方法】 每天 1 剂，水煎服。

【临床疗效】 此方加减治疗 2 型糖尿病 68 例，显效（血糖、尿糖降至正常，临床症状消失，全身状况改善）28 例，好转（血糖、尿糖明显下降，接近正常值；临床症状明显消退，全身状况有所改善）38 例，无效（血糖、尿糖未降，临床症状体征与治疗前无明显变化）2 例。总有效率 97%。

【验方来源】 罗文聪. 养阴活血化瘀法治疗 2 型糖尿病 68 例体会 ［J］. 云南中医中药，2000，21（4）：17.

按：糖尿病属中医消渴病范畴，可分为上、中、下三消，有燥热津伤、胃热炽盛、肾阴亏虚、气阴两虚、阴阳两虚等诸多证型。治疗上有清热润肺、生津止渴，清胃泻火、养阴增液，滋阴固肾、温阳、滋阴固肾等多种治疗方法。但在病机上多有瘀血证的存在，故可加入活血化瘀之品，以改善微循环，对治疗糖尿病、预防和治疗并发症皆可起到积极的治疗作用。

降 糖 效 方

【药物组成】 太子参、黄芪各 30 g，山药、茯苓、山楂各 20 g，苍术、生地黄各 15 g，莱菔子、枳实、丹参各 10 g。

加减：合并冠心病者，加川芎、桂枝；合并高血压者，加钩藤、牛膝；合并肾病者，加益母草、菟丝子；合并视网膜病变者，加牡丹皮、三七粉；合并周围神经病变者，加当归、忍冬藤。

【适用病症】 2 型糖尿病。

【用药方法】 每天 1 剂，水煎 3 次，药液混匀，分早、午、晚温服。30 天为 1 个疗程。

【临床疗效】 此方加减治疗 2 型糖尿病 56 例，治愈（症状消失，尿糖阴性，血糖连续 3 次检查正常）18 例，好转（主要症状明显减轻，有关实验室检查均有明显改善）33 例，无效（治疗 3 个疗程后，临床症状及有关实验室检查均无明显改善）5 例。总有效率 91%。

【验方来源】 冯绮. 自拟降糖方治疗非胰岛素依赖型糖尿病 56 例 [J]. 云南中医药，2000，21（4）：17.

按：降糖效方中的太子参、生地黄、黄芪、山药、茯苓以益气养阴为主，兼以健脾利湿，具有补而不滞、养而不腻之特点；苍术芳香化湿；莱菔子、枳实行气消痰；丹参、山楂消积滞化瘀血。诸药配伍，共奏益气养阴、涤浊化瘀之功。现代药理研究也证实方中多味中药具有不同程度的降血糖、降血液黏稠度的作用，故随症加减对非胰岛素依赖型糖尿病有很好的治疗作用，并且能预防并发症的发生，有较好的远期疗效。

养阴益气汤

【药物组成】 黄芪、山药各 50 g，生地黄 20 g，麦冬、天花粉、丹参、枸杞子、五味子各 15 g。

加减：燥热伤阴者，加石膏、知母、青蒿、栀子、芦根；瘀血阻结者，加三七、赤芍、桃仁、益母草；脾虚痰浊者，加法半夏、薤白、瓜蒌皮、白术、陈皮、山楂；肝肾亏虚者，加山茱萸、楮实、菊花、茺蔚子；阳虚者，加熟附子、鹿胶；肝气郁结者，加郁金、白芍、柴胡、佛手。

【适用病症】 2 型糖尿病。

【用药方法】 每天 1 剂，水煎 2 次，分早、午、晚服，每次服 200 mL。30 天为 1 个疗程。治疗期间忌食高糖、高脂饮食，血糖降至正常后改汤剂为丸剂长期服用。

【临床疗效】 此方加减治疗 2 型糖尿病 66 例，显效（治疗后症状消失，空腹血糖 <7.2 mmol/L，餐后 2 小时血糖 <8.3 mmol/L，24 小时尿糖定量较治病前下降 30% 以上）24 例，有效（治疗后症状明显改善，空腹血糖 <8.3 mmol/L，餐后 2 小时血糖 <10.0 mmol/L，24 小时尿糖定量较治疗前下降 10%）33 例，无效（治疗后症状无明显改善，血糖、尿糖下降未达上述标准）9 例。总有效率 86.3%。

【病案举例】 刘某，女，61 岁。2 年前患糖尿病，曾服格列本脲，始服较好，继之较差，并有呕恶、腹胀等胃肠不适反应，近日检查血糖 12.7 mmol/L，尿糖（＋＋＋＋），白内障。诊见：神疲体倦，视力下降，心烦少寐，食少面瘦，舌淡、苔薄，脉细。证属气阴两虚，兼肝肾精亏。治宜养阴益气为主，加治肝明目之品。方用养阴益气汤去麦冬，加党参 25 g，茺蔚子、茯苓各 15 g，佛手 12 g。停服格列本脲，忌高糖、高脂饮食。

治疗1个疗程后，症状消失，空腹血糖 6.5 mmol/L，尿糖（－）。即以上方改汤为丸长期服用。

【验方来源】 陈兴泉. 养阴益气治疗 2 型糖尿病 66 例 [J]. 云南中医中药，2000，21（5）：12.

按： 养阴益气汤中的黄芪、山药益气生津，生地黄、麦冬、天花粉养阴，丹参活血，五味子封固肾关。并根据兼症辨证加减，兼有感染、燥热内盛者，加石膏、知母、栀子、金银花、蒲公英；兼见动脉硬化，周围神经炎为瘀血痰浊阻滞脉络者，可酌加三七、川芎、当归、桃仁、红花、薤白、瓜蒌皮、法半夏、陈皮等；兼见心悸失眠者，加酸枣仁、柏子仁、茯神；兼肾病水肿者，加桂枝、熟附子、鹿角霜、茯苓、猪苓、泽泻、益母草等。辨证准确，就能有效防治糖尿病。

三 参 丸

【药物组成】 太子参、丹参、玄参、葛根、生地黄、黄芪、枸杞子、女贞子、山茱萸、山药、水蛭各等份。

【适用病症】 2 型糖尿病。

【用药方法】 将上药研末，水飞为丸如绿豆大，每天服 3 次，每次 9 g。4 周为 1 个疗程，治疗 2 个疗程。

【临床疗效】 此方治疗 2 型糖尿病 40 例，显效 20 例，有效 14 例，无效 6 例。总有效率 85%。

【验方来源】 徐瑞琴，袁慧敏. 三参丸治疗糖尿病 40 例 [J]. 黑龙江中医药，2000，(6)：47.

按： 三参丸中的太子参、山药、黄芪益气养阴；生地黄、葛根、玄参清热生津；枸杞子、女贞子、山茱萸补肾益肝；丹参、水蛭活血化瘀。诸药配伍，具有补肾益气、活血化瘀之功。三参丸不但可使空腹血糖及尿糖明显下降，而且对糖尿病合并的高血脂及血液流变异常亦有不同程度的改善。并通过益气养阴、补益肝肾、活血化瘀的协同作用，提高机体的免疫机能，调整内分泌失调和代谢紊乱，从而达到改善糖代谢，促进血液流通，获得降糖、降脂、降低血液黏稠度的效果。

丹芪泽汤

【药物组成】 丹参、黄芪、泽兰、黄精各 15 g，桃仁、菟丝子各 10 g。

加减：气阴两虚型，加西洋参、女贞子各 10 g；阴虚血瘀型，加龟板 15 g，三七末（冲服）3 g。

【适用病症】 2 型糖尿病。

【用药方法】 每天 1 剂，水煎服。并根据患者血糖、尿糖情况服格列吡嗪每次 10 mg，每天 3 次。4 周为 1 个疗程，连续服药 2 个疗程。

【临床疗效】 此方加减治疗 2 型糖尿病 63 例，显效（临床症状、体征消失，空腹血糖 <7.2 mmol/L 或降低 30%，餐后 2 小时血糖 <8.3 mmol/L 或降低 30%）26 例，有效（临床症状、体征减轻，空腹血糖 <8.3 mmol/L 或降低 10% ~ 29%，餐后 2 小时血糖 <10.0 mmol/L 或降低 10% ~ 29%）31 例，无效（临床症状改善不明显或无改善，空腹血糖、餐后 2 小时血糖无变化或降低 10% 以下）6 例。总有效率 90.47%。

【验方来源】 邱志楠，潘俊辉，喻清和，等. 自拟丹芪泽汤为主治疗 2 型糖尿病 63 例疗效观察 [J]. 新中医，1999，31（2）：14.

按：现代医学认为糖尿病患者由于糖、脂肪、蛋白代谢紊乱，使全血比黏度、血浆比黏度、红细胞压积、红细胞电泳时间、红细胞变形能力及胆固醇、三酰甘油均高于正常，血液呈凝、聚、浓、黏状态，出现微循环障碍。这些都与中医学的瘀血证非常相似，故治疗糖尿病，应以活血化瘀、益气养阴佐以清热为主要治则。丹芪泽汤方中的丹参、泽兰、桃仁功专活血祛瘀，且能改善血液的"浓、黏、聚"现象，对纠正糖代谢紊乱、降低血糖有积极意义；黄芪健脾益气，改善气虚症状，促进水谷精微转化为血，降低血糖，增加机体免疫功能，是扶正固本的重要药物；黄精补脾益气、滋阴润肺，能提高机体免疫功能，降低血糖及血脂；菟丝子补阳益阴，固精缩尿，能有效保护肾功能，防止精微过度随尿而失。本方与适当的降糖西药结合治疗糖尿病，既能较好地控制血糖、尿糖，改善临床症状，又能取得比单纯应用降糖西药更好的疗效。

降　糖　饮

【药物组成】　黄芪 50 g，山药、地骨皮各 30 g，生地黄、麦冬、天花粉、葛根、黄精、丹参各 15 g，赤芍 10 g，五味子 5 g。

加减：失眠心悸者，加酸枣仁 12 g，龙骨 15 g；视物不清者，加枸杞子、菊花各 12 g，谷精草 15 g；心烦易怒，口干唇燥者，加黄连 6 g，知母 10 g；大便干结者，加玄参、火麻仁各 10 g；血压偏高者，加石决明 30 g，夏枯草 15 g。

【适用病症】　2 型糖尿病。

【用药方法】　每天 1 剂，水煎 2 次，分早、晚服。同时服用格列齐特每天 80 ~ 160 mg，每天 1 次或分 2 次服。30 天为 1 个疗程。

【临床疗效】　此方加减治疗 2 型糖尿病 63 例，显效（症状与体征明显减轻，尿糖 ±，空腹血糖在 6.1 mmol/L 以下）32 例，有效（症状与体征减轻，尿糖 + 至 + +，空腹血糖较服药前下降 2.0～3.0 mmol/L）25 例，无效（症状与体征无改善，尿糖、空腹血糖下降不明显）6 例。总有效率 90.5%。

【病案举例】 李某，男，62 岁。患 2 型糖尿病 5 年，长期予格列本脲或格列齐特等治疗，但临床症状控制仍不满意，空腹血糖常波动于 12～14 mmol/L 之间，乃转请中医治疗。诊见：体瘦神疲，面晦乏华，口渴多饮，眩晕乏力，心悸眠差，大便秘结，小便频多，舌淡红边夹瘀点、苔薄白，脉细数。检查：空腹血糖 12.7 mmol/L，尿糖（＋＋＋），尿酮阴性。血压 20.0/14.0 kPa。中医诊断为消渴。证属脾气不升，阴亏肺燥，兼夹瘀滞。方用降糖饮加酸枣仁 12 g，玄参 10 g。7 剂。续服格列齐特每次 80 mg，每天 1 次。药后自觉症状明显减轻，服 1 个疗程后，临床症状基本消失，复查空腹血糖 6.1 mmol/L，尿糖（±）。仍以前方合杞菊地黄丸加减善后。

【验方来源】 林世雄. 降糖饮治疗 2 型糖尿病 63 例疗效观察［J］. 新中医，1999，31（6）：17.

按： 糖尿病的主要病机应在于脾脏本身亏虚，脾气不摄，由脾及肾，肾关不固，所以尿多而甜。治疗上应着重于脾气的升举。降糖饮方中重用黄芪为主，旨在益气升清，摄纳脾精而生津液；配山药补益脾阴，益肺固肾为辅；地骨皮性味甘寒，对于脾气不升，津不敷布而导致阴亏内燥的消渴病甚为适宜；生地黄、麦冬养阴清热，润燥生津；天花粉生津止渴；葛根升胃气而生津；黄精滋养脾阴，固摄脾精；五味子敛阴生津；丹参、赤芍活血祛瘀。诸药合用，具有益气升清、养阴润燥、活血祛瘀的功效，可以降低血糖，改善临床症状。

平消降糖汤

【药物组成】 生地黄、何首乌各 20 g，熟地黄、麦冬、玄参、茯苓、泽泻各 15 g，山茱萸、知母各 10 g，黄芪 30 g，覆盆子 12 g，当归 6 g。

【适用病症】 2 型糖尿病。

【用药方法】 每天 1 剂，水煎服。15 天为 1 个疗程，治疗 1～3 个疗程。

【临床疗效】 此方治疗 2 型糖尿病 102 例，显效（临床症状消失，体重恢复正常，空腹血糖低于 7.5 mmol/L，尿糖阴性，24 小时尿糖定量 <5 g）30 例，有效（临床症状明显减轻，血糖、尿糖水平降低）57 例，无效（症状无改善，或症状稍有改善但血糖、尿糖水平无改善）15 例。总有效率 85.3%。

【病案举例】 罗某，男，55 岁。素体肥胖，5 年前开始消瘦。诊见：常感头昏，口渴，小便较多而带有泡沫，夜间尿量更多，倦怠乏力，纳食增多，易饥，饮水量每天达 2 000 mL 以上仍不能解渴，两眼视力减退（经眼科检查提示两眼均有白内障形成），舌质淡红、苔薄黄而燥，脉弦数。检查：尿糖（ + + + + ），血糖 19 mmol/L，血脂偏高。证属阴虚火旺。治以滋阴补肾清热。予平消降糖汤加味：生地黄、何首乌、玉竹各 20 g，熟地黄、麦冬、玄参、茯苓、泽泻各 15 g，山茱萸、知母各 10 g，黄芪 30 g，覆盆子 12 g，当归 6 g。服上药 15 剂后，症状明显改善，复查空腹血糖为 9 mmol/L，尿糖（ + ）。原方续服，并加用格列齐特每次服 1 片，每天 1 次，诸症状渐失。1 个月后复查血糖降至正常范围，尿糖转为阴性。停用平消降糖汤及格列齐特，给予芡实、山药、白扁豆、薏苡仁各 30 g 煮粥长期食用，以巩固疗效。随访 1 年无复发。

【验方来源】 彭振声. 平消降糖汤治疗非胰岛素依赖型糖尿病 102 例 [J]. 浙江中医，2000，35（8）：331.

按：糖尿病属中医学消渴病范畴。患者多恣食膏粱厚味，中焦积热，或情志过极，郁而化热，或房劳过度，肾精久耗，虚火妄动。平消降糖汤中的熟地黄、山茱萸、覆盆子、何首乌补肾水以治其本，知母、麦冬、玄参、生地黄清肺胃之热以治其标，当归补血，佐以茯苓、泽泻、黄芪补气健脾。诸药相合，切中病机，故能获良效。

养阴降糖汤

【药物组成】 生地黄、天花粉、山药、桑叶、黄芪各30 g，泽泻、麦冬各15 g，丹参20 g，红花12 g。

加减：高血压头晕者，加夏枯草30 g，天麻、钩藤各15 g；合并高脂血症者，加山楂、何首乌各30 g，决明子12 g；合并皮肤瘙痒者，加地肤子、苦参各15 g；胸闷、胸痛者，加瓜蒌、延胡索各12 g，薤白15 g。

【适用病症】 2 型糖尿病。

【用药方法】 每天1 剂，水煎2 次，分早、晚温服。30 天为1 个疗程，治疗2 个疗程。

【临床疗效】 此方加减治疗2 型糖尿病56 例，显效（治疗后症状基本消失，空腹血糖 <7.2 mmol/L，餐后2 小时血糖 <8.3 mmol/L，24 小时尿糖定量 <10.0 g；或血糖、24 小时尿糖定量较治疗前下降30%以上）18 例，有效（治疗后症状明显改善，空腹血糖 <8.3 mmol/L，24 小时尿糖定量 <25 g，或血糖、24 小时尿糖定量较治疗前下降10% ~30%）28 例，无效（未达有效标准）10 例。总有效率82.1%。

【验方来源】 童燕玲. 养阴降糖汤治疗非胰岛素依赖型糖尿病56 例［J］浙江中医，2000，35（7）：289.

按：2 型糖尿病的主要病机是气阴不足、瘀热内滞，且两者常常互为因果。养阴降糖汤中以生地黄、麦冬养阴生津；黄芪、山药补脾阴而摄精微；桑叶、天花粉、泽泻清肺胃之热而化湿浊；丹参、红花活血化瘀通络。诸药合用，共奏清热养阴、益气活血之功。

青 凤 汤

【药物组成】 大青根、凤凰根各 30 g，柴胡 10 g，枳实、佛手、白芍各 12 g。

加减：阴虚者，加熟地黄、山茱萸、枸杞子、泽泻；口渴者，加葛根、石斛；肢麻者，加丹参、木通。

【适用病症】 2 型糖尿病。

【用药方法】 每天 1 剂，水煎 3 次，分早、午、晚饭前 30 分钟温服。4 个月为 1 个疗程，治疗 4 个疗程。治疗期间适当锻炼，忌辛辣油腻、烟酒，控制饮食。原口服降糖药者 2 周复查空腹血糖 1 次，以便逐渐减量。

【临床疗效】 此方加减治疗 2 型糖尿病 64 例，治愈（临床症状消失，糖耐量、胰岛素及 C-肽释放试验均在正常范围，随访半年无复发）6 例，显效（临床症状多数消失，空腹血糖正常，餐后 3 小时血糖仍偏高，峰值差 3~5 mmol/L，胰岛素及 C-肽释放在正常范围）32 例，有效（临床症状减轻，空腹及餐后 3 小时血糖峰值差较治疗前下降 2~3 mmol/L）19 例，无效（未达到有效标准）7 例。总有效率 87.5%。多数并发症亦得到改善。

【病案举例】 朱某，女，60 岁。因多饮、多尿 1 年，经某医院诊断为糖尿病，疗效欠佳。诊见：口苦，口干引饮，烦躁易怒，胸胁胀闷，消瘦，疲劳，尿多，大便干，舌红、苔薄黄，脉弦细。检查：胰岛功能，空腹、1 小时、2 小时、3 小时血糖分别为 8.6 mmol/L、18.3 mmol/L、17.3 mmol/L、13.7 mmol/L；胰岛素四点分别为 12.7 μU/mL、20.7 μU/mL、25.7 μU/mL、

14.9 μU/mL；C-肽四点分别为 0.08 Pmol/mL、0.58 Pmol/mL、0.49 Pmol/mL、0.23 Pmol/mL。诊断为 2 型糖尿病（中度）。证属肝郁气滞、化火伤阴。治予疏肝调气、滋阴清火。处方：大青根、凤凰根各 30 g，柴胡、佛手、枳实各 10 g，白芍、山茱萸、枸杞子、生地黄、知母各 12 g，葛根 20 g。服药 1 个疗程诸症状减轻，效不更方，隔天服 1 剂，连服 1 个疗程。2 个疗程后有关检查及症状显著好转，改为 3 天服药 1 剂，连服 1 个疗程。复查胰岛功能：血糖四点分别为 5.4 mmol/L、8.7 mmol/L、7.3 mmol/L、6.1 mmol/L；胰岛素分别为 13.1 μU/mL、39.1 μU/mL、40.2 μU/mL、14.0 μU/mL；C-肽分别为 0.31 Pmol/mL、0.49 Pmol/mL、0.46 Pmol/mL、0.3 Pmol/mL。诸症均除，临床治愈，随访半年无复发。

【验方来源】 朱细华. 疏肝调气法治疗 2 型糖尿病 64 例[J]. 四川中医，2000，18（1）：21.

按： 糖尿病属中医学消渴病范畴。病因为饮食不节、情志失调、素体阴虚。传统多从三消辨证，并认为阴虚燥热是其病机，以滋阴清热论治。但在上述病因的作用下，首先造成肝失调达，气机升降疏布紊乱，化火伤阴，导致阴虚燥热。而肝与肺经络相通，肝主升、肺主降，肝气调达则升降协调，若肝气失调，气郁化火，上灼肺金则见上消症状；脾升胃降，运化水谷，赖于肝的疏泄条达，若肝气郁结化火，燔灼中土则见中消症状；肝肾同源，若肝失疏泄，气郁化火下劫肾阴，肾之封藏失职，则见下消症状。所以气机紊乱是关键，阴虚燥热只是气机紊乱后的阶段性病理体现，故以疏肝调气法治之切合病机。青凤汤方中大青根、凤凰根为主药。《闽北草药》口大青根"治消渴，理气解郁"。《江西民间验方》云大青根"治胃火"。凤凰根《福建中草药》载其能"治糖尿病""理气和胃"。二者确能疏肝理气、和胃泻火，治消渴。柴胡、枳实、佛手疏肝解郁，条达气机。白芍养阴柔肝，养肝之体、助肝之用。诸药合用能恢复肝之生理功能，使肝气条达，气机调畅，精微得以输布。用于治疗 2 型糖尿病有较好的疗效。

参芍归膝汤

【药物组成】　丹参 30 g，赤芍、当归、牛膝各 15 g。

加减：若阴虚，加用山药、山茱萸、生地黄；若阳虚，加用肉桂、熟附子、干姜；若气虚，加党参、黄芪、黄精。

【适用病症】　2 型糖尿病。

【用药方法】　每天 1 剂，水煎 2 次，分早、午、晚饭前服。合并症患者对症治疗。治疗期间实行糖尿病饮食，并避免使用一切影响血糖的药物。15 天为 1 个疗程。

【临床疗效】　此方加减治疗 2 型糖尿病 38 例，痊愈（临床症状消失，尿糖阴性，血糖 3 次正常）23 例，好转（主要症状及有关检查均见改善）10 例，无效（临床症状及有关检查无明显改善）5 例。总有效率 86.84%。

【病案举例】　吴某，女，63 岁。患 2 型糖尿病已 3 年余，近 1 个月来，因感冒引起病情加重，曾服消渴丸、格列齐特等药，其效不显，后改用滋阴清热中药 10 余剂，"三多"症状略有改善。诊见：多尿，以夜间为甚；多食，食后腹胀；神疲乏力明显，口干喜饮，头昏，大便不爽，舌质暗红、苔薄黄，脉细。检查：空腹血糖为 19.4 mmol/L，尿糖（＋＋＋＋）。证属阴虚燥热，气虚血瘀。治以活血益气、滋阴清热。处方：丹参、山药各 30 g，黄芪 18 g，赤芍、当归、牛膝、党参、玄参各 15 g，陈皮、生地黄、山茱萸、黄精各 12 g，黄连 3 g。服 5 剂后，"三多"症状大减，复查空腹血糖 12.9 mmol/L，尿糖（＋＋）。效不更方，又服 20 剂，诸症状消失，空腹血糖为 8.0 mmol/L，尿糖阴性。后以上方为基础，做丸药以调服，又治疗 3 个月余，复查血糖 3 次均为正常，尿糖阴性。

【验方来源】 何中平. 活血化瘀为主治疗 2 型糖尿病 38 例 [J]. 四川中医，2000，18（1）：18.

按：糖尿病传统上多重视阴虚燥热，常忽略因虚致瘀。但本病始终呈现本虚标实之病理状态，瘀血阻滞存在本病的始末，只是轻重不同而已。随着病程日久，瘀血阻滞愈加严重。病之早期阴虚内热而灼炼津液，耗伤营血，阴血亏虚，血脉不充，血液凝聚运行不畅而成血瘀。中、后期，不仅阴伤而且气耗形成气阴两虚，"气为血之帅"，气虚则无力推动血液运行，导致血瘀，病情又进一步发展；阴损及阳，脾肾阳虚，阴寒内生，血脉不温则血行涩滞形成血瘀。而阳虚则寒凝，亦可致血瘀。因此，阴亏、气虚、阳衰是造成本病血瘀的重要原因。治宜活血化瘀为主。方中丹参、赤芍、当归、牛膝四味为活血化瘀之品，现代药理研究认为此类药既能改善因糖尿病引起的毛细血管基底膜增厚、微血管内皮细胞增生等病变，又能增加血流量，改善微循环障碍，均有不同程度降血糖的作用。在使用活血化瘀药物的同时，根据不同的病因，配合益气、滋阴、温阳等法以灵活应用。如补气药，用党参、黄芪之类，可扶助正气，推动气血运行以增强气血运行之效；如温阳药，用熟附子、肉桂之属，可加强气化，振奋阳气，促使阴津的化生，以充盈血脉。知常达变，方可取得较好的疗效。

七味二术降糖汤

【药物组成】 苍术、葛根各 10 g，白术、太子参各 30 g，茯苓 20 g，砂仁、木香各 6 g。

加减：胸闷心悸者，加石菖蒲 6 g，郁金、丹参各 10 g；腹泻便溏者，加白扁豆 10 g，薏苡仁 30 g，干姜 3 g；口渴甚、舌红苔少者，去木香，加沙参、麦冬各 10 g，天花粉 30 g；下肢麻木、跛行者，加独活、牛膝各 10 g；皮肤瘙痒者，加苦参、地肤子各 10 g。

【适用病症】　2 型糖尿病。

【用药方法】　每天 1 剂，水煎 2 次，分早、晚温服。

【临床疗效】　此方加减治疗 2 型糖尿病 56 例，痊愈（症状消失，空腹血糖降为 6.1 mmol/L 以下）22 例，好转（症状明显改善，空腹血糖下降但未达正常）30 例，无效（症状无改善，空腹血糖无变化）4 例。

【病案举例】　蒋某，女，50 岁。患者因顽固性腹泻 1 年，经检查诊断为 2 型糖尿病。用格列齐特、玉泉丸治疗 2 周，症状无减轻，血糖下降不明显。诊见：大便稀溏（每天 5～6 次），疲软乏力，口渴，纳差，腹胀，舌质淡，苔白厚腻，脉濡细。检查：尿糖（＋＋），空腹血糖 13.1 mmol/L。证属脾虚湿阻。治以健脾益气、化湿升清。方用七味二术降糖汤加味。处方：苍术、葛根、木香各 10 g，白术 20 g，太子参、茯苓各 30 g，砂仁 6 g，薏苡仁 15 g，干姜 3 g，黄连 1.5 g。5 剂。服上药后腹泻停止，疲软乏力等减轻，苔转薄白腻，脉濡细。前方去黄连、干姜，加山药 15 g，连服 15 剂，诸症状消失。复查尿糖阴性，空腹血糖为 5.7 mmol/L。嘱服香砂六君丸善后。

【验方来源】　胡燕，曹扬波. 七味二术降糖汤治疗 2 型糖尿病 [J]. 江西中医药，1999，30（1）：18.

按：糖尿病的发生与饮食不节和情志失调关系密切。饮食不节或情志失调，使脾胃受损，脾失健运，湿邪内生。湿阻中焦，气机不畅则见腹胀、纳呆；脾虚湿阻，气不布津则见口渴；脾主四肢，脾虚精微物质不能达四肢，或由于湿邪困阻，则见乏力；脾虚湿阻，谷气下泄则便稀溏；苔白腻、脉濡细均为脾虚湿阻之征象。治宜健脾化湿为主。七味二术降糖汤方中的苍术、白术为主药健脾化湿；太子参益气健脾养阴；砂仁、木香醒脾行气能津；葛根升清以生津止渴。全方共奏健脾益气、化湿升清之效。治疗糖尿病不必拘泥于忌用或慎用燥湿药之说，只要辨证为脾虚湿阻，即可用燥湿健脾药，如苍术、白术、砂仁、制半夏、石菖蒲之类，用量6～10 g。若阴虚燥热为甚，可在养阴清热药中少佐苍术、砂仁健脾化湿，用量宜小，3～6 g即可，起醒脾防滋腻之效。临证常见部分糖尿病患者因大量或长期使用滋阴清热药，患者口渴虽有改善，但感腹胀纳呆，血糖控制不理想。因苦寒败胃，滋腻碍脾，在运用这类药时，应注意顾护脾胃。临床上可酌情配伍健脾和胃、化湿醒脾之药，往往收效更佳。

三参降糖方

【药物组成】　黄芪、人参（或党参）、山药、天花粉各30 g，玄参、丹参、泽泻各15 g，苍术、山茱萸、枸杞子、五味子各10 g，生（制）大黄6 g。

加减：脾气虚者，重用党参、黄芪；肝旺者，重用枸杞子，加菊花、龙骨、牡蛎；阴虚者，重用山茱萸、玄参；邪热甚者，重用生（制）大黄，或加黄连；湿重者，重用苍术、泽泻；气阴两虚者，加西洋参、天冬、麦冬；血瘀者，重用丹参，加桃仁、水蛭；眼病者，加服石斛夜光丸。

【适用病症】　2型糖尿病。

【用药方法】　每天1剂，水煎服。严格执行糖尿病饮食，并配合用西药格列吡嗪每次10 mg，每天服2次，观察血糖控制满意后减量维持。并发高血压者，可服用卡托普利每次25 mg，每天服2次，按血压情况调整剂量。3个月为1个疗程。

【临床疗效】　此方加减治疗2型糖尿病62例，显效25例，有效33例，无效4例。

【验方来源】 贾素庆. 中西医结合治疗糖尿病 62 例疗效观察 [J]. 江西中医药，1999，30（1）：45.

按：糖尿病属中医学消渴病范畴。糖尿病系因绝对或相对的胰岛素分泌不足所致，主要表现为体内三大代谢（糖、脂肪、蛋白质）的紊乱。中医学认为本病与肝、脾、肾三脏失调有关。故从肝脾肾同治来辨证治疗糖尿病。三参降糖方中取人参或党参、黄芪、山药益气健脾；山茱萸、玄参、枸杞子滋肾平肝；苍术、泽泻燥湿渗湿；丹参、大黄活血化瘀；天花粉、五味子养阴生津泻火。诸药合用起到益气健脾、滋肾平肝、养阴清热、祛湿活血之效。而中医学的益气养阴、健脾补肾，可改善机体的免疫机能，且方中的黄芪、党参、苍术、山药、五味子、泽泻、天花粉均有降血糖、防止肝糖原减少的功能，并对胰岛素有协同作用。其中人参或党参、黄芪、五味子均能增加网状内皮细胞吞噬功能、提高机体免疫力，并具有扩张周围血管和改善心血管功能，对血压起双向调节作用；丹参、大黄具有抑制内源性胆固醇合成作用，能改善微循环、改善血液流变学和局部血流动力学、调节组织修复再生、降低血小板表面活性影响血小板聚集等作用；丹参、泽泻有降三酰甘油之作用；大黄攻下导滞，除减少胃肠道对糖的吸收外，尚有调整脂代谢、降低血清胆固醇的功效。而采用中西医结合治疗糖尿病，使控制病情所需的时间明显缩短，对血脂有明显降低之效，可明显改善糖尿病的临床症状。

健脾降糖汤

【药物组成】 黄芪、天花粉各 30 g，山药、葛根各 20 g，党参、白术、知母、苍术、三七各 10 g，茯苓、泽泻、丹参、枸杞子、山楂各 15 g。

【适用病症】 2 型糖尿病。

【用药方法】 每天 1 剂，水煎 2 次，分早、晚服。2 个月为 1 个疗程。

【临床疗效】 此方治疗 Ⅱ 型糖尿病 32 例，均获得较好的疗效。

【验方来源】 王可平，巴晓初. 健脾降糖汤治 Ⅱ 型糖尿病 32 例临床观察 [J]. 江西中医药，1999，30（3）：20.

按：糖尿病缠绵难愈，病程较长，为慢性消耗性疾病。其病机以阴虚燥热为主，传统上多从上、中、下"三消"分治。但本病发生的根本在于脾虚。痰、热、瘀是糖尿病的主要病理产物。《医贯》云："脾土浇灌四旁，与胃行其津液者也。脾胃既虚，则不能敷布其津液，故渴。"所以饮食失调、七情所伤、劳欲太过，皆能伤脾。脾虚则气血乏源，水湿不化，津液不布，导致湿困于脾，聚而生痰，日久燥化热生，耗伤气阴，气虚失运，血行不畅又成瘀。因此治疗时重在健脾益气。健脾降糖汤方中的黄芪、党参、白术、山药、山楂健脾益气，茯苓、苍术、泽泻除湿化痰，知母、葛根、天花粉、枸杞子养阴清热生津，丹参、三七活血化瘀。现代药理研究证实：黄芪、白术能使小白鼠肝细胞内肝糖原含量明显增加，从而降低血糖；知母、泽泻、山楂、枸杞子具有降糖作用，且泽泻、山楂还有降血脂作用；葛根可增加冠脉血流量，降低胆固醇，抑制血小板聚集；丹参、三七可使空腹血糖、胆固醇及 β-脂蛋白下降，从而防治并发症，降低伤残率。

滋阴润燥活血汤

【药物组成】 黄芪、玄参各 10 ~ 30 g，生地黄、丹参各 15 ~ 30 g，黄精、麦冬、赤芍各 10 ~ 20 g。

加减：口渴甚者，加石膏、天花粉；消谷善饥者，加黄连 6 g；视力下降者，加川芎、当归、白芷、菊花、谷精草、女贞子、决明子等；眼底出血甚或失明者，加大蓟、小蓟、茜草、三七、紫草；腹泻者，去玄参、生地黄，加苍术、白芷、薏苡仁、芡实、诃子。

【适用病症】　2 型糖尿病。

【用药方法】　每天 1 剂，水煎服。

【临床疗效】　此方加减治疗 2 型糖尿病，取得了较好的疗效。

【病案举例】　张某，男，52 岁。患糖尿病 4 年余，一直服用西药降糖药，病情稳定，血糖大多控制在正常范围内。1 个月前自觉小便增多（夜间小便 5 次左右）且黄。诊见：口干易饥，舌质红、苔黄，脉弦数。检查：空腹血糖 12.3 mmol/L。嘱继续服用降糖西药格列齐特，并予中药滋阴润燥活血汤加味：黄芪、生地黄、丹参、天花粉各 20 g，玄参、黄精、葛根各 15 g，麦冬、赤芍各 10 g，黄连 6 g。随症加减服药 20 余剂后，诸症状基本消失，空腹血糖及餐后 2 小时血糖皆控制在正常范围内。

【验方来源】　李拥平. 滋阴润燥活血汤治糖尿病［J］. 江西中医药，1999，30（3）：22.

按：糖尿病基本病机是阴虚为本，燥热为标，久则气阴两伤，脉络阻滞。滋阴润燥活血汤中的黄芪、玄参、黄精、麦冬、葛根益气养阴，生津润燥；丹参、赤芍活血化瘀。药症相符，可获较好的疗效。

降 糖 煎

【药物组成】　僵蚕 135 g，郁金 120 g，沉香 65 g，西洋参、茯苓、黄连、川芎各 150 g，天花粉 350 g，黄芪 750 g，鬼箭羽 300 g，鸡内金 80 g，山茱萸、当归、牡丹皮各 200 g，生地黄 500 g。

【适用病症】　2 型糖尿病。

【用药方法】　将上药混匀粉碎后装入热封型茶叶滤纸袋内，每袋含生药 40 g，根据病情每天煎服 1～4 袋。病情轻度者终止原治疗，中度以上者视病情于 30 天内停用原治疗药物。60 天为 1 个疗程，治疗 1～3 个疗程。

【临床疗效】　此方治疗 2 型糖尿病 1 000 例，治愈（治疗后症状消失或基本消失，尿糖阴性，连续 3 次血糖 < 6.7 mmol/L）467 例，有效（治疗后症状明显改善，血糖 < 8.96 mmol/L 或较治疗前下降 30% 以上，尿糖阴性至 ＋＋）481 例，无效（治疗后症状无明显改善，血糖、尿糖下降未达上述标准）52 例。总有效率 94.8%。

【验方来源】　周潮，李晓哲，张学新，等. 降糖煎治疗 2 型糖尿病及对胰岛素 C 肽的影响 [J]. 山东中医，1997，16（2）：59.

按：2 型糖尿病患者多有情志失调、烦躁易怒等肝失疏泄的症状，降糖煎以平肝降气、滋阴补气活血立法，降肺气可抑肝木，补肺金可生肾水，生肾水可涵肝木、平心火。方中僵蚕、郁金、沉香降肺气平肝郁；西洋参、黄芪补肺气；川芎行气解郁；茯苓、生地黄、山茱萸、天花粉、鬼箭羽、牡丹皮、鸡内金等滋阴健脾活血。全方对缓解糖尿病所引起的症状有明显的疗效。

香附旋覆花汤

【药物组成】　香附 10 g，旋覆花（包）、紫苏子、杏仁、制半夏、陈皮各 12 g，薏苡仁、茯苓各 30 g，乌梅、山楂、天花粉各 20 g。

加减：头晕，目眩，耳鸣甚者，加菊花 12 g，石决明 15 g，枸杞子 30 g；肢麻，头晕者，加夏枯草 20 g，川牛膝、地龙、天麻各 12 g；恶心，呕吐痰涎，脘腹胀闷者，加白术、枳实、竹茹各 12 g；口干不欲饮，心烦，检查血脂、血糖均增高者，加桃仁、红花各 10 g；四肢软弱无力者，加黄芪、山茱萸各 15 g，人参 6 g，山药 30 g；心悸失眠者，加炒酸枣仁、龙骨、牡蛎各 30 g；口干不欲饮兼大便干者，加石膏 20 g，大黄 6 g，葶苈子 12 g；肢体浮肿尿少者，加猪苓 15 g，泽泻 12 g，车前子（包煎）30 g。

【适用病症】　2 型糖尿病。症见有明显糖尿病症状（口渴多饮、多食、多尿而甜、体重减轻），或初病口渴多饮、多食、多尿不显著，或形体肥胖，逐渐消瘦乏力，头昏沉重，困倦嗜睡，烦躁失眠，纳呆口腻，自汗盗汗，肢麻，偏瘫，面色晦暗，视物昏花，舌体肥胖，苔白厚或黄腻，脉弦或滑。检查空腹血糖 > 7.8 mmol/L。或无明显糖尿病症状，但 2 次空腹血糖 > 7.8 mmol/L。

【用药方法】　每天 1 剂，水煎 2 次，共取药液 300 mL，分早、晚服。20 天为 1 个疗程，治疗 3 个疗程。

【临床疗效】　此方加减治疗 2 型糖尿病 60 例，显效（治疗后临床症状基本消失，空腹血糖降至 <7.2 mmol/L，餐后 2 小时血糖 <8.2 mmol/L，血糖、血黏度改善，尿糖阴性）33 例，有效（治疗后临床症状明显改善，空腹血糖 <8.2 mmol/L，餐后 2 小时血糖 <10 mmol/L，尿糖±）18 例，无效（经用本方治疗 3 个疗程后，临床症状无改善，血糖、血黏度、尿糖定量下降均未达到有效标准）9 例。总有效率 85%。

【病案举例】　某男，48 岁。有口渴、多饮、多尿史 2 年，经当地医院检查，空腹血糖 13 mmol/L，尿糖（＋＋＋＋），确诊为糖尿病，曾服用消渴丸、格列齐特治疗。近 1 个月来头晕、心悸加重，伴有烦躁失眠，口苦、口干不欲饮，全身乏力，食欲不振，大便干，小便黄且频。诊见：形体肥胖，舌质红、苔黄腻。检查：血压 16/10 kPa；空腹血糖 13.8 mmol/L，尿糖（＋＋＋）。西医诊断为 2 型糖尿病。中医诊断为消渴。证属痰热郁积，内扰心神。治宜理气解郁，清热化痰。拟香附旋覆花汤加黄连 12 g，石膏 15 g，炒酸枣仁 30 g，当归 20 g，桃仁、红花各 10 g。服 20 剂后，诸症状明显减轻，复查血糖 9.9 mmol/L，尿糖（＋＋）。继服上方 20 剂，诸症状减轻，复查血糖 7.5 mmol/L，尿糖（＋）。再服上方 20 剂，复查血糖 7.0 mmol/L，尿糖（±）。

【验方来源】　张秀云．理气化痰法治疗 2 型糖尿病 60 例 [J]．山东中医，1996，15（6）：255．

按：2 型糖尿病患者，其临床症状特点多见形体肥胖，渴饮多不显著，以痰湿内盛、痰浊中阻、痰热郁积、内扰心神及气虚痰阻为主要表现。此类患者多数兼有脂质代谢紊乱，胆固醇和三酰甘油增高。根据其病理变化，注重以理气化痰为主，并随症加减。香附旋覆花汤具有理气化痰和络之功，方中的旋覆花、紫苏子、制半夏、杏仁、薏苡仁、茯苓分别有降气化痰，利水渗湿，行气健脾之功；香附、陈皮理气解郁；乌梅、山楂敛阴止渴；天花粉止渴化痰。诸药相伍，增强理气化痰和络之功。凡形体肥胖之 2 型糖尿病患者，合并见有痰湿之证者均可使用。

养阴清热降糖方

【药物组成】　黄芪、党参各 25 g，太子参、山药、地骨皮、山茱萸各 30 g，生地黄、麦冬、玉竹、天花粉、葛根各 15 g。

加减：失眠心悸者，加酸枣仁 12 g，茯神 15 g；视物不清者，加女贞子、枸杞子各 15 g；心烦易怒，口干唇燥者，加黄连 5 g，知母 12 g；大便干结者，加火麻仁 15 g；头晕者，加石决明 30 g，天麻 15 g。

【适用病症】　2 型糖尿病。症见口渴多饮、多食易饥、尿频量多或尿甜、形体渐见消瘦，伴见气短懒言、自汗盗汗、五心烦热、心悸失眠、舌红少津、脉细数等证属气阴两虚型者。

【用药方法】　每天 1 剂，水煎服。并控制饮食，同时口服西药降糖药格列吡嗪每次 10 mg，每天 3 次。30 天为 1 个疗程，连续服药 3 个疗程。

【临床疗效】　此方加减治疗 2 型糖尿病证属气阴两虚型 57 例，显效（治疗后症状基本消失，空腹血糖 < 7.2 mmol/L，餐后 2 小时血糖 < 8.3 mmol/L，或血糖较治疗前下降 30% 以上）28 例，有效（治疗后症状明显改善，空腹血糖 < 8.3 mmol/L，餐后 2 小时血糖 < 10.0 mmol/L，或血糖较治疗前下降 10% ~ 30%）24 例，无效（治疗后症状无明显改善，血糖下降未达有效标准）5 例。总有效率 91.23%。

【病案举例】　戴某，男，59 岁。患 2 型糖尿病 6 年，经治疗空腹血糖常波动于 11.6 ~ 13.9 mmol/L 之间。诊见：口渴多尿，多食易饥，形体消瘦，气短懒言，自汗盗汗，五心烦热，心悸失眠，舌红少津，脉细数。检查：空腹血糖 13.5 mmol/L，尿糖（＋＋＋），尿酮（－）。西医诊断为 2 型糖尿病。中医诊断为消渴病。证属气阴两虚型。治以益气养阴，佐以清热。方用养阴清热降糖方。连服 15 剂，同时服格列吡嗪每次 10 mg，每天 3 次，自觉症状明显减轻。续以养阴清热降糖方服用 1 个疗程后，临床症状基本消失。复查空腹血糖 6.1 mmol/L，尿糖（－）。嘱其坚持饮食控制及运动疗法，仍以前方继续服用 2 个疗程。随访 1 年未复发。

【验方来源】　唐桂兰. 中西药结合治疗 2 型糖尿病 57 例临床观察［J］. 江西中医药，2001，32（3）：45.

按：糖尿病的主要病机是阴津亏耗，燥热偏胜，肾亏为本，肺胃燥热为标。病久则气阴两伤，阴阳两虚，从而引发糖尿病诸多症状。治以益气养阴为主，佐以清热。养阴清热降糖方中的黄芪、党参益气补脾；山茱萸益肾气而兼固水道；太子参、山药补益脾阴，益肺固肾；地骨皮、生地黄、麦冬养阴清热，润燥生津；天花粉、玉竹生津止渴；葛根升胃气而生津。诸药合用，具有益气补脾、养阴清热生津之功。现代药理研究亦已证明，黄芪多糖具有双向调节作用，既可保护低血糖，又可对抗实验性高血糖。应用益气养阴药为主，配合适当的降糖西药治疗 2 型糖尿病，可取得较好的疗效，既能较好地控制血糖、尿糖，改善临床症状，又能取得比单纯应用降糖西药更好的疗效。

黄芪玉液汤

【药物组成】 黄芪 40 g，葛根 30 g，山药、丹参各 20 g，麦冬、鸡内金各 15 g，五味子 8 g，天花粉、知母、生地黄各 10 g。

【适用病症】 2 型糖尿病。证属气阴两虚型。

【用药方法】 每天 1 剂，将上药用清水浸泡 1 小时后浓煎取汁 250 mL，温服。4 周为 1 个疗程。并保持原来的饮食控制措施及降糖药物的用量、用法（包括胰岛素及口服降糖药）。

【临床疗效】 此方治疗 2 型糖尿病证属气阴两虚型 45 例，显效（症状基本消失，空腹血糖 <7.2 mmol/L，餐后 2 小时血糖 <8.3 mmol/L，或血糖较治疗前下降 30% 以上）20 例，有效（症状明显改善，空腹血糖 <8.3 mmol/L，餐后 2 小时血糖 <10.0 mmol/L，或血糖较治疗前下降 10% 以上）19 例，无效（症状无改善或血糖下降未达到标准）6 例。总有效率 86.7%。

【验方来源】 陈冬阳，吴志光. 黄芪玉液汤治疗 2 型糖尿病气阴两虚型 45 例 [J]. 吉林中医药，2000，20（5）：23.

按：糖尿病属中医学消渴范畴，气阴两虚是其主要证型。黄芪玉液汤中重用黄芪，取其益气升阳为君，得葛根能升元气；佐以山药、知母、天花粉滋补肾阴；五味子固肾关，使水液不急于下趋；麦冬、生地黄、鸡内金能养阴增液；丹参活血祛瘀祛痰。诸药合用，能使阳升阴应，共奏益气养阴生津、健脾补肾、活血祛瘀之功效。

淫羊藿验方

【药物组成】　淫羊藿 40 g，枸杞子 30 g。

【适用病症】　2 型糖尿病。

【用药方法】　将上药放暖水瓶内，开水浸泡 2 小时，频服代茶饮。第 2 天再用开水浸泡 1 次。2 天 1 剂。用药期间，可逐渐减量或停用降糖药物。对"三多一少"症状明显者，可加服小檗碱每次服 0.2～0.4 g，每天 3 次。同时要适当控制饮食。30 天为 1 个疗程。

【临床疗效】　此方治疗 2 型糖尿病 36 例，皆有较好的疗效。

【病案举例】　黄某，女，66 岁。患 2 型糖尿病 6 年余，尿糖（＋＋至＋＋＋＋），空腹血糖 18 mmol/L，经常服用格列本脲、格列齐特等，初服有效，连用 3～4 个月后几无效果。诊见：口渴、多饮、多食，体形肥胖和轻度高血压，舌质淡红、舌体胖、苔薄黄，脉弦细。证属脾肾两虚，夹湿热内蕴。治宜补虚除湿清热。方用淫羊藿验方，并加服小檗碱每次服 0.4 g，每天 3 次。服用 1 个疗程后"三多"症状消失，尿糖（＋＋），空腹血糖 11 mmol/L。又服 3 个疗程，尿糖、空腹血糖及餐后 2 小时血糖均已正常。

【验方来源】　刘洪禄. 淫羊藿治疗 2 型糖尿病［J］. 中

医，1999，40（11）：645.

按：糖尿病主要是由于素体阴虚，复因情志失调，劳欲过度，致阴虚燥热伤及肺脾肾。初、中期，多见胃热津亏，久则伤脾，不能行其蒸津液、化精微、运气血之功能。中、后期，阴虚燥热及脾气不足，累及肝肾，故见口渴欲饮、消谷善饥、腰酸乏力等气阴两虚之征象。淫羊藿补阴虚而壮阳，现代药理研究淫羊藿有提高 T 细胞比值，舒张周围血管，降压、降血糖的作用，配以滋补肝肾的枸杞子，起到了相得益彰的效果。

番 石 榴 汤

【药物组成】　鲜番石榴（或番石榴干 30 g）60 g，鲜乌梅（或乌梅干 15 g）、鲜玫瑰茄（干玫瑰茄 15 g）、丹参各 30 g。

加减：阴虚火旺型，加天花粉 30 g；气虚痰阻型，加炒白术 10 g，太子参 30 g。

【适用病症】　2 型糖尿病。

【用药方法】　每天 1 剂，用清水 1 000 mL，先浸泡 15 分钟，后文火煎煮取药液 500 mL，代茶空腹饮服。10 天复查 1 次尿糖和空腹血糖，1 个月为 1 个疗程。并控制饮食。

【临床疗效】　此方加减治疗 2 型糖尿病 14 例，显效（空腹血糖降到正常值范围，尿糖阴性，症状改善）6 例，有效（空腹血糖降到正常值范围，尿糖降低，症状改善）7 例，无效（空腹血糖未降低）1 例。见效快者 10 天，慢者 20 天。

【病案举例】　郑某，女，66 岁。因右手无名指红肿疼痛，四肢肢末对称性麻木 1 个月。诊见：神疲乏力，动则易疲，视物模糊，腰酸耳鸣，小便时有混浊，无多饮、多尿、多食的症状及病史，舌淡暗、苔薄白，脉弦细而涩。双膝反射减弱。检查：空腹血糖 10.5 mmol/L，尿糖（＋＋＋＋）。血液流变学检测示：

全血黏度高切变 6.83，纤维蛋白原 7.08 g/L。西医诊断：①2 型糖尿病并发周围神经病变。②高黏滞血症。给予西药降糖药口服，并配合益气生津、固涩柔肝、活血通络的中药，控制饮食，半个月后症状无改善。又用平衡液加复方丹参注射液 10 mL 每天静脉滴注，连用 15 天后效果不佳。后改用番石榴汤。处方：番石榴（鲜）60 g，鲜乌梅、玫瑰茄干各 20 g，丹参 30 g。服药 10 天后复查空腹血糖为 6.4 mmol/L，尿糖阴性。又续服 10天，复查空腹血糖为 4.6 mmol/L，尿糖阴性。为巩固疗效，常年饮之，多次检查空腹血糖均在正常值范围内。

【验方来源】　桂永洪，陈良坚. 番石榴汤治疗 2 型糖尿病14 例［J］. 福建中医药，1999，30（3）：32.

按：糖尿病主要由于燥热偏盛，阴津亏耗，乃至阴虚为本，燥热为标的本虚标实证。而且症状反复，不易控制，日久而致肺脾气虚，帅血无力致血瘀，气阴两虚日久而致阳虚。故糖尿病病程日久则为气血阴阳亏虚，瘀血痰浊内阻。番石榴汤中的番石榴性温、味甘微酸涩，既可起温肾固涩、敛精益源的功效，又有酸甘养阴润燥之力，还能温阳鼓动血脉，改善瘀血症状；乌梅、玫瑰茄酸甘养阴、柔肝益肾、安神养心，更加丹参活血化瘀。全方共奏温肾养阴、固涩敛精、活血化瘀之功。

补肾食疗方

【药物组成】　枸杞子、山药各 30～50 g，芡实、炒黑芝麻、炒核桃肉（后两药打碎后调入）各 20～30 g，乌梅 10～15 g，糯米 25～40 g。

加减：春季，加薏苡仁、赤小豆各 15～30 g；夏季，加绿豆、百合各 15～30 g；秋季，加荸荠 20～30 g，白木耳 10～15 g；冬季，加黑大豆 15～30 g，黑木耳 15 g。

【适用病症】　2型糖尿病。

【用药方法】　上药加水炖食。如餐后有饥饿感，可用上方熬成粥，分3~4次食用。3个月为1个疗程。

【临床疗效】　此方加减治疗2型糖尿病18例，显效（空腹血糖<7.2 mmol/L或下降30%以上）5例，有效（空腹血糖在7.2~8.3 mmol/L或下降10%~29%）11例，无效（空腹血糖无变化或下降低于10%）2例。总有效率88.9%。

【验方来源】　陆金宝. 补肾食疗方治疗老年2型糖尿病18例［J］. 浙江中医，1997，32（1）：30.

按：补肾食疗方以补肾为主，佐以健脾。通过补先天、调后天来纠正脏腑阴阳之偏颇，从而获得效果，并随季节加味，以适应时令。本方对老年2型糖尿病的疗效较为满意，不但能降低血糖，改善临床症状，尤其对善饥、腰酸、尿多、乏力、便秘、目糊的改善较为显著。且色香味具备，无任何副作用，患者乐于接受，能持之以恒。

桑葚汁合胡萝卜粥

【药物组成】　鲜桑葚适量，胡萝卜80 g，粳米60 g。

【适用病症】　2型糖尿病。

【用药方法】　将鲜桑葚绞汁，每次服15 mL左右，每天3次。另将胡萝卜洗净切碎，与粳米一同文火煮粥，每天食用2次。可以适量青菜及肉类佐餐。

【临床疗效】　此方治疗2型糖尿病25例，经1~2个月的治疗，痊愈（症状消失，实验室检查多次正常）8例，好转（主要症状及有关实验检查有改善）14例，无效（症状及实验室检查无变化）3例。总有效率88%。

【病案举例】　唐某，男，58岁。患糖尿病5年，近年自觉症状加重。诊见：尿频量多，且混浊，烦躁多汗，腰膝疲软无力，舌红、少苔，脉虚弦数。检查：空腹血糖 15.7 mmol/L，尿糖（＋＋＋＋）。确诊为 2 型糖尿病。证属脾气虚弱型。治宜滋养肝肾脾胃，佐以益气生津之品。时值春夏之交，嘱其用桑葚汁合胡萝卜粥如法治疗。服药 1 周后，复查血糖 8.3 mmol/L，尿糖（＋）；服药 2 周后，复查血糖 5.4 mmol/L，尿糖阴性。而且口服消渴丸逐渐减量。1 个月后，多饮、多尿症状消失，体重有所增加。

【验方来源】 李艺. 桑葚汁合胡萝卜粥治疗糖尿病 25 例 [J]. 浙江中医，1999，34（3）：102.

按： 糖尿病主要是由禀赋不足，饮食不节，或劳倦过度，或七情内伤或外邪侵袭等因素所致，主要表现为气阴不足，虚热内扰。故治疗应以益气养阴、清热生津为原则。而桑葚与胡萝卜正有益气养阴、清热生津之功效。《食物本草》言桑葚性寒，单食能止消渴；《食物与治病》言胡萝卜有滋阴降火、补脾益气之作用。桑葚汁合胡萝卜粥用于治疗糖尿病有较好的疗效。

降糖活血方

【药物组成】 黄芪、生地黄、玄参、丹参、益母草各 30 g，葛根、苍术、赤芍各 15 g，木香、当归、川芎各 10 g。

加减：口渴甚者，加乌梅 10 g，天花粉 30 g；多食易饥者，加玉竹、熟地黄各 30 g；心慌心跳、胸闷气短者，加党参、麦冬、五味子、石菖蒲、郁金各 10 g；烘热汗出者，加黄芩 10 g，黄连 5 g；夜尿频数者，加枸杞子、川断、益智仁、白果各 10 g；大便稀溏者，加肉豆蔻、诃子、芡实各 10 g，薏苡仁 30 g；大便秘结者，加白芍 30 g，当归加至 15 g 或火麻仁、郁李仁各 10 g；腰膝酸痛者，加川断 10 g，桑寄生 20 g；视物模糊者，加菊花、青葙子、木贼草各 10 g；阳痿者，加鹿角霜 10 g，蜈蚣 3 条。

【适用病症】　2 型糖尿病。症见口干喜饮，多食易饥，乏力，小便频数，或口干不欲饮，肢体刺痛，痛处不移，心区憋闷，下肢麻木而凉，易汗出，舌质暗、舌下静脉怒张，脉细弦。证属气阴两虚、血瘀阻络型。检查：空腹血糖 > 7.8 mmol/L，或餐后 2 小时血糖 > 11.1 mmol/L。

【用药方法】　每天 1 剂，水煎 2 次，分早、晚服；第 3 次煎时加水 2 000 mL，取药液适量待适温时热浴手足。8 周为 1 个疗程。

【临床疗效】　此方加减治疗 2 型糖尿病 63 例，显效（治疗后症状基本消失，空腹血糖 < 7.2 mmol/L，餐后 2 小时血糖 < 8.3 mmol/L，24 小时尿糖定量 < 10 g，或血糖、24 小时尿糖定量较治疗前下降 30% 以上）45 例，有效（治疗后症状明显改善，空腹血糖 < 8.3 mmol/L，餐后 2 小时血糖 < 10.0 mmol/L，24 小时尿糖定量 < 25 g，或血糖、24 小时尿糖定量较治疗前下降 10% 以上）13 例，无效（治疗后症状无明显改善，血糖、尿糖下降未达上述指标）5 例。总有效率 92.06%。

【病案举例】　江某，男，35 岁。患者 1 年前因多饮、多尿、多食、乏力、性功能低下，经检查确诊为 2 型糖尿病。始服格列本脲、苯乙双胍治疗，1 个月后"三多"基本控制，仍有口干，但不欲饮水，性功能低下日渐加甚。目前服用格列喹酮早、晚餐前 30 分钟各 1 次，空腹血糖波动在 13 ~ 17 mmol/L 之间，尿糖（＋＋至＋＋＋）；餐后 2 小时血糖 16 ~ 18.5 mmol/L 之间。诊见：口干不欲饮，手足麻木而凉，性功能极为勉强，易烦躁，腰膝酸痛、乏力，记忆力下降，舌质淡暗、舌下静脉怒张、苔薄白，脉细弦。证属气阴两虚，血瘀阻络。治以益气养阴、活血化瘀。方用降糖活血方加味：黄芪、玄参、丹参、益母草、天花粉、鸡血藤各 30 g，生地黄、熟地黄、苍术、葛根、赤芍、豨莶草各 15 g，当归、川芎、乌梅、川断各 10 g，桑寄生 20 g。14 剂。格列喹酮服法如前。治疗 14 天后自觉身轻力增，口干缓解，手足凉麻明显好转，性功能如前，复查空腹血糖 8.5 mmol/L，餐后 2 小时血糖 11.0 mmol/L，尿糖（±）。格列喹酮减为早餐前服 1 次。前方去乌梅、天花粉，加鹿角霜 10 g，蜈蚣 3 条。继续服 28 剂，性功能较前明显提高，余症状均已控制良好。复查空腹血糖 5.7 mmol/L，餐后 2 小时血糖 7.2 mmol/L，尿糖（－）。继以前方 3 倍量，加蛇床子 20 g，枸杞子、女贞子各 30 g，制水丸，每次服 10 g，每天 3 次餐后服，停服格列喹酮。随访至今，除感冒、劳累后血糖、尿糖略有波动外，遂服用上水丸，待尿糖平稳后，即停服。每月检查 1 次血糖基本控制，未见其他不适。

【验方来源】　薛福玉. 降糖活血方治疗 2 型糖尿病血瘀证 63 例临床观察［J］. 北京中医，1999，18（2）：19.

按：糖尿病气阴两虚和血瘀证为因果关系。因气为血帅，血为气母，气虚则血运无力，而致血液循环不畅，日久成瘀；阴虚则火旺，热灼津液，津血同源，津液被耗则血液随之黏稠而致血流减缓，形成血瘀诸症状。降糖活血方中的黄芪、生地黄、苍术、玄参益气养阴以治其本，气复津生则血运畅行；丹参、葛根、木香、当归、赤芍、川芎、益母草理气活血，祛瘀生新，加速血流以治其标。本方不仅可以消除和改善糖尿病的症状和指标，而且还对血液流变学的异常和因瘀所致的糖尿病合并症有明显的治疗作用。

消渴灵胶囊

【药物组成】　人参、山茱萸、黄芪、麦冬、玉竹、黄精、肉苁蓉、山药、葛根、水蛭各 10 g，熟地黄、丹参各 15 g。

【适用病症】　2 型糖尿病。证属气阴两虚夹瘀证。

【用药方法】　将上药制成胶囊，每粒 0.5 g，每次服 4～6 粒，每天 3 次。4 周为 1 个疗程，治疗 2 个疗程。

【临床疗效】　此方治疗 2 型糖尿病证属气阴两虚夹瘀证 150 例，显效 75 例，有效 59 例，无效 16 例。总有效率 89.3%。

【验方来源】　封银曼，张小平，王军. 消渴灵胶囊治疗 2 型糖尿病气阴两虚夹瘀证的临床研究 [J]. 河南中医，1998，18（6）：354.

按：糖尿病发病由阴虚热盛—气阴两虚—因虚致瘀的病理发展进程，而阴虚是糖尿病发病的关键，血瘀是其并发症发生的重要原因，气阴两虚夹瘀证是本病最常见的证型。治宜益气养阴、活血化瘀为主。消渴灵胶囊组方以益气为主导，养阴为根本，活血化瘀为前提，标本同治，攻补兼施，以达扶正祛邪之功效。方中的人参、熟地黄大补元气，滋补真阴，培元固本，同为君药。黄芪益元气而补肺脾肾，山茱萸、玉竹、麦冬益阴生津，滋肾养胃润肺，此四者辅君药益气生津，气阴并补，同为臣药。黄精、肉苁蓉补肾益精，阴中求阳，少火生气；山药、葛根健脾益气，升津布液；丹参、水蛭活血逐瘀，祛瘀生新，以上六味药共为佐药。全方配伍，以达元气充沛，阴津布达，气血冲和，从而对糖尿病及其并发症有很好的疗效。

糖脂平浓缩液

【药物组成】　黄芪、生地黄、丹参各 30 g，知母 12 g，女贞子、川芎各 15 g，菟丝子、水蛭各 10 g。

【适用病症】　2 型糖尿病。症见口干多饮，倦怠乏力，自汗，盗汗，大便秘结，腰酸腰痛，肢麻肢痛，胸前疼痛，舌暗有瘀斑。证属气阴两虚、肾虚血瘀者。

【用药方法】 每天 1 剂，制成 200 mL 的浓缩液，分早、晚服。并控制饮食，加服降糖药物格列吡嗪。30 天为 1 个疗程，共治疗 3 个疗程。

【临床疗效】 此方治疗 2 型糖尿病 54 例，显效（空腹血糖降至 7.2 mmol/L 或降低 30%，餐后 2 小时血糖降至 8.25 mmol/L 或降低 30%，临床症状消失或明显减轻）8 例，有效（空腹血糖降至 8.25 mmol/L 或降低 10%~29%，餐后 2 小时血糖降至 9.90 mmol/L 或降低 10%~29%，临床症状明显改善）38 例，无效（空腹血糖和餐后 2 小时血糖无变化或降低 10% 以下，临床症状改善不明显或无改善）8 例。总有效率 85.16%。

【验方来源】 胡瑞. 格列吡嗪与糖脂平浓缩液治疗 2 型糖尿病临床观察［J］. 天津中医，1999，16（1）：9.

按： 糖尿病由于素体阴虚，饮食不节，复因情志失调，或劳欲过度所致。其病机特点以阴虚为本，燥热为标。若病迁延日久，可致气阴两伤，甚至表现为肾元虚损之候。而因阴虚燥热，耗津灼液而成瘀血之证。治宜益气养阴、补肾活血。糖脂平浓缩液方中用黄芪、生地黄益气养阴，补肺胃之虚，兼以滋肾；知母益阴清火，防燥热亢盛；女贞子滋补真阴，壮水之主；菟丝子补益肾气，阳中求阴；川芎乃血中气药，可行血活血，使补而不滞；水蛭凉血逐瘀，通经活络，使脉络得通，诸药畅达；丹参活血化瘀。诸药相伍，共奏益气养阴、补肾活血之目的。本方还有一定的降脂作用，促进血液循环，对防治糖尿病微血管并发症有积极意义。

祛瘀降糖饮

【药物组成】 丹参、生地黄、地骨皮、山药各 30 g，赤芍、当归、人参各 10 g，麦冬 20 g，川芎 6 g。

【适用病症】 2 型糖尿病。症见具有糖尿病"三多一少"等主要症状，并有血瘀特征，如胸闷刺痛，眩晕头痛，肢体麻木疼痛，肢端暗红或皮肤瘀斑，舌下静脉紫暗怒张，或舌面有瘀斑瘀点，脉细涩。证属血瘀型者。检查空腹血糖 ≥7.8 mmol/L，餐后 2 小时血糖≥11.1 mmol/L。

【用药方法】 每天 1 剂，水煎 2 次，分早、晚服。1 个月为 1 个疗程。并控制饮食和保持原来的口服降糖药物的用法、用量。

【临床疗效】 此方治疗 2 型糖尿病 62 例，显效（症状基本消失，空腹血糖≤6.39 mmol/L，餐后 2 小时血糖≤7.8 mmol/L，或血糖较治疗前下降 30% 以上） 19 例，有效（症状明显好转，空腹血糖≤7.8 mmol/L，餐后 2 小时血糖≤11.1 mmol/L，或较治疗前下降 20% 以上） 35 例，无效（症状无明显改变，空腹血糖≥11.1 mmol/L，餐后 2 小时血糖≥13.0 mmol/L 或较治疗前下降 10% 以下） 8 例。总有效率 87%。

【病案举例】 李某，男，54 岁。有糖尿病病史 5 年余，近 3 个月自觉时有胸闷，心慌，胸痛，倦怠乏力，口干喜饮，舌暗红、苔薄白、脉细涩。长期口服苯乙双胍、月见草油等，病情反复。检查：空腹血糖 9.8 mmol/L，餐后 2 小时血糖 12.4 mmol/L，尿糖（＋＋），总胆固醇 6.82 mmol/L，三酰甘油 1.83 mmol/L，全血比黏度、血浆比黏度、红细胞压积均高于正常值。心电图示：冠状动脉供血不足，S-T 段略下移。西医诊断：2 型糖尿病，冠心病。中医诊断：消渴（瘀阻心脉，气阴两伤型)。口服苯乙双胍维持原用法、用量不变，中药给予祛瘀降糖饮。服药 1 个月后，诸症状消失。复查空腹血糖 6.35 mmol/L，餐后 2 小时血糖 7.6mmol/L，尿糖阴性，胆固醇 5.62 mmol/L，三酰甘油 1.55 mmol/L，血液流变学指标基本正常，心电图 S-T 段恢复正常。随访 1 年，患者无明显不适。

【验方来源】　周晓曦. 祛瘀降糖饮治疗 2 型糖尿病 62 例临床观察 [J]. 新中医，1998，30（4）：26.

按: 2 型糖尿病的临床辨证常以气阴两虚型为多见，患者长期口服降糖药物效果不佳时，同时给予祛瘀降糖饮治疗，症状明显改善，血糖显著下降，而且血液黏滞度亦明显降低，从而有利于治疗或防治糖尿病及其并发症。祛瘀降糖饮中的丹参、当归、赤芍、川芎活血化瘀，养血润脏；生地黄、山药、人参、麦冬滋阴益气；地骨皮清余热。诸药合用，共奏活血化瘀、滋阴益气、滋润脏腑之功。现代药理研究表明：活血化瘀药物的丹参、赤芍、川芎、当归等具有扩血管，降血脂，改善血液黏滞度，抑制血栓形成等作用；生地黄、地骨皮、人参等有较好的降血糖作用，这些药物与活血化瘀药物配合运用，效果更佳。

降　糖　散

【药物组成】　荔枝核 500 g，丹参、鸡血藤、天花粉、葛根、枸杞子、桑葚、吴茱萸各 250 g。

【适用病症】　2 型糖尿病。症见多饮、多食、多尿，疲乏消瘦，面色黧黑，腰膝酸软，小便频数，病重者小便混浊如膏，脉沉涩。证属气滞血瘀肾虚型者。检查空腹血糖 >7.8 mmol/L，或 24 小时内血糖 >11.1 mmol/L。

【用药方法】　将上药研末，每次 10 g，每天 3 次，餐前 30 分钟冲服。3 个月为 1 个疗程，疗效好可连续服用。服药期间注意饮食控制，定期复查血糖、血脂，肝功能、肾功能。

【临床疗效】 此方治疗 2 型糖尿病 52 例，理想控制（空腹血糖 < 6.1 mmol/L，餐后 2 小时血糖 < 7.2 mmol/L，24 小时尿糖总量 < 5 g，临床症状消失）34 例，较理想控制（空腹血糖 < 7.2 mmol/L，餐后 2 小时血糖 < 8.3 mmol/L，24 小时尿糖总量 < 10 g，症状好转）16 例，一般控制（空腹血糖 < 8.3 mmol/L，餐后 2 小时血糖 10 mmol/L，24 小时尿糖总量 < 15 g，症状无明显改善）2 例。总有效率 98.1%。

【病案举例】 蕲某，女，60 岁。入院治疗。诊见：小便频数、混浊不清，面色灰暗，腰膝酸软无力，舌暗有瘀斑、苔白，脉沉细。检查：空腹血糖 11.5 mmol/L，餐后 2 小时血糖为 20.57 mmol/L，尿糖（＋＋＋），总胆固醇 8.2 mmol/L，三酰甘油 2.6 mmol/L，纤维蛋白酶原 420 ng%。诊断为 2 型糖尿病。给予口服降糖散治疗，1 周后复查空腹血糖为 8.33 mmol/L，尿糖（－），坚持控制饮食。继服 1 个月后，症状消失，空腹血糖降至 6.1 mmol/L 以下，尿糖（－），总胆固醇 4.3 mmol/L，三酰甘油 1.2 mmol/L，纤维蛋白酶原 310 ng%。继服 3 个月，定期复查各项指标均正常。

【验方来源】 孙元波. 理气活血补肾方治疗 2 型糖尿病 52 例 [J]. 北京中医，1999，18（2）：41.

按：中医学认为，糖尿病初期为气阴津亏耗，燥热偏盛；中期为气阴两虚，脉络瘀阻；后期为损耗气阴，终致阴阳失调，痰瘀互阻，而出现各类合并症。降糖散中以荔枝核为主药，其入肝肾经血分，能行血中之气；鸡血藤行气活血而补血；丹参活血祛瘀；天花粉、葛根清热生津止渴；枸杞子、桑葚补肝肾滋阴生津；吴茱萸疏肝温肾。诸药共奏理气活血、滋补肝肾、清热生津、调整阴阳之效。根据张介宾"无论上、中、下消，急宜治肾""以治肾为本，益水之源，以消阴翳；壮水之主，以制阳光"的理论，治疗中除益气养阴、清热生津外，着重采取理气活血补肾之法，对预防糖尿病的并发症起到了很好的作用。

滋肾降糖汤

【药物组成】　黄芪 30 g，生地黄 20 g，黄连、大黄各 6 g，山茱萸、枸杞子、桃仁各 12 g，肉苁蓉、黄精各 15 g，玉米须 10 g。

加减：腰膝酸软甚者，加菟丝子、补骨脂、桑寄生各 12 g；夜尿频多、遗精或白带多者，加金樱子、芡实各 12 g，牡蛎 30 g。

【适用病症】　2 型糖尿病。症见口干多饮，多食善饥，多尿，尤夜尿频多，腰膝酸软，头晕，健忘失眠，手足心灼热，或耳聋耳鸣，性功能低下，遗精，月经不调等，证属肾虚型者。

【用药方法】　每天 1 剂，水煎 2 次，共取药液混合成 300 mL，分早、晚服。一直服西药降糖药者，维持原西药量。2 个月为 1 个疗程。

【临床疗效】　此方加减治疗 2 型糖尿病证属肾虚者 60 例，显效（治疗后症状基本消失，空腹血糖 <7.2 mmol/L，餐后 2 小时血糖 <8.3 mmol/L，或血糖较治疗前下降 30% 以上）20 例，有效（治疗后症状明显改善，空腹血糖 <8.3 mmol/L，餐后 2 小时血糖 <10 mmol/L，或血糖较治疗前下降 10% 以上）28 例，无效（治疗后症状无明显改善，空腹血糖下降不明显，或持续 >8.3 mmol/L）12 例。总有效率 80%。

【验方来源】　周洵如，吴耕玉. 滋肾降糖汤治疗 2 型糖尿病 60 例 [J]. 浙江中医，1999，34（8）：328.

按：对于肾虚型糖尿病，滋肾补肾是治疗大法。方中黄芪、生地黄、枸杞子、山茱萸、肉苁蓉、黄精培补肾气肾精，滋肾固本；黄连、玉米须清胃火，利湿热；桃仁、大黄活血化瘀，能降低血糖、血脂。全方能调节人体阴阳，滋肾固本，降低血糖，提高机体免疫功能。

消 渴 汤

【药物组成】　黄芪 45 g，生地黄 15 g，蚕茧壳、石膏（先煎）各 30 g，山药、山茱萸、苍术、葛根、麦冬、知母、玄参、茯苓各 10 g。

加减：兼有并发症者，可加服五虫方（由蚕蛹、乌梢蛇各 30 g，僵蚕、水蛭、全蝎各 10 g，蜈蚣 2 条等组成，共研末或装入胶囊，每次 10 g，每天 3 次吞服）。

【适用病症】　2 型糖尿病及其并发症（包括心脑血管病、高血压病、周围神经病变、视网膜病变等）。

【用药方法】　每天 1 剂，水煎 2 次，分早、晚服。3 个月为 1 个疗程。

【临床疗效】　此方加减治疗 2 型糖尿病及其并发症 158 例，显效 81 例，有效 58 例，无效 32 例。总有效率 88%。

【验方来源】　李毅. 自拟消渴汤治疗 2 型糖尿病 158 例 [J]. 辽宁中医，2000，27（6）：252.

按：目前我国糖尿病患者呈上升发展趋势，糖尿病慢性及其并发症亦日见增多。中医学认为，本病的基本病机是阴虚燥热、气阴两虚、瘀血阻滞。消渴日久，肾阴暗耗，营血内虚，脉络失养，可见多种并发症。治疗上可从肺、脾、肾论治。消渴汤具有清热生津、益气养阴、润肺健脾滋肾，标本兼顾的作用。而五虫方则有搜剔经络、活血祛瘀之功效。因此用于治疗糖尿病及其并发症，可有较好的疗效。

消渴五虫方

【药物组成】　蚕蛹、僵蚕、蜈蚣、水蛭、全蝎、乌梢蛇按3:2:1:1:1:1比例。

【适用病症】　2型糖尿病及其并发症。

【用药方法】　将上药研末装胶囊。每次服10 g，每天3次，另取蚕茧壳30 g煎汤，送胶囊吞服。3个月为1个疗程，共治疗1~2个疗程。

【临床疗效】　此方治疗2型糖尿病156例，显效（临床症状基本控制，空腹血糖<7.8 mmol/L，餐后2小时血糖<11.1 mmol/L，糖化血红蛋白≤7.5%）81例，有效（临床症状显著减轻，空腹血糖<9.4 mmol/L，餐后2小时血糖<14 mmol/L，糖化血红蛋白<9%）58例，无效（临床症状及血糖、糖化血红蛋白均未达有效标准）17例。总有效率89%。并且其并发症也得到有效的控制。

【验方来源】　李毅.自拟消渴五虫方治疗2型糖尿病156例［J］.上海中医药，1999，（8）：18.

按：糖尿病的病因病机乃三焦之火起于下，火胜则水必竭，竭则燥，热淫津涸，阴亏阳亢；亦有久病入络，瘀阻症候明显，或目无所见，变生雀目或内障，或手足偏废等。因此糖尿病易并发心脑血管病变、高血压病、周围神经病变及眼底病变等。治疗当以活血祛瘀、疏经通络为基本大法。消渴五虫方中取蚕茧壳煮液送服胶囊，取其生津止渴，因其含有铁、氟、锰、锌等元素，治小便过多及糖尿病疗效显著；僵蚕扶正补虚，通经活络，运行血脉；蚕蛹善治消渴，据药理分析，其含有蛹皮几丁质和蚕蛹蛋白，能降低胆固醇；全蝎功能舒筋透骨、蠲痹通络，配合他药有降血糖之效；张锡纯氏认为蜈蚣"走窜之力最速，内而脏腑，外而经络，凡气血凝聚之处，皆能开之。内治肝风萌动，癫痫眩晕，抽掣瘛疭；外治经络中风，口眼歪斜，手足麻木"，并能促进人体新陈代谢，增强体质；水蛭活血祛瘀，疏经通络，"破瘀血而不伤新血，专入血分而不损气分"，并有扩张毛细血管，缓解小动脉痉挛，减低血液黏着力的作用；乌梢蛇能搜风通络，外达皮肤，内通经络，凡疠风顽疾、肢体麻木、筋脉拘挛等症，均用之有效，且有增强免疫力、营养神经细胞功效。全方共奏活血祛瘀、搜剔经络的作用，并有扩张毛细血管，改善微循环，缓解动脉痉挛，减低血液黏度，降低血糖的作用，因此用于治疗糖尿病及其并发症有较好的疗效。

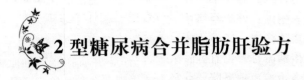

2型糖尿病合并脂肪肝验方

健脾化浊汤

【药物组成】　党参、茯苓、泽泻、海藻、葛根各 15 g，黄芪、山楂各 30 g，苍术、白术、玫瑰花、柴胡各 10 g，丹参 20 g。

加减：偏郁热者，加黄柏 10 g，栀子 12 g；阴虚者，加枸杞子、玉竹各 15 g；气滞者，加合欢皮 10 g，香附 15 g。

【适用病症】　2型糖尿病合并脂肪肝。

【用药方法】　每天 1 剂，加水文火浓煎 2 次，混合后共取药液 300 mL，分早、中、晚温服。按常规控制饮食，并发冠心病、高血压者加服硝苯地平每次 10 mg，每天 3 次。1 个月为 1 个疗程，连续治疗 2 个疗程。

【临床疗效】　此方加减治疗 2 型糖尿病合并脂肪肝 38 例，显效（症状消失，空腹及餐后2 小时血糖正常或较治疗前下降 50% 以上，B 超复查肝脏回声正常，轮廓清晰，血脂及肝功能均正常）17 例，有效（症状基本消失或明显减轻，空腹及餐后 2 小时血糖下降 30% ~ 50%，但仍高于正常，B 超复查肝脏回声基本正常，血管欠清晰，血脂及肝功能仍有轻度异常）18 例，无效（治疗前后症状及各项检查结果均无明显变化）3 例。总有效率 92.11%。

【验方来源】　雷福云. 健脾化浊法治疗 2 型糖尿病合并脂肪肝 38 例 [J]. 湖北中医，2001，23（6）：18.

按：2型糖尿病合并脂肪肝属临床常见病。以体形肥胖，乏力腹胀，口干便溏，舌质紫暗边有齿痕、苔腻，脉弦为特征。本病以脾虚、痰湿、瘀滞为主要发病机制，其中以脾虚失运为本，痰湿、瘀滞为标。治宜健脾启中、祛浊扬清，使痰湿、瘀血得以化解，方可使血糖下降、脂肪肝消除。健脾化浊汤方中的黄芪、党参、茯苓、白术健脾益气，启动中枢，改善脾虚症状，降血糖，防止肝脏脂肪浸润，增强机体免疫功能；苍术、泽泻渗利湿浊，既降血糖，又化解肝脏脂肪；丹参、山楂活血通经，抑制血小板凝聚，改善微循环；玫瑰花、海藻利气祛痰，化瘀消肿，降脂提神；葛根升发脾胃清阳，可增强降脂功能；柴胡疏肝调经，理脾助运而畅气机，可活化肝脏功能。诸药合用，共奏益气健脾、助运化浊之功，故而取效满意。

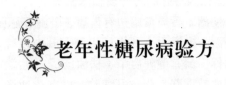

老年性糖尿病验方

芪桃桑杖汤

【药物组成】　黄芪 30 g，山药、葛根、虎杖、桃仁、天冬、玄参、生地黄、牡丹皮各 15 g，山茱萸、五味子、桑叶各 10 g。

加减：若燥热偏盛便秘者，加黄连、大黄、玄明粉（冲服）；若气虚甚者，加重黄芪、山药，另加西洋参炖兑服；若脾虚者，加白术、黄精；若肾阳虚者，加肉桂、熟附子，或加服金匮肾气丸；尿多者，加乌梅、桑螵蛸、金樱子；兼有高血压者，加石决明、天麻、钩藤、白芍；有冠心病者，加丹参、瓜蒌等；若并发痈疽者，加紫花地丁、蒲公英、金银花等清热解毒之品；若并发周围神经炎、下肢冷麻者，加川牛膝、桂枝、细辛；下肢疼痛者，加延胡索、制乳香、制没药、水蛭、蜈蚣以活血祛瘀、止痛等。

【适用病症】　老年性糖尿病。

【用药方法】　每天 1 剂，水煎服。

【临床疗效】　此方加减治疗老年性糖尿病有较好的疗效。

【病案举例】　王某，男，69 岁。以头晕、乏力，时有神志欠清而入院。诊见：口渴多饮，多食，多尿，气短头晕，双下肢远端冷麻，大腿内侧皮肤灼热刺痛，不能行走，舌淡红、边有瘀点、苔薄白，脉弦细。检查：血压 26/12 kPa；空腹血糖 15.2 mmol/L，尿糖（＋＋＋）。诊断为糖尿病并发周围神经炎。

证属燥热内蕴，气阴两虚，瘀阻络脉。治拟益气养阴、活血祛瘀。投芪桃桑杖汤加石决明、天麻、钩藤、白芍、丹参等，同时配合西药治疗。服药 5 天后，血压、血糖基本稳定，症状减轻。再以基本方加丹参、赤芍、水蛭、桑枝，同时加服金匮肾气丸。治疗 1 周，诸症状明显缓解出院，带药续服半个月，以巩固疗效。随访半年，血糖、血压正常，双下肢麻木疼痛等并发症未再发作。

【验方来源】 李新钟. 老年性糖尿病辨治体会 ［J］. 浙江中医，1999，34（7）：305.

按：糖尿病主要是由于素体阴虚，复因饮食不节，或情志失调、劳欲过度而致。其病机主要是燥热偏盛，阴津亏耗，而以阴虚为本，燥热为标，两者往往互为因果，燥热甚则阴愈虚，阴愈虚则燥热愈甚。病迁延日久，阴损及阳，可见气阴两伤或阴阳俱虚，甚则出现肾阳虚衰的表现。但由于脏腑功能逐渐衰退，正气渐弱，阴阳维系脆弱，加之调养失宜，则更易发生本病。因此老年性糖尿病患者，一方面因脾肾阴虚，燥热内蕴，津亏液少，导致血黏度增加和微循环障碍，滞涩难行，以致阴虚血瘀；另一方面由于正气虚弱，无力鼓动，血行不畅，而致气滞血瘀。病延日久，阴损及阳，导致肾阳虚衰，亦有初起即兼见气虚或阳虚，阴寒内盛，寒性凝滞，亦可导致血瘀。因此，**肾阴虚与瘀血阻滞是老年性糖尿病的病理特点。治疗当以益气养阴、滋补肝肾治其本，活血通络、兼以降糖治其标。**芪桃桑杖汤方中的黄芪、山药有健脾益气，壮固下元之功；桃仁、牡丹皮有凉血活血化瘀之效；生地黄、玄参、天冬清热养阴，润肺滋肾；山茱萸、五味子益气生津，补肾养心，且有收敛固涩作用；桑叶、葛根、虎杖既有清热疏风作用，又能降血、尿糖，葛根还能增加脑动脉、冠状动脉血流量。全方共奏益气养阴、健脾固肾、活血化瘀之效，并具有降低血糖的作用。根据辨证施治，灵活加减运用，可收明显的疗效。

健脾益肾方

【药物组成】 黄芪 30 ~ 60 g，山药、山茱萸、补骨脂、丹参、鸡内金各 9 g，生地黄、枸杞子各 9 ~ 15 g，女贞子 12 ~ 15 g，葛根 15 g，甘草 6 g。

加减：兼血瘀者，可选加红花、桃仁、川芎、泽兰、刘寄奴，重者可以虫类药物活血通络，如选水蛭之类；若脾虚不能运化，肾虚不能蒸腾，则产生痰湿饮邪，兼见眩晕、泛恶、纳呆、胸闷、喘满、水肿等症状，常加用清化痰湿、降气除饮、利水消肿的药物，可选用苍术、佩兰、荷叶、黄连、天麻、桑白皮、葶苈子、冬葵子、茯苓、猪苓、冬瓜皮等；伴有畏寒者，加肉桂；肢体麻木疼痛者，加桃仁、红花、苏木、水蛭；泄泻者，加苍术、薏苡仁、罂粟壳等；大便秘结者，加大黄、当归；视物昏花者，加菊花、石斛、白芍；皮肤瘙痒者，加红花、白鲜皮、地肤子；疮疖痈肿者，加金银花、忍冬藤、蒲公英、紫花地丁、马齿苋等；呕恶不欲食者，加黄连、佩兰、陈皮。

【适用病症】 老年性糖尿病。

【用药方法】 每天 1 剂，水煎服。

【临床疗效】 此方加减治疗老年性糖尿病，取得了良好的临床效果。

【病案举例】 李某，男，72 岁。1 年前检查身体时发现空腹血糖 11.1 mmol/L，尿糖（＋＋至＋＋＋），曾口服消渴丸等药物治疗，病情不稳定。诊见：神疲懒言，倦怠乏力，腰膝酸软，多汗，夜尿频，偶有口渴，体态肥胖，面色略暗，舌体胖大、边有齿痕质略暗、苔白稍腻，脉沉。检查：空腹血糖 12.4 mmol/L，尿糖（＋＋），血肌酐、尿素氮均正常，胆固醇

6.8 mmol/L，三酰甘油 2.3 mmol/L；血压 20/12.7 kPa。西医诊断为 2 型糖尿病。中医诊断为消渴。证属脾肾双亏。治宜健脾益肾，兼以活血化瘀。处方：黄芪 30 g，山药、山茱萸、补骨脂、玄参、丹参、佩兰各 9 g，女贞子、葛根、苍术各 15 g，鸡内金 12 g，甘草 6 g。服 15 剂后复诊：诸症状明显减轻。上方去佩兰，加水蛭 3 g。继服 15 剂后三诊：复查血糖 8.1 mmol/L，尿糖（+），诸症状大减。仍继续服上方，每服 3 剂，停服 1 天，以巩固疗效。

【验方来源】 张洪，崔德芝，魏之玉. 程益春教授健脾益肾法治疗老年糖尿病经验［J］. 河北中医，1999，21（6）：358.

按：老年糖尿病临床表现有以下特点："三多一少"症状不典型，而常出现饮食无味、神疲倦怠、腰膝酸软、四肢乏力等脾肾双亏的症状，尤以脾气虚表现为主，而且病程较长，发病隐匿。由于老年人各脏腑功能减退，肾元必亏，精气不足，因此老年糖尿病以本虚为基础。治宜补益脾肾为主，兼顾虚实标本，轻重缓急。健脾益肾方中的黄芪甘温，补气生阳；山药甘平，补脾益肺肾。两药配伍，脾之气阴双补，肺脾肾三脏得益，又得葛根助脾升清阳之力，输津灌布全身，脾得健运则气血充足，运化通畅，四肢百骸、五脏六腑得养。生地黄、山茱萸、枸杞子、女贞子、补骨脂均为补肾药物，合用有滋阴养血、涩精固肾、益元气、补真精、固肾气等作用，达到了阴阳双补的目的；丹参活血以通行血脉；鸡内金运脾健胃固精除积滞。全方共奏健脾益肾、补气涩精之功，以达到脏腑得健、阴阳平衡、气血通畅、消渴自止的目的。

健脾补肾化瘀方

【药物组成】 黄芪、山药各 45 g，苍术、玄参、牡丹皮、五味子各 10 g，生地黄 30 g，山茱萸、茯苓各 15 g，枸杞子、地骨皮、丹参各 20 g。

加减：燥热偏盛者，加石膏、天花粉各 30 g，葛根、全瓜蒌各 15 g，川芎 10 g，太子参 20 g；视物模糊者，加石斛 30 g，谷精草、菊花各 15 g；肢麻疼痛者，加全蝎、川芎、赤芍各 10 g；痈疽者，加蒲公英 20 g，金银花、菊花、紫花地丁各 15 g；偏阳虚者，加熟附子 6 g，淫羊藿 15 g；偏阴虚者，加炙龟板、何首乌各 15 g。

【适用病症】 老年性糖尿病。症见口干，口渴，喜饮，尿频、量多，以夜尿多尤甚，小便混浊如脂膏，腰膝酸软，气短神疲，虚胖无力或日渐消瘦等正气虚弱之象，舌质暗红或有瘀斑，苔薄白或少苔，脉沉细。证属脾肾亏虚、瘀血阻络型者。

【用药方法】 每天 1 剂，水煎服。

【临床疗效】 此方加减治疗老年性糖尿病 30 例，显效（临床症状消失，空腹血糖降至 6.0 mmol/L 以下，尿糖阴性，病情稳定 1 年以上）16 例，有效（临床症状有明显改善，空腹血糖下降 50% 以上，血糖在 6.0 ~ 8.2 mmol/L 之间，尿糖阴性或阳性）12 例，无效（临床症状好转不明显，空腹血糖下降不足 50%，尿糖 + + 至 + + +）2 例。总有效率 93.3%。

【病案举例】 姚某，男，70 岁。诊见：口干、口渴，喜饮，尿频、量多、混浊如脂膏，头晕神疲，气短无力，腰膝酸软，伴四肢麻木，舌暗红边有瘀斑、少苔，脉沉细。检查：空腹血糖 15.8 mmol/L，尿糖（+ + +）。证属脾肾亏虚，瘀血阻络。治宜健脾补肾、活血化瘀。投以健脾补肾化瘀方加全蝎、川芎各

10 g。服药 10 剂后自觉症状明显减轻，空腹血糖降至 8.2 mmol/L，尿糖（＋＋）。连服 1 个月后，诸症状消失，血糖正常。后以基本方巩固疗效。随访 1 年未复发。

【验方来源】 罗宏. 从脾肾论治老年糖尿病 30 例 [J]. 河北中医，1999，21（6）：351.

按：老年人脏腑功能衰退是老年糖尿病发病的主要因素。由于老年人正气渐弱，复因饮食不节，或情志失调、劳欲过度则发为消渴。老年糖尿病以脾肾为本。脾虚则津液不能上输而见口干、口渴、喜饮；脾虚散精无权，水谷精微不布全身，故见消瘦、四肢倦怠无力；肾虚封藏失职，开阖失司，致精液下汇，故见尿频、量多，小便混浊如脂膏；肾虚腰府失养，则见腰膝酸软。且久病必瘀。《血证论·发渴篇》云："瘀血发渴者，以津液之生，其根出于肾水……有瘀血，则气为血阻，不得上升，水津因不能随气上布，是以发渴。"因此，瘀血阻滞既是老年生理功能衰退的表现，又是肾虚导致的病理变化。由此可见，脾肾亏虚是老年糖尿病的主要病因病机，为病之本，而瘀血阻滞是其主要标证。根据老年糖尿病的特点，从脾肾论治，故选择健脾补肾、活血化瘀之法治疗。健脾补肾化瘀方中重用黄芪补中益气而止渴，山药益脾阴固肾精，补脾之力尤著，两者配伍，气阴兼顾，脾气健旺，下元固壮。苍术燥湿健脾，有敛脾、治精不禁、小便漏浊不止之功；玄参能壮肾水以制浮游之火，为滋阴降火之要药，能制苍术辛燥之性，又能健脾而滋阴。此两药一阴一阳，一脾一肾，相互促进，共达降血糖之效。山茱萸补益肾精，为平补阴阳之要药；生地黄既能养阴生津，又可清热凉血；牡丹皮清热凉血而化瘀；茯苓健脾利湿；五味子益气生津，补肾固涩，是治疗老年糖尿病之要药；枸杞子滋补肝肾；地骨皮泻肾经浮火而止烦渴；丹参活血化瘀，使血行瘀去，以助肾复其功能。诸药合用，脾肾互济，阴阳并调，清热凉血，化瘀行血，达到标本同治的目的。

芪术二参二山汤

【药物组成】 黄芪、山药各 50 g，苍术、桑螵蛸、玄参、五味子、山茱萸各 20 g，生地黄、益母草、牡丹皮各 25 g，丹参 30 g，泽兰 15 g。

加减：燥热偏盛者，加石膏 30 g，黄连 15 g；胸痹者，加桃仁、红花、柴胡、桔梗各 15 g；视物模糊者，加石斛 30 g，菊花、谷精草各 15 g，枸杞子 20 g；眩晕者，加钩藤 35 g，石决明 25 g，天麻、牛膝各 15 g，杜仲 20 g；肢麻疼痛者，加全蝎、水蛭各 10 g；痈疽者，加蒲公英、紫花地丁、金银花各 30 g；偏阳虚者，酌加制附子、肉桂等。

【适用病症】 老年性糖尿病。症见口干口渴欲饮，尿频量多，以夜尿多尤甚，小便浑浊如脂膏，腰膝酸软，气短神疲，乏力，或日渐消瘦等。证属脾肾亏虚、瘀血阻络型者。

【用药方法】 每天 1 剂，水煎服。

【临床疗效】 此方加减治疗老年性糖尿病，可取得满意的疗效。

【病案举例】 王某，男，68 岁。患者 3 年前出现尿频量多，混浊如脂膏，口干渴而多饮，腰膝酸软，倦怠乏力。曾用中西药治疗，病情时轻时重。近 2 个月上述症状加重。诊见：四肢末梢麻木疼痛，舌红、少苔、有瘀斑，脉细数。检查：空腹血糖 16.8 mmol/L，尿糖（＋＋＋＋）。诊断为糖尿病。证属脾肾亏虚，兼瘀血阻络。治以健脾补肾、活血化瘀。用基本方加水蛭 10 g。服药 20 剂后，自觉症状明显减轻。复查空腹血糖 10.1 mmol/L，尿糖（＋＋）。守方连服 30 剂后，诸症状消失，血糖、尿糖正常。随访 1 年病情未复发。

【验方来源】 郑庆瑞. 健脾补肾活血化瘀法治疗老年性糖尿病〔J〕. 新中医，1996，28（4）：58.

按： 老年性糖尿病是由于脏腑功能衰退，正气渐弱，阴阳失调，复因饮食不节，或情志失调、劳欲过度，而发为本病。病变可涉及肺、胃、脾、肾等多个脏腑，而脾肾亏虚是其发病的主要病机。由于脾肾亏虚，正气虚弱，气不帅血，血行不畅，又可致血瘀阻络。其临床表现往往"三多一少"症状不十分典型，多表现为口干口渴欲饮，尿频量多，以夜尿多尤甚，小便浑浊如脂膏，腰膝酸软，气短神疲，乏力，或日渐消瘦等。治宜健脾补肾治其本，活血化瘀治其标。芪术二参二山汤方中的黄芪甘温，补中益气而止渴；山药甘平，益脾阴固肾精，补脾之力尤著。两药配伍，气阴兼顾，健脾益气生津，补肾固精止遗，使脾气健旺，下元固壮。苍术辛苦温，燥湿健脾；玄参甘苦咸、微寒，能壮肾水以制浮游之火，具有清上彻下之功，为滋阴降火，清燥除烦之要药，与苍术相伍，既能制其辛燥，又能健脾而滋阴。以上两药对为中医名家施今墨先生的经验，一阴一阳，一脾一肾，苍术、玄参能降血糖，黄芪、山药益气健脾。五味子酸甘温，具有益气生津，补肾益心，收敛固涩之效；山茱萸甘酸温，桑螵蛸甘咸涩平，二药补肾、益精、固涩，使肾之精气气化有权，固涩有司，山茱萸即补肝肾之阴，又能温补肾阳，为平补阴阳之要药；生地黄甘苦寒，既能养阴生津，又可清热凉血；牡丹皮苦辛微寒，清热凉血而化瘀；丹参苦寒，泽兰辛微苦温，益母草辛苦微寒，三药功能活血化瘀，使血行瘀去，泽兰、益母草尚能利尿退肿，对老年性糖尿病合并肾病水肿者尤为适宜。诸药合用，脾肾互济，气阳兼顾，同时又清热凉血、化瘀行血，达到标本同治。

化瘀补肾汤

【药物组成】 黄芪、丹参各 30 g，当归、红花、川芎、赤芍、天花粉各 15 g。

加减：若为肾阴亏损者，同服六味地黄丸；阴阳两虚者，同服金匮肾气丸；肾阴阳两虚伴肥胖者，加藿香、佩兰各 20 g，炒苍术、炒白术各 15 g。

【适用病症】 中老年 2 型糖尿病。

【用药方法】 每天 1 剂，水煎服。连用 2 个月。

【临床疗效】 此方加减治疗中老年糖尿病 80 例，痊愈（全身症状消失，血糖、尿糖、血液流变学正常）7 例，显效（症状明显减轻，血糖 <7.8 mmol/L，尿糖＋至＋＋，血液流变学轻度异常）31 例，有效（症状减轻，血糖 7.8～10 mmol/L，尿糖＋＋至＋＋＋，血液流变学中度异常）28 例，无效（症状、血糖、血液流变学无改善）14 例。

【病案举例】 张某，女，61 岁。患糖尿病 6 年。诊见：口干而渴，小便频数、混浊，大便溏，腰酸肢软，胸闷气短，动则气促更甚，双下肢轻度浮肿，舌质淡紫暗、苔薄白，脉沉细无力。检查：血糖 14.8 mmol/L，尿糖（＋＋＋＋）；血液流变学示：血小板凝聚倾向，红细胞变形能力差；心电图示：心肌呈缺血型改变。西医诊断为 2 型糖尿病。中医诊断为消渴。证属阴阳两虚型。方用化瘀补肾汤加减：当归、川芎、赤芍、桑螵蛸各 15 g，天花粉 12 g，益母草 30 g。同服金匮肾气丸每次 8 粒，每天 2 次。静脉滴注复方丹参注射液 30 mL、黄芪注射液 30 mL，每天 1 次。治疗 10 天后复查血糖 8.8 mmol/L，尿糖（＋＋），血液流变学轻度异常。心电图示：心肌供血不足。临床症状基本消失出院。嘱其出院后继服本方加益母草 30 g，桑螵蛸 15 g。

每天 1 剂。并配合服金匮肾气丸。2 个月后复查：血糖、尿糖，血液流变学，心电图均正常。

【验方来源】 石高举，陶黛芸，王延宾. 化瘀补肾法治疗中老年糖尿病 80 例 [J]. 吉林中医药，2000，20（4）：29.

按： 糖尿病多为阴虚肺燥，胃火炽盛，肾阴阳两虚。病变虽累及肺、脾、肾，而中老年糖尿病则以肾虚为关键。肾为水火之脏，肾水不足无以滋济肺、胃之燥，肾阳虚无以温水而布津。故以六味地黄丸滋补肾水、金匮肾气丸培补肾气，使肾水渐旺，肾气振奋，以达治本之目的。中老年糖尿病以肾虚为本，燥热为标，燥热甚，阴愈虚，而阴愈虚，燥热愈甚，病程日久，血脉失于疏通必成瘀。阴虚燥热、阳虚寒凝均是消渴血瘀的重要原因，血瘀又是消渴的重要病机之一。化瘀补肾汤方中的黄芪益气，有助于活血行血通脉；天花粉生津止渴；当归、丹参、川芎、赤芍活血化瘀。全方益气化瘀生津，可促进胰岛素的分泌和抑制胰高血糖素的分泌，从而改善临床症状，降低血糖。

甘 露 饮

【药物组成】 太子参、黄芪、生地黄、熟地黄、山药、丹参、葛根、枸杞子各 30 g，山茱萸、淫羊藿、菟丝子、当归各 15 g，炙甘草 6 g。

加减：舌红、脉细数者，加麦冬、玉竹、知母、黄柏；形寒肢冷、舌淡、脉弱者，加桂枝、熟附子、鹿角胶；肢麻、舌紫、脉沉者，加桃仁、红花、水蛭。

【适用病症】 老年 2 型糖尿病。

【用药方法】 每天 1 剂，水煎取药液 300 mL，分早、晚服。4 周为 1 个疗程。

【临床疗效】 此方加减治疗老年性糖尿病 40 例，显效

（临床主要症状及并发症消失，空腹血糖 <6.66 mmol/L，餐后2 小时血糖 <8.3 mmol/L，尿糖阴性）10 例，有效（临床主要症状及并发症明显改善，空腹血糖 <8.3 mmol/L，餐后2 小时血糖 < 10.0 mmol/L，尿糖阴性）24 例，无效（临床症状无明显改善，血糖、尿糖下降未达到有效标准）6 例。总有效率85％。

【验方来源】　顾小侠．"甘露饮"治疗老年性糖尿病（2型）40 例［J］．江苏中医，1999，20（2）：10.

按：老年性糖尿病的主要病机为脾肾两虚、瘀血阻滞、阴虚内热。甘露饮方中的太子参、黄芪、山药补脾生津；生地黄、熟地黄、山茱萸、淫羊藿、菟丝子、枸杞子滋肾补阳；丹参、当归活血化瘀；葛根滋阴清火；炙甘草调和诸药。全方共奏益脾补肾、活血养阴之功，故收良效。

三黄地龙汤

【药物组成】　制大黄、泽兰、黄芩、地龙各 10 g，黄连3 g，血竭（研末冲服）1 g，桑白皮、桑寄生各 15 g。

加减：渴重者，加沙参、天花粉；饥重者，加生地黄；尿多者，加桑螵蛸；聚湿水肿者，加茯苓、泽泻、党参；气滞血瘀肝脏肿大者，加桃仁、炙鳖甲、丹参；血脂过高者，加葛根、山楂、何首乌；心悸失眠者，加酸枣仁、阿胶；视力减退、眼底出血者，加夜明砂、谷精草、枸杞子、女贞子、旱莲草、太子参；冠心病者，加瓜蒌、薤白、法半夏；高血压者，加杜仲、牛膝、石决明；血糖不降者，加苍术、玄参；尿糖不降者，加黄芪、草□；气短、纳差、便溏者，加白术、葛根、木香；大便燥结者，加玄参。

【适用病症】　老年2 型糖尿病。

【用药方法】　每天 1 剂，水煎 2 次，分早、晚服。

【临床疗效】 此方加减治疗老年 2 型糖尿病 134 例，显效 72 例，有效 48 例，无效 14 例。总有效率 89.6%。

【验方来源】 陈丽，陈鹏，信建军. 三黄地龙汤治疗老年 2 型糖尿病 134 例［J］. 河北中医，2000，22（4）：267.

按： 老年 2 型糖尿病主要发病机制为素体阴虚，饮食不节，过食肥甘，复因情志失调，劳欲过度，导致肾阴虚损，肺胃燥热。病位在肺、胃、肾，但以肾为关键。阴虚燥热为主要病机，但亦有气阴两伤、阴阳俱虚，并常致血瘀。临证可分为"三消"辨治，立足于肾。上消初起宜清肺泻火，久则阴气受损，治宜滋阴润燥；中消初起宜清胃泻火，久则火去脾伤，治宜养脾益气；下消初起宜滋阴清热，久则热耗其元、阴损及阳，治宜阴阳并补。"三消"之病多涉及肾。治肾之法，阴虚火旺者，取重剂滋水清热；病久阴损及阳者，以壮水益气；命门火衰者，以壮水升火；虚火浮游者，宜引火归元。同时注意生活调理，以提高疗效。在用药辨证加减上应本着平稳进补、缓慢祛邪的原则，切忌伤阴损阳而耗伤气血，宜护本为主，善调阴阳，攻邪而不伤正；注意滋肾养阴而佐以清热泄浊，阴阳双补而佐以通腑化瘀。三黄地龙汤中的制大黄可通腑降浊；黄连、黄芩、桑白皮清泄肺胃；泽兰、血竭、地龙活血通络；桑寄生固本益肾。本方药味虽少，但配伍精当，药证相符，效果显著。

补肾益气活血汤

【药物组成】 熟地黄、黄精各 25 g，山萸萸、山药各 15 g，泽泻、桃仁、甘草各 10 g，茯苓、牡丹皮、人参各 12 g，大黄、桂枝、制附子各 7.5 g。

加减：若口渴者，加天花粉、知母；阴虚甚者，加天冬、麦冬、玄参；渴甚者，加石膏、石斛；肝肾阴虚者，加女贞子，改熟地黄为生地黄；燥热甚苔黄者，去制附子。

【适用病症】　　老年糖尿病证属肾虚型者。

【用药方法】　　每天 1 剂，水煎服。60 天为 1 个疗程。

【临床疗效】　　此方加减治疗老年糖尿病 32 例，显效（空腹血糖 < 6.6 mmol/L，24 小时尿糖 < 5 g，症状基本消失）22 例，好转（空腹血糖 < 7.8 mmol/L，尿糖 24 小时 < 10 g，症状明显好转，病情较重者的血糖、尿糖绝对值下降 50% 以上）7 例，无效（检查达不到上述标准）3 例。总有效率 90.62%。

【验方来源】　　孙志东，张萍，郭力. 补肾益气活血法治疗老年糖尿病的临床观察［J］. 黑龙江中医药，1999，（3）：13.

按：糖尿病与肾的关系密切。若辨证为肾虚型，临床表现多见有多尿、耳鸣、腰痛、性功能低下等肾虚症状，并兼见肢麻、肢痛、舌质暗红、脉细涩等血瘀症候。治疗上除重视降糖、降脂以及补肾固本平衡阴阳外，配合活血化瘀的治疗，既能补肾治本，又能活血通络，共奏补肾化瘀之效。补肾益气活血汤重在补肾益气、活血化瘀，方中的熟地黄、山茱萸、山药补肾阴，滋化源；泽泻、茯苓、牡丹皮泄肾浊。此两组药物共奏扶正祛邪之效。桃仁、大黄、桂枝活血行瘀；人参、甘草、黄精益气养阴；制附子温肾阳、运脾阳、助心阳。此三组药合用以奏推血运行，敷布周身之功。

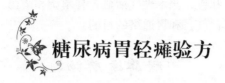

糖尿病胃轻瘫验方

益气养阴活血方

【药物组成】 太子参、石斛、炙黄芪、山药、谷芽、麦芽、枳实各 15 g，砂仁 3 g，炒白术、莪术各 10 g，甘草 6 g。

【适用病症】 糖尿病胃轻瘫。

【用药方法】 每天 1 剂，浓煎为 100 mL，分早、晚餐前 30 分钟服。15 天为 1 个疗程。所有病例都要求有效控制血糖，如口服降糖药或注射胰岛素。

【临床疗效】 此方治疗糖尿病胃轻瘫 32 例，显效 29 例，有效 2 例，无效 1 例。总有效率 96.9%。

【验方来源】 王小超，冯栋年，陈世敬. 益气养阴活血法治疗糖尿病胃轻瘫 32 例［J］. 江苏中医，2000，21（10）：30.

按：糖尿病胃轻瘫是糖尿病患者的常见并发症，多见于一些病程较长的糖尿病患者，常伴有程度不同的消化系统症状，可引起厌食、恶心呕吐、早饱、嗳气、腹胀等症状，并导致不可预测的血糖波动，早期及时治疗可改善患者症状及预后。许多学者认为上述症状是糖尿病自主神经病变的表现。中医学将糖尿病归属为消渴病范畴，病机关键在于阴虚，日久则气阴两亏。气虚运血无力，阴虚血行艰涩，血液运行不畅则瘀阻脉络。所以糖尿病所致胃轻瘫与一般消化不良不同，其本在于气阴两虚，其标在于气滞血瘀。而益气养阴活血方以炙黄芪、太子参、炒白术、山药益气健脾，炒太子参、石斛滋养胃阴，谷芽、麦芽益气助运，砂仁、枳实理气和胃，莪术理气活血，甘草调和诸药。本方标本兼治，共奏养阴益气、和胃通络的目的。

醒脾运脾汤

【药物组成】　佩兰、苍术、木瓜、党参、白术、茯苓、陈皮各 10 g，甘草、砂仁各 6 g，焦三仙（炒谷芽、炒麦芽、炒山楂）30 g。

加减：食滞者，加莱菔子、鸡内金各 10 g，槟榔 6 g，以消食化滞；气滞者，加木香 6 g，香附、佛手各 10 g，以理气解郁；湿重者，加藿香、厚朴花各 6 g，以芳香化湿；气虚甚者，加人参 9 g，黄芪 12 g，山药 10 g，以益气健脾。

【适用病症】　糖尿病胃轻瘫。

【用药方法】　每天 1 剂，水煎服。10 天为 1 个疗程，服 2～3 个疗程。并按时服用降糖药物。

【临床疗效】　此方加减治疗糖尿病胃轻瘫 79 例，显效（临床症状消失，胃蠕动或胃排空时间正常）36 例，有效（临床症状明显减轻，胃蠕动较前增强或胃排空时间较前缩短）35 例，无效（临床症状无明显改善，胃蠕动及胃排空时间无明显改善）8 例。总有效率 89.9%。

【病案举例】　丁某，女，72 岁。患者体胖，患糖尿病 10 年，每天口服降糖药，血糖控制在 8.4 mmol/L 左右，无明显"三多一少"症状。半年前因食油炸食物致胃脘胀痛，呃逆频作，胃镜示胃蠕动缓慢，未见梗阻性病变。本次由于吃元宵而发病。诊见：胃脘胀满，嗳气频作，有酸腐味，不思饮食，大便不爽，口黏渴不欲饮，小便频，神疲懒言，舌淡胖、苔厚腻，脉滑，血糖 15.5 mmol/L。证属脾虚失运，食滞胃脘。治以消食化滞、健脾助运。方用醒脾运脾汤去佩兰、木瓜、白术，加木香

6 g，莱菔子、鸡内金、焦槟榔各 10 g。服 7 剂后腹胀减，酸腐味消，大便通，仍不思饮食，口黏渴不欲饮，小便次数较前减少，神疲乏力，舌淡胖苔腻，脉濡。证属脾虚湿困。治以醒脾化湿、健脾运中。上方去莱菔子、鸡内金、焦槟榔，加白术、佩兰、木瓜各 10 g。又服 14 剂，腹胀消失，纳食增加，口黏减轻，小便正常，仍感神疲乏力，面色无华，舌淡胖、苔白，脉细，血糖 9.3 mmol/L。证属脾虚气弱。治益气健脾。上方加黄芪 15 g，山药 12 g。服药 1 个月，诸症状消失。嘱患者饮食有节，远烦戒怒。随访半年未复发。

【验方来源】 赵焕香. 醒脾运脾法治疗糖尿病胃轻瘫 79 例〔J〕. 北京中医，2000，19（4）：8.

按： 中医辨证糖尿病胃轻瘫乃中虚脾弱为本，食滞、气滞、湿困为标，病机为升降失司。故治疗胃轻瘫用醒脾运脾法，脾醒则动，动则运，运则滞消湿化，气机通畅，升降正常。运脾即健脾，脾健运化转输正常，精升浊降，精微得布，饮食、药物得以运用则诸症状可消，血糖可降。醒脾运脾汤方中以四君子汤健脾益气，助运和胃；陈皮、木香、砂仁理气运中，醒脾和胃；苍术、佩兰、木瓜既可醒脾化湿，又可消食除陈腐之气；焦三仙、莱菔子、鸡内金消食化滞。诸药合用达到醒脾运脾、和胃化湿之功。

健 胃 汤

【药物组成】 人参、砂仁（后下）、白豆蔻（后下）、厚朴、枳壳、鸡内金各 10 g，白术、法半夏各 12 g，陈皮 8 g，茯苓、苍术各 15 g，甘草 6 g。

加减：若腹胀甚者，重用枳壳，加香附 10 g；不思饮食者，加莱菔子 10 g，山楂 15 g；呕吐者，加竹茹 10 g，生姜 8 g；眩晕者，加天麻 10 g；湿郁化热者，加黄连 10 g；脾虚明显者，加黄芪 15 g。

【适用病症】　糖尿病性胃轻瘫。

【用药方法】　每天 1 剂，水煎 2 次，分早、晚服。3 周为1 个疗程。继续按糖尿病饮食，服用原降糖药物。

【临床疗效】　此方加减治疗糖尿病性胃轻瘫 36 例，显效（症状完全或基本消失）19 例，有效（症状明显改善）15 例，无效（症状改善不明显或无改善）2 例。总有效率 94.4%。

【验方来源】　劳国平. 健胃汤治疗糖尿病性胃轻瘫的临床观察［J］. 河北中医，2000，22（11）：815.

按：糖尿病性胃轻瘫属中医消渴、痞满、积滞范畴。由于消渴日久，耗伤脾胃之气。脾胃虚弱，运化失职，聚湿生痰，阻遏气机，升降失常，故临床可见脘腹胀满、厌食、恶心、呕吐、苔白腻、脉滑等症状。治宜益气健脾、燥湿化痰、理气宽中。健胃汤方中以四君子汤补益脾胃；二陈汤化湿祛痰、行气宽中；砂仁、白豆蔻、枳壳、鸡内金理气醒脾，消积和胃。诸药相合，补而不滞，温而不燥，使脾健胃强，痰湿得化。据现代药理研究，白豆蔻、砂仁、苍术、枳壳、厚朴能促进胃肠运动，人参、白术、苍术、陈皮有降血糖作用。这些药物的功能均有助于胃肠内容物的排空及血糖控制，表明健胃汤对糖尿病性胃轻瘫有良好的疗效。

疏肝养胃汤

【药物组成】　香附、川楝子、沙参、玉竹、白芍各 15 g，延胡索、麦冬、百合各 12 g，甘草 10 g。

加减：脾胃虚弱者，加木香、砂仁；气滞血瘀者，加醋柴胡、三七；食积中焦者，加焦三仙、莱菔子；寒热错杂者，加干姜、炒栀子；痞满严重者，加枳实、厚朴；胃灼热反酸者，加乌贼骨、瓦楞子。

【适用病症】 糖尿病性胃轻瘫。症见除有糖尿病症状外，常伴有消化道症状，如饱胀、早饱、腹胀、餐后不适等。证属胃阴不足、肝疏泄失常型。

【用药方法】 每天 1 剂，水煎 2 次，共取药液 400 mL，分早、晚服。并相应治疗糖尿病。

【临床疗效】 此方加减治疗糖尿病性胃轻瘫 60 例，均获得较好的疗效，而且血糖均有不同程度的降低。

【验方来源】 冯丽，陈东旭. 疏肝养胃汤治疗糖尿病性胃轻瘫 60 例 [J]. 河北中医，2000，22（10）：758.

按：糖尿病性胃轻瘫大多数患者的胃肠道症状，可能是由胃肠道神经功能障碍引起。糖尿病的病程长，且伴有其他糖尿病并发症，多数存在末梢神经病变，胃自主神经受累以致出现胃蠕动功能低下，胃排空延迟，因而胃轻瘫和胃运动异常的发病率较高。糖尿病属中医消渴病范畴，病程较长，多见阴虚燥热，且肝气疏泄失常，横逆犯胃，致气机壅滞不通则胀则痛，不降则痞则满，上逆则恶心呕吐等，故糖尿病性胃轻瘫多因胃阴不足、肝疏泄失常所致。疏肝养胃汤方中的沙参、麦冬、玉竹、百合养胃阴生津；香附、川楝子、延胡索疏肝理气止痛；白芍、甘草和营缓急止痛。诸药合用，共奏疏肝和胃、养阴润燥之功效。服用本方后胃排空明显增快，可改变胃轻瘫早饱、饱胀、恶心呕吐等症状，对改善血糖也有一定帮助。

补中益气汤加减方

【药物组成】 黄芪 15 g，炙甘草 5 g，太子参 20 g，当归、白术各 10 g，橘皮、柴胡各 6 g，升麻 3 g。

加减：呕吐明显者，加制半夏；便秘者，加玄参、麦冬、生地黄。

【适用病症】 糖尿病胃轻瘫。

【用药方法】 每天 1 剂，水煎服。15 天为 1 个疗程。并配合西药降糖药物控制血糖。

【临床疗效】 此方加减治疗糖尿病性胃轻瘫 40 例，显效（X 线检查胃内容物无明显停滞，即 30 分钟时胃内对比剂基本排出）10 例，有效（X 线检查胃内对比剂 60 分钟后基本排出）25 例，无效（6 小时后胃内尚存对比剂潴留）5 例。总有效率 87.5%。

【病案举例】 孟某，女，48 岁。因口干多饮、多尿 10 余年，恶心呕吐 1 周入院。入院后 2 型糖尿病诊断明确。经血酮、血气分析检查，排除糖尿病酮症酸中毒，经胃镜检查诊断为"糖尿病性胃轻瘫"。治拟补中益气汤加减方：黄芪 15 g，炙甘草 5 g，太子参 20 g，橘皮、柴胡各 6 g，制半夏、当归、白术各 10 g，升麻 3 g。连服 3 剂后，呕吐明显减少；再服 5 剂后，症状基本消失，胃纳渐增，精神好转。嘱长期服用补中益气丸善后。半年后随访，患者胃纳正常，血糖（空腹及餐后）均在正常范围内。

【验方来源】 周黎. 补中益气汤加减治疗糖尿病性胃轻瘫40 例 [J]. 浙江中医，1999，34（11）：473.

按：糖尿病胃轻瘫多隐匿发病，自觉脘腹痞塞，食后加重，有的伴有恶心呕吐或顽固性便秘。由于素体阴亏，病程日久，脾胃失养致脾胃虚弱。胃失和降而上逆，故有呕吐；中焦气机不畅，故脘腹胀满；气阴两亏，亦可见大便秘结。补中益气汤以黄芪益气为君；太子参、白术、炙甘草健脾益气为臣；橘皮理气、当归补血，均为佐药；升麻、柴胡升举下降清阳，为补气方中的使药。加用制半夏可开痞散结止呕；玄参、麦冬、生地黄滋阴增液，润燥滑肠。综合全方以治本健脾为主，脾胃调和则脾胃气虚诸症状可自愈。

二皮半夏香术汤

【药物组成】　制半夏、青皮、陈皮、木香、白术、枳实、茯苓、槟榔各 10 g，白芍 12 g，焦山楂、神曲、鸡内金各 15 g。

【适用病症】　糖尿病性胃轻瘫。症见除糖尿病表现外，伴有上腹饱胀不适、恶心呕吐、食欲不振、胃排空延迟。

【用药方法】　每天 1 剂，水煎 2 次，分早、晚服。并配合常规糖尿病治疗方法（控制饮食，运动疗法，口服降糖药及皮下注射胰岛素）的基础上，给予西沙必利每次 10 mg，每天 3 次，饭前 15～30 分钟服。1 个月为 1 个疗程。

【临床疗效】　此方配合西药治疗糖尿病胃轻瘫 30 例，显效（所有症状完全消失，上消化道钡透胃潴留液消失，1 年内无复发）18 例，有效（症状明显缓解或完全消失，上消化道钡透胃潴留液消失，但 1 年内又见复发）10 例，无效（症状无明显改善，上消化道钡透胃潴留液未消失）2 例。总有效率 90.3%。

【验方来源】　李红，侯凤英. 中西医结合治疗糖尿病胃轻瘫 30 例临床观察 [J]. 新中医，2001，33（5）：34.

按：糖尿病胃轻瘫是糖尿病的消化道慢性并发症，往往导致患者恶心呕吐、腹胀嗳气、食欲不振，重者不能进食。其发生与糖尿病自主神经病变及胃肠道激素调控失衡有关，现代医学主要给予胃动力药治疗。中医学认为糖尿病的基本病机是素体阴虚，加之饮食不节、情志失调，致燥热亢盛，阴津亏损所致。在此基础上出现的胃轻瘫症状是由于胃失和降，气逆于上所致。治以扶正为主，加以理气降逆、和中健脾、滋养胃阴。二皮半夏香术汤方中的茯苓、白术、制半夏益气健脾；白芍柔肝养肝，健胃补虚；槟榔、枳实、木香、陈皮、青皮行气化湿；鸡内金、焦山楂、神曲消食化滞。诸药合用在降逆止呕之时，贯穿运脾温胃之法，脾气健运，胃气通降则呕吐、腹胀等症状均见好转。同时用西药西沙必利加速胃蠕动，促进胃排空。

健脾和胃汤

【药物组成】 党参、茯苓、白芍各 15 g，白术 12 g，甘草、砂仁各 6 g，陈皮、苍术、制半夏、木香各 10 g，薏苡仁、焦山楂、焦神曲各 30 g。

加减：脾胃虚寒者，加黄芪 30 g，山药 10 g，干姜 6 g；脾虚湿困者，加藿香、佩兰各 10 g，厚朴 5 g；夹血瘀者，加丹参 30 g，赤芍或失笑散 15 g；兼气滞者，加枳壳、佛手各 10 g；伴食滞者，加鸡内金 6 g，槟榔 10 g。

【适用病症】 糖尿病胃轻瘫。症见除有糖尿病症状外，还有胃脘胀满、食后加剧，早饱，厌食，恶心欲吐，嗳气吞酸等表现。证属脾胃虚弱型者。胃镜或消化道钡餐造影检查示胃蠕动减慢或时间延长。

【用药方法】 每天 1 剂，水煎 2 次，分早、晚温服。并服用降糖药物控制血糖。10 天为 1 个疗程，治疗 2~3 个疗程。

【临床疗效】 此方加减治疗糖尿病胃轻瘫 69 例，显效（临床症状消失，复查胃镜或上消化道钡餐造影显示胃蠕动或排空时间正常）31 例，有效（临床症状明显减轻，胃蠕动较前增强或胃排空时间较前缩短）33 例，无效（临床症状无明显改善，胃蠕动或胃排空时间无明显改善）5 例。总有效率 92.75%。

【验方来源】 陈允旺. 健脾和胃法治疗糖尿病性胃轻瘫 69 例 [J]. 浙江中医，2001，36（4）：144.

按：糖尿病胃轻瘫多发生于未经治疗或治疗不当、治疗不规范的患者，是一种以胃排空延缓为特征的临床症候群。随着糖尿病发病率的上升，糖尿病胃轻瘫的患者也日益增多。本病多因饮食不节及长期服药，致脾胃受损所致，并可见不同的兼夹之证。其主要病机为脾胃虚弱，此为本；湿困、瘀血、气滞、食滞为标。故治疗当以健脾和胃为主，兼以化湿、祛瘀、理气、消食。健脾和胃汤方中以四君子汤健脾益气，助运和胃；陈皮、木香、砂仁理气和胃，化浊升清；苍术、薏苡仁醒脾化湿；焦山楂、焦神曲消食开胃。诸药合用，使脾气健而运化转输正常，清升浊降，精微得布，则诸病自除。

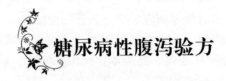

糖尿病性腹泻验方

芪葛二术煎

【药物组成】 黄芪 30 g，葛根 20 g，白术、苍术各 15 g，芍药、茯苓、厚朴、木香、泽泻、陈皮各 10 g，甘草 5 g，干姜 3 g。

加减：舌红苔少，阴虚症状明显者，去厚朴、干姜，加天冬、麦冬、乌梅；有畏寒肢冷，腹部喜温喜按者，加熟附子、肉桂。

【适用病症】 糖尿病性腹泻。

【用药方法】 每天 1 剂，水煎 2 次，分早、晚服。10 天为 1 个疗程。并严格实施糖尿病饮食，根据血糖高低应用降糖药。

【临床疗效】 此方加减治疗糖尿病性腹泻 26 例，治愈（腹泻等临床症状消失，大便成形、每天 1 次，停药后半年未复发）17 例，有效（腹泻等症状消失或便次减少在每天 2 次以内，停药后 2 个月以上复发，再服仍有效）8 例，无效（服药期间腹泻次数减少，停药则复发）1 例。总有效率 96.15%。

【病案举例】 季某，男，58 岁。有糖尿病史 9 年余，一直服用降糖药物，空腹血糖在 7.5 ~ 12.5 mmol/L 之间波动。近半年来，经常腹泻、肠鸣，大便每天 4 ~ 5 次，大便常规检查 10 余次均正常，大便培养无细菌生长，2 次结肠镜检查均未发现肠道病变。曾服诺氟沙星、小檗碱等药物未见明显好转。诊见：形体肥胖，面色黄浮，形疲乏力，胸膈痞满，口渴而不欲饮，苔白微腻，脉濡细。检查：空腹血糖 9.78 mmol/L。证属中虚脾弱，湿浊内滞。治以益气升阳、健运中焦、消浊化滞、燥湿助运。方用芪葛二术煎。服 5 剂后，大便转干、次数减少，精神明显好转。继续服 10 剂，大便正常、每天 1 次，肢体有力。再服 10 剂以巩固疗效。1 个月后复查空腹血糖降至 6.92 mmol/L。随访半年腹泻未发。

【验方来源】 孙平. 芪葛二术煎治糖尿病性腹泻 26 例临床观察 [J]. 江西中医药，2000，31（5）：22.

按： 糖尿病性腹泻属于糖尿病自主神经病变的一种，可能与代谢紊乱、神经营养因子减少而致胃肠神经系统功能紊乱有关。中医学认为糖尿病属于消渴病范畴，历代医家多从"三消"立论，以阴虚燥热施治。然而本病的病位在脾，主要病机为脾气散精功能异常，临床表现为形体肥胖、胸膈痞满、肢体困倦、大便溏泄、口渴不欲饮、苔腻、脉濡等湿浊内聚之症状。其病机根本是中焦失运，浊聚津滞，以致清浊不分而致腹泻。治疗当以扶脾散精为主。故选用具有益气健脾，升发脾阳之黄芪、葛根，配合《景岳全书》之"二术煎"，健运中焦，升清降浊，敷津散精，使浊消津还而腹泻诸症状得愈。根据现代药理研究，黄芪、葛根、茯苓、苍术、白术除了有较好的益气健脾作用外，均有良好的降低血糖的作用。故用本方治疗后，大部分患者的血糖均有不同程度的下降，既治愈了腹泻，又控制了血糖，标本兼顾，先后病同治，相辅相成，体现了中医整体辨证的优势。

参苓白术散加减方

【药物组成】 党参 15～20 g，黄芪、葛根各 15～30 g，白术、茯苓、芡实各 10～15 g，薏苡仁、莲子、山药、白扁豆各 30 g，陈皮 10 g，砂仁、炙甘草各 6～10 g。

加减：阳虚明显者，加熟附子、干姜、煨肉豆蔻；湿盛者，加苍术、藿香；腹胀满者，加木香、厚朴；浮肿者，加泽泻、车前子；食滞纳差者，加山楂炭、炒麦芽；兼有上焦燥热者，加黄连；腹痛者，加炒白芍。

【适用病症】　糖尿病性腹泻。

【用药方法】　每天1剂，水煎服。20天为1个疗程，治疗1~2个疗程。低脂少纤维饮食，切忌饮食生冷油腻、情绪波动等，并继用降糖药物控制血糖，以利于病情康复。

【临床疗效】　此方加减治疗糖尿病性腹泻16例，痊愈（临床症状、体征完全消失）5例，显效（临床症状、体征基本消失）6例，有效（临床症状、体征有所改善）3例，无效（临床症状、体征无明显改善）2例。总有效率87.5%。

【验方来源】　孟敏，吴秀娥. 参苓白术散加减治疗糖尿病性腹泻16例［J］. 浙江中医，1998，33（10）：451.

按：糖尿病性腹泻的发生可能与糖尿病日久而致的胃肠自主神经病变有关。中医学认为，消渴病日久，饮食及情绪失调，过服苦寒滋腻之药物，损伤脾肾，发为泄泻，属本虚标实之证。脾肾阳虚气弱为本，湿浊中滞为标，方选参苓白术散加减以标本兼顾。基本方中以党参、黄芪、白术、茯苓、炙甘草、白扁豆、山药、薏苡仁健脾化湿，兼以补肾；莲子、芡实健脾补肾，固涩止泻；砂仁、陈皮理气和中，醒脾止泻。同时还应注意饮食、情绪及血糖控制等，以提高疗效。

中药敷脐散

【药物组成】　麻黄、益智仁、肉桂、五倍子、干姜，按2:1:1:2:1比例。

【适用病症】　糖尿病性腹泻。

【用药方法】 将上药研末备用。每次取 10 g，临睡前用食醋调成糊状，用75%的酒精棉球消毒脐部，再放置药糊，用塑料布敷盖，外包纱布固定。24 小时后取下，隔天再如法敷用。5 次为 1 个疗程。治疗期间停用一切止泻药及影响胃肠蠕动的药物，降血糖药物剂量不变。

【临床疗效】 此方外敷脐部治疗糖尿病性腹泻 36 例，经治疗 1～3 个疗程，临床控制（每天大便次数控制在 2 次以内，粪便性质完全正常）7 例，显效（平均每天大便次数减少 2/3 以上，粪便基本成形）23 例，好转（平均每天大便次数减少至 1/3～2/3，粪便较前变稠）4 例，无效（平均每天大便次数减少不足 1/3 或无减少）2 例。总有效率94.45%。

【病案举例】 李某，53 岁。糖尿病病史 5 年，长期服用格列齐特或格列吡嗪治疗，血糖控制尚满意。但近 6 个月来，大便泄泻，每天达 6～9 次，呈水样，便前时有腹痛，有时夜间大便失禁，曾在多家医院以抗生素及中药口服治疗，无明显效果。曾经大便常规、大便培养及肠镜检查无异常发现。给予中药敷脐散治疗。敷脐 2 次后大便即减少至每天 3 次，5 次后大便完全正常。后以每周敷脐 2 次的方法治疗共 4 周，随访 3 个月无复发。

【验方来源】 何亚雯. 中药敷脐治疗糖尿病性腹泻 36 例 [J]. 浙江中医，2000，35（8）：332.

按：糖尿病性腹泻是糖尿病常见的胃肠道并发症，治疗颇为棘手，抗生素无效，止泻收敛药容易导致便秘。其症状特点：大便泄泻如水样，无臭无味，夜间或五更明显，日久难愈。辨证多属脾虚，健运失常。配合以温药敷神阙穴，该穴有健脾温阳理气的效用，可奏温脾止泻之功。

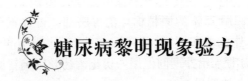

糖尿病黎明现象验方

消 糖 灵

【药物组成】 黄芪、党参、丹参、枸杞子各 100 g，苍术、山茱萸、何首乌、决明子、当归各 80 g，肉苁蓉、淫羊藿、葛根各 60 g。

【适用病症】 糖尿病黎明现象。

【用药方法】 上药共研末，水泛为丸，每次服 6 g，于上午 5 点、11 点各服 1 次。

【临床疗效】 此方治疗糖尿病黎明现象 60 例，显效 31 例，有效 24 例，无效 5 例。总有效率91.7%。

【验方来源】 高玉芳，杨荣哲. 自拟消糖灵治疗糖尿病黎明现象 60 例临床观察［J］. 安徽中医临床，2000，12（3）：171.

按：糖尿病黎明现象系指糖尿病患者清晨 5：00～9：00 之间空腹血糖明显升高或胰岛素需要量增加的一种临床现象。中医学认为其病机主要是阴阳失调，肝脾肾功能紊乱，主要责之肝的阳气虚。由于肝的阳气虚，升发不及，疏泄失职，气机失于通畅，进而耗泄脾土气阴，脾阳运化功能受损，转化无力，水谷精微失脾之运化，不能濡养肝气，肝阳虚无力疏泄，累及其母，导致肾之阴阳亏损，气化不利，失于开阖，封藏失职，津液失于气化。总之，当肝阳气虚时，脾肾功能随之受累，故在肝气当令平旦之时，糖尿病定时发作或定时加重，以致形成了糖尿病黎明现象。消糖灵方中的黄芪、党参为补气要药，两药相互为用，能补肝脾之气，同时黄芪又能升发阳气，肝阳得以升发，则疏泄运化功能正常；肾为肝之母，补肾即所谓补肝，故用枸杞子、黄精、何首乌补益肝、脾、肾三阴，以阴中求阳；肉苁蓉、淫羊藿扶益肝肾之阳；山茱萸为调补阴阳之要药，既能补阳又能补阴，协调诸药以达到扶阳益阴，使阴阳平衡之目的；决明子、苍术协同黄芪、党参加强补肝气的作用，既能降低血糖，又能促进脂质代谢；葛根配黄芪升清阳，鼓舞肝脾阳气上升，又无耗阴之弊；病久则血瘀，用当归、丹参活血化瘀，促进血液运行。诸药合用，调整阴阳，扶助肝之阳气，协调脾肾，兼以活血化瘀。并按时辰服药，意在充分发挥中药的作用，使药效直达病所，有效降低血糖浓度，消除黎明现象，提高机体免疫力，改善微循环，从而对各种并发症起到积极的防治作用。

糖尿病性便秘验方

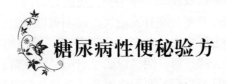

加味四磨汤

【药物组成】　党参 20 g，槟榔、乌药各 10 g，沉香 8 g，天花粉、生地黄各 15 g，益母草、山药各 12 g。

加减：若胃热盛者，加知母、栀子；肺肾气阴亏虚者，加天冬、麦冬；脾胃虚弱者，加黄芪。

【适用病症】　糖尿病性便秘。

【用药方法】　每天 1 剂，水煎服。1 个月为 1 个疗程。并予饮食控制，配合使用降糖药物控制血糖。

【临床疗效】　此方加减治疗糖尿病性便秘 58 例，显效（停服中药后，排便规律，1~2 天 1 次，通畅，无明显不适，粪便性状正常）45 例，有效（停服中药后，排便基本规律，每周 2 次，便形改善，偶尔便干）9 例，无效（便秘情况无改善）4 例。总有效率 93.1%。

【病案举例】　俞某，女，63 岁。患 2 型糖尿病 4 年。平素大便秘结不通，欲便不得，嗳气，脘腹痞满，纳减，经常服大黄苏打片、果导片、便塞停片等，药进则便通，停药即病发。诊见：舌苔薄腻，脉弦缓。证属肝郁脾虚。予加味四磨汤加黄芪 15 g。服 2 剂后大便已通，便形改变；连服半月后，排便规律，每天 1 次，质软成形。病愈。

【验方来源】　甘莉. 加味四磨汤治疗糖尿病性便秘 58 例[J]. 浙江中医杂志，1999，34（9）：384.

按：糖尿病性便秘是糖尿病常见的慢性并发症之一。其病程长，易反复发作。多因津枯肠燥，传导不利所致。方用加味四磨汤养阴润燥、理气通腑。方中的党参、生地黄、天花粉、山药等有降血糖和改善糖尿病并发症等作用；槟榔、乌药、沉香等均有理气通腑作用；益母草有活血作用。全方用于治疗糖尿病性便秘，收效良好。

补中益气汤加减方

【药物组成】 黄芪 20 g，党参、陈皮、火麻仁、丹参各 15 g，当归、升麻、柴胡、红花各 10 g，甘草 6 g。

加减：血虚甚者，重用当归，或加熟地黄、何首乌；胃肠实热者，加知母、石膏、麦冬。

【适用病症】 糖尿病性便秘。症见大便次数减少和（或）粪便干燥难解，一般 2 天以上无排便。同时，有糖尿病史 4 年以上。

【用药方法】 每天 1 剂，水煎服。并予综合治疗控制血糖。

【临床疗效】 此方加减治疗糖尿病性便秘 60 例，显效（排便不费力，每次排便时间小于 15 分钟，每 1~2 天排便 1 次）48 例，有效（排便困难部分缓解，每次排便时间小于 30 分钟，每周排便 2 次以上，便形有改善）10 例，无效（排便困难无改善）2 例。总有效率 96.7%。其中 46 例于服药后 24 小时内排便，4 例 48 小时内排便，6 例 72 小时内排便，2 例 96 小时内排便。有效病例服药 1 周后，改隔天服药 1 剂或每周服药 2 剂，仍能维持疗效。同时，服药期间患者血糖更易于控制；伴有高血压者，血压也较平稳；并发手麻等症状者，也有不同程度的缓解。

【验方来源】 丁福万. 益气活血治疗糖尿病便秘 60 例

［J］．浙江中医杂志，1999，34（3）：100．

按：糖尿病便秘是糖尿病慢性并发症之一。其发病率占糖尿病患者的20%。一般认为本病与自主神经病变、胃肠激素的改变、肠系膜小动脉病变以及胰岛素、胰高血糖素、葡萄糖等因素引起的结肠张力下降、运动缓慢、排空延迟等有关。补中益气汤加减方对胃肠道运动有双向调节作用，胃肠道运动缓慢时可促进肠道运动、增加排空；且其对神经可能有营养作用，加上活血化瘀药的协同作用，可明显改善肠道的血液供应。诸药的共同作用，使肠道运动功能得以恢复，从而使便秘得以解除。由于补益药多有壅满胀腻之弊，故配以活血生新之药，每使补益药物活泼畅荣，而无壅腻之弊，使补益之力更强。药理研究亦证实，党参、黄芪、熟地黄、麦冬、升麻、火麻仁、知母等有降血糖作用，也为治疗糖尿病之常用药。因此用益气活血法辨证治疗糖尿病便秘有较好的效果，并且对血糖的控制及糖尿病其他并发症状的改善也有一定作用。由于本病为慢性病且顽固，因此患者应尽可能坚持服药较长时间，以巩固疗效。

糖尿病肾病验方

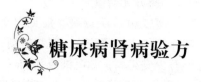

二地二参芪苓汤

【药物组成】 黄芪、生地黄、熟地黄、天花粉、丹参各30 g，山茱萸、枸杞子、茯苓、太子参、益母草各20 g，水蛭粉6 g，肉桂3 g，甘草10 g。

【适用病症】 糖尿病早期肾病。

【用药方法】 每天1剂，水煎2次，分早、晚服。4周为1个疗程。并控制饮食，给予优质低蛋白饮食，限制钠盐摄入，控制血糖水平，采用口服降糖药物，必要时可给予胰岛素治疗。

【临床疗效】 此方治疗糖尿病早期肾病25例，显效9例，有效12例，无效4例。总有效率84%。

【验方来源】 郑军. 补肾益气活血法治疗糖尿病早期肾病[J]. 天津中医，1999，16（2）：19。

按：糖尿病肾病是与糖尿病代谢异常相关的糖尿病性肾小球的硬化症，与中医学消渴病之肾气虚衰型相仿。本病发病之初，多以虚证为主。肾气虚衰日久耗气，气阴两虚，瘀血内停。因此，采用补肾益气法治疗可使患者的肾小球滤过率有明显改善，肾功能损害得到部分恢复。

糖肾胶囊

【药物组成】 黄芪、生地黄、山茱萸、枸杞子、益母草、

山楂、苍术、芡实。（原方无药量）

【适用病症】　糖尿病早期肾病。症见口渴喜饮，倦怠乏力，自汗盗汗，溲赤便秘或腰膝酸软，视物模糊，手足麻木，舌体胖大、舌暗红、苔少或花剥，脉沉细或弦细。

【用药方法】　将上药煎煮浓缩烘干加压成粉制成胶囊，每粒含药 0.5 g，相当于生药 3.5 g。每次服 6 粒，每天 3 次。保持糖尿病饮食，并口服降糖西药。3 个月为 1 个疗程。

【临床疗效】　此方治疗糖尿病早期肾病 30 例，显效 15 例，有效 15 例。

【验方来源】　张惠珍，张慎友，董林. 糖肾胶囊治疗早期糖尿病肾病临床研究 [J]. 北京中医，1999，18（6）：17.

　　按：糖肾胶囊方中的黄芪为君，益气健脾，补诸虚不足；生地黄为臣，滋阴清热；山茱萸、枸杞子滋补肝肾，缩尿固精；益母草、山楂活血消尿蛋白为佐药。全方共奏滋补肝肾、益气养阴、活血化瘀之功。现代药理研究认为，黄芪、生地黄、枸杞子、山茱萸具有显著降血糖作用，同时又可消除尿蛋白，恢复肾功能。这说明补肾益气养阴药物可以提高机体免疫功能。方中用的活血化瘀药可增加肾小球血流量。因此，糖肾胶囊既能消除尿蛋白，又能降低早期糖尿病肾病患者的空腹血糖、糖化血红蛋白，可以延缓或逆转病情，改善临床症状，并配合降糖西药治疗，可获得满意的效果。

糖　肾　消

【药物组成】　冬虫夏草（冲服）1.5 g，山茱萸、桃仁各 15 g，山药、菟丝子、桑螵蛸各 20 g，牡蛎、益母草、丹参各 30 g。

　　加减：水肿者，加泽泻 15 g；大便秘结者，加酒大黄 15 g。

【适用病症】 2 型糖尿病早期肾病。

【用药方法】 每天 1 剂，水煎服。并予以饮食控制加格列喹酮，使空腹血糖维持在 7.0 mmol/L，饭后 2 小时血糖维持在 10.0 mmol/L。

【临床疗效】 此方加减治疗 2 型糖尿病早期肾病 52 例，显效（尿微量白蛋白定量消失或 24 小时尿微量蛋白 < 30 mg）46 例，有效（24 小时尿微量蛋白 < 100 mg）4 例，无效（24 小时尿微量蛋白定量 150 ~ 200 mg）2 例。总有效率 96.1%。

【验方来源】 杜积慧，王卫平，孙志升. 糖肾消治疗 2 型糖尿病早期肾病 52 例 [J]. 山东中医杂志，2000，19(6)：335.

按：糖尿病肾病的病机复杂，现代医学认为，高血糖引起患者内环境异常，血管紧张素活性增高，致肾脏体积增大，肾脏呈高灌注与高滤过，早期促使尿微量白蛋白滤过增加，最终引起肾内微血管及肾小管硬化。糖尿病患者体内脂质代谢异常，血液呈高凝状态，血小板功能亢进、聚集增强，促进肾小球血栓形成。中医学认为，本病多责之于肾，且与瘀血有关。糖肾消方中的冬虫夏草、山药、山茱萸、菟丝子、桑螵蛸有补肾固涩之功，现代医学认为这类中药有明显的降血糖作用；丹参、桃仁、益母草活血化瘀；牡蛎软坚固涩，其含有丰富的牛磺酸，目前推测其作为抗氧化剂和纤维增生抑制剂，可以有效地防治糖尿病肾小球硬化。全方共奏补肾活血、固涩软坚之功，从而延缓或阻止糖尿病早期肾病向临床肾病发展。

糖肾康胶囊

【药物组成】 柴胡、郁金、僵蚕、黄芪、西洋参、白花蛇舌草、熟附子、水红花子、水蛭、白芥子、凤眼草。比例为

1.5：1.5：1.7：2.0：1.5：1.5：1.0：1.0：1.5：1.5：1.0。

【适用病症】 糖尿病肾病早期及临床期。症见心烦易怒，神疲乏力，自汗盗汗，腰膝酸困，舌暗有瘀斑等肝郁肾虚者。早期：尿微量蛋白排出率增加，3个月内连续检查24小时尿蛋白有3次30~300 mg。临床期：持续性尿蛋白（24小时尿蛋白 > 500 mg），连续2次以上；肾功能呈进行性下降，血肌酐 ≤132 μmol/L；可伴有高血压、水肿及典型的视网膜病变。

【用药方法】 上药按制作胶囊项要求灌装，每粒含生药2 g。每次服4~6粒，每天3次。并配合基础治疗，包括糖尿病教育；糖尿病肾病饮食；适量运动；控制血糖以格列喹酮口服，或胰岛素控制空腹血糖 < 8.2 mmol/L，餐后2小时血糖 < 10 mmol/L，糖化血红蛋白 <8%。2个月为1个疗程，治疗2个疗程。

【临床疗效】 此方配合基础治疗糖尿病肾病64例，显效（症状消失，空腹血糖 <7.8 mmol/L，24小时尿蛋白或尿微量蛋白排出率减少50%以上，肾功能改善，血脂改善 >50%，体重向标准化方向发展）34例，有效（症状明显减轻，空腹血糖 < 8.9 mmol/L，24小时尿蛋白或尿微量蛋白排出率减少25%以上，肾功能稳定或略有改善，血脂改善 >25%，体重向标准化方向发展）24例，无效（达不到上述标准或加重者）6例。总有效率90.5%。

【验方来源】 佟杰，周潮，李小哲，等. 糖肾康胶囊治疗糖尿病肾病的临床观察［J］. 河北中医，1999，21（5）：265.

按：糖肾康胶囊组方以解郁健脾补肾为重。方中的柴胡、郁金、僵蚕理气解郁；西洋参、黄芪补气摄精；水蛭、白芥子、水红花子等祛瘀活血；熟附子温肾阳；白花蛇舌草、凤眼草等清热解毒。诸药合用，调整阴阳平衡，迅速缓解症状，血糖、血脂稳定下降，尿蛋白随之减少，肾功能得到不同程度的改善。

益气活血汤

【药物组成】 黄芪 40～60 g，川芎、当归、牡丹皮、桃仁各 10 g，丹参、赤芍、红藤、益母草、半枝莲、石韦各 30 g，党参 15 g。

加减：气阴两虚者，去党参，加太子参、生地黄、山药、金樱子；脾肾气虚者，加制附子、肉桂；阳衰湿瘀者，加何首乌、法半夏、淫羊藿、泽泻；烦热口渴者，加知母、石膏；皮肤瘙痒者，加白鲜皮、地肤子、苦参。

【适用病症】 糖尿病肾病。

【用药方法】 每天 1 剂，水煎 2 次，分早、午、晚温服。2 个月为 1 个疗程。并实行糖尿病饮食。肾功能衰竭者予优质低蛋白饮食，继续用口服降糖药或胰岛素。

【临床疗效】 此方加减治疗糖尿病肾病 22 例，显效（Ⅲ期患者症状体征缓解，尿蛋白定量、定性均为阴性；Ⅳ期患者临床症状明显改善，水肿消退，血压正常，贫血基本纠正，24 小时尿蛋白定量 <100 mg，血肌酐 <150 μmol/L，内生肌酐清除率 >70%；Ⅴ期患者临床症状明显改善，24 小时尿蛋白定量较治疗前下降 50%，血肌酐指标下降 40%，内生肌酐清除率 >50%）8 例，有效（临床症状好转，尿蛋白定量、定性下降 >40%，肾功能改善）11 例，无效（临床症状、尿蛋白、肾功能均无改善）3 例。总有效率 86.4%。

【验方来源】 丁益. 益气活血法治疗糖尿病肾病疗效观察 [J]. 湖北中医杂志，2000，22（11）：14.

按：糖尿病肾病是糖尿病代谢异常兼有肾小球硬化症，是糖尿病的严重并发症之一。当糖尿病肾病患者出现蛋白尿，提示病情已进入中晚期，肾功能损害已很难逆转。早期阶段，中医辨证多气阴两虚，继而阴损及阳，可致脾肾阳虚。终末期则以阳衰湿瘀为主要表现。本病与气虚血瘀有密不可分的关系。气虚则不统血，导致肾脏血流量减少，从而损害肾脏。因此治疗立法上以益气活血为主，佐以利水消肿。方中用黄芪以益气升阳，鼓动气化，统帅血液运行。现代医学研究证明：黄芪有扩张血管的作用，能改善血液循环及营养状况。当归补血活血，丹参、牡丹皮、赤芍、桃仁、红藤活血化瘀，益母草、半枝莲活血利水消肿，石韦利尿通淋。诸药合用，以降低血液黏度，扩张血管，改善血液高凝状态，从而使肾脏功能得到部分修复。

益 肾 汤

【药物组成】　黄芪、益母草各 30 g，熟地黄、玄参各 15 g，山茱萸、山药、茯苓、泽泻、牡丹皮各 12 g，丹参 20 g。

加减：偏重于气阴虚者，加党参、麦冬、五味子；阴虚重者，加生地黄、沙参；阳虚重者，加仙茅、淫羊藿；水肿明显者，加桑白皮、车前子。

【适用病症】　糖尿病肾病。

【用药方法】　每天 1 剂，水煎 2 次，共取药液 400 mL，分早、晚各服 200 mL。并配合低蛋白饮食，根据血糖水平的不同给予口服降糖西药，有高血压的患者给予口服降压药。6 周为 1 个疗程。

【临床疗效】　此方加减治疗糖尿病肾病 20 例，显效（症状、体征基本消失，24 小时尿蛋白定量 <0.5 g，或较治疗前下降 2/3 以上，血清肌酐较前下降 1/4，空腹血糖 ≤7.2 mmol/L，或较治疗前下降 1/2 者）8 例，有效（症状、体征减轻，24 小时尿蛋白定量较治疗前下降 1/3 以上，空腹血糖较治疗前下降 1/3 以上，肾功能改善但未达到显效标准或稳定者）10 例，无

效（症状、体征无改善，各项指标未达有效标准者）2例。总有效率90%。

【验方来源】 李毅明. 中西医结合治疗糖尿病肾病20例疗效观察［J］. 江西中医药，2000，31（6）：50.

按： 糖尿病肾病是较为严重的糖尿病并发症，弥漫性肾小球硬化是糖尿病的特异性肾损害。临床表现为蛋白尿或有水肿、高血压，进一步可发展为氮质血症、肾功能衰竭，是糖尿病致死的重要原因之一。本病的病机特点以气阴两虚夹血瘀为主，而血瘀始终贯穿其中。糖尿病肾病多是在糖尿病气阴两虚、阴虚燥热的基础上发展而来，以肾阴虚为主，涉及肝脾。早期以肝肾气阴两虚为主，中晚期则以脾肾气阴两虚多见。气虚运血无力，阴虚血行艰涩，血液运行不畅而瘀阻经脉形成瘀血证候。因此本病的瘀血是在脾肾（或肝肾）气阴两虚的基础上发展而成，阴虚、气虚是血瘀形成的重要基础。瘀血在糖尿病肾病中既是病理产物，又是致病因素。脾肾（或肝肾）气阴两虚与瘀血内结使本病迁延不愈。治疗在培补脾肾、益气养阴、活血利水的基础上，重用活血化瘀药。益肾汤中以六味地黄汤为基础方，肝、脾、肾三阴并补，而重补脾阴。其中熟地黄滋肾阴、益精髓，山药滋补脾肾，山茱萸滋肾养肝，共成三阴并补之功；茯苓、泽泻健脾利水消肿；牡丹皮清虚热，活血化瘀；黄芪、益母草、丹参、玄参益气活血，利水消肿，其中加大丹参、益母草用量以增强活血化瘀之功。现代药理学研究证实，熟地黄、山药、山茱萸、黄芪、茯苓、泽泻、丹参均有降血糖作用；黄芪具有双向调节血糖作用，并有降脂、消除尿蛋白、提高抗病能力的功效；茯苓、泽泻既可降糖又可降脂；益母草活血化瘀，又可平肝降压降血脂、利水消肿。诸药合用共奏培补脾肾、益气养阴、活血化瘀、利水消肿之效用，可提高机体免疫功能、调整糖脂代谢、减少蛋白质、改善肾功能和血液流变学状态，从而获得治疗糖尿病肾病、延缓肾功能减退的作用。

六味地黄汤加味方

【药物组成】　熟地黄、山药各 15 g，山茱萸、泽泻、牡丹皮各 10 g，茯苓、黄芪、丹参各 20 g。

加减：如兼有气虚、神疲乏力、少气懒言者，加党参、白术各 15 g；阴虚为主、头晕耳鸣、腰膝酸软者，加女贞子、玉竹各 15 g，旱莲草 20 g；兼有下肢浮肿、夜尿多者，加猪苓、桂枝各 10 g，五加皮、玉米须各 15 g。

【适用病症】　糖尿病肾病。

【用药方法】　每天 1 剂，水煎服。3 个月为 1 个疗程。并在饮食、运动治疗的基础上，予以口服降糖药，病情严重给胰岛素治疗。

【临床疗效】　此方加减治疗糖尿病肾病 42 例，显效（治疗后症状明显改善，空腹血糖降至 4.4 ~ 6.6 mmol/L，尿糖、尿蛋白、尿微量蛋白阴性，血尿素氮、血肌酐正常）20 例，有效（血糖、尿糖控制较好，尿蛋白减少，血尿素氮、血肌酐接近正常）12 例，无效（血糖、尿糖控制不好，血尿素氮、血肌酐下降不明显）10 例。

【验方来源】　张宏伟，朱玉花. 中西医结合治疗糖尿病肾病临床观察 [J]. 中医药学报，2000，20（5）：17.

按：糖尿病肾病是在糖代谢异常情况下，出现以血管损害为主的肾小球病变。微血管病变是糖尿病肾病的病理基础，继而发生以毛细血管基底膜增厚和系膜扩增为特征的肾小球硬化，属中医学消渴范畴，主要表现为大量尿蛋白。本方中的熟地黄、山茱萸、山药、黄芪补肾填精，增加机体抵抗力，降低尿蛋白；茯苓、泽泻健脾渗湿利水，利尿作用强；牡丹皮、丹参活血祛瘀，扩张血管，改善肾脏血流量及微循环；党参、白术补气健脾；女贞子、旱莲草、玉竹滋阴清热；猪苓、五加皮、桂枝、玉米须温阳利水。同时配合应用降糖药及胰岛素控制血糖，减轻并发症。故中西医结合治疗，疗效满意，尤其在改善症状、减少微量尿蛋白，控制糖尿病肾病发展疗效较好。

真武汤加减方

【药物组成】　熟附子 10 g，白术 6 g，茯苓、白芍、生姜、丹参各 9 g，泽兰 8 g。

加减：气虚明显者，加党参、黄芪；气滞中满者，加柴胡、枳壳、厚朴；血瘀较著者，加桃仁、红花、三棱、莪术等；阴虚较甚者，加麦冬、黄精、玄参；兼有热毒者，去生姜，加金银花、连翘、黄芩、黄连；虚风内动者，加木瓜、钩藤、羚羊角；浊毒伤神者，加人参、珍珠母、大黄。

【适用病症】　糖尿病肾病。症见形体消瘦，神疲乏力，心悸气短，头晕目眩，手足麻冷，小便不利，下肢、颜面浮肿，视物昏花，阳痿经闭，舌淡暗或有瘀斑，苔白，脉沉细。证属肾虚夹血瘀型者。

【用药方法】　每天 1 剂，首煎加水 400 mL 煎取药液 150 mL，次煎加水 200 mL 煎取药液 100 mL，混合后分早、午、晚服。

【临床疗效】　此方加减治疗糖尿病肾病 30 例，早期 15 例，治疗后显效 4 例，好转 8 例，有效 2 例，无效 1 例，总有效率 93%。中期 10 例，治疗后好转 6 例，有效 2 例，无效 2 例，总有效率 80%。晚期 5 例，治疗后好转 1 例，有效 2 例，无效 2 例。

【验方来源】　方连顺. 真武汤加减治疗糖尿病肾病 30 例

[J]. 福建中医药, 2000, 31 (3): 34.

按： 糖尿病初期为阴津亏耗, 燥热偏盛。病变中期多为气阴两虚, 络脉瘀阻。病变后期阴损气耗阳伤, 终致阴阳失调, 痰瘀互阻, 脏腑经络严重受损而出现肾功能衰竭水肿、胸痹、坏疽、中风昏迷等严重的合并症。基本病机是肾虚夹血瘀。本方中的熟附子大辛大热, 归经入肾, 温壮肾阳, 化气行水为主; 水制在脾, 故又配伍茯苓、白术健脾利水为辅; 白芍养阴利水又能缓和熟附子之辛燥, 配以辛温之生姜, 既可协助熟附子温阳化气, 又能助茯苓、白术温中健脾, 加丹参、泽兰活血化瘀, 利水消肿, 共为佐使药。诸药合用, 共奏温阳益肾、化气行水、活血化瘀之功, 使诸症状得以改善。

加味真武汤

【药物组成】 炮附子、白术、红花各 10 g, 茯苓、白芍、生姜、生地黄各 15 g, 黄芪、丹参、白茅根各 30 g, 大黄末（冲服）5 g。

加减：兼有脾虚湿困者, 加苍术、砂仁各 10 g; 水肿者, 加车前子、泽泻各 20 g, 茯苓 25 g; 失眠者, 加夜交藤 30 g, 酸枣仁 15 g, 远志 10 g; 眼底有新鲜出血者, 去红花、丹参, 加三七粉（冲服）2 g, 生地黄加量至 30 g。

【适用病症】 糖尿病肾病。

【用药方法】 每天 1 剂, 水煎 2 次, 分早、晚冲大黄末温服。并继续用口服降糖药或胰岛素。1~2 个月为 1 个疗程。

【临床疗效】 此方加减治疗糖尿病肾病 30 例, 显效（症状、体征缓解, 尿蛋白定量、定性均为阴性）8 例, 有效（症状、体征改善, 尿蛋白定量、定性较前明显下降超过 40%）17 例, 无效（治疗后症状、体征改善及化验指标下降不明显）

5 例。

【验方来源】 唐晓军，张军. 加味真武汤治疗糖尿病肾病 30 例［J］. 辽宁中医杂志，1999，26（7）：312.

按： 古籍中有关"消渴"并发水肿的记载较早，如《圣济总录》指出："消渴病久，肾气受伤，肾主水，肾气虚衰，气化失常，开阖不利，能为水肿"。临床发现本病Ⅰ、Ⅱ期多为肾阳虚衰夹瘀型，并常见于中老年糖尿病肾病患者。本病之瘀血是在肾阳虚衰的基础上发展而成的，肾阳虚衰同时兼有肾阴不足，致肾气阴阳两虚与瘀血内结使本病迁延不愈。加味真武汤以治肾为主，重视活血化瘀，故可收到较好的疗效。

糖 肾 安

【药物组成】 山药、知母、生地黄、肉苁蓉、芡实、黄芪、黄精各 20 g，当归、僵蚕各 15 g，益母草 50～100 g，水蛭粉（冲服）2～3 g。

【适用病症】 糖尿病肾病。

【用药方法】 每天 1 剂，水煎 2 次，共取药液 500 mL，分早、晚服。

【临床疗效】 此方治疗糖尿病肾病 24 例，显效（症状、体征缓解，尿蛋白定量均为阴性）6 例，良效（症状、体征改善）16 例，无效（症状、体征改善及化验指标下降不明显）2 例。

【验方来源】 李波. 自拟糖肾安治疗糖尿病肾病 24 例［J］. 辽宁中医杂志，1999，26（9）：411.

按： 糖尿病肾病的中医辨证以气阴两虚为主。本虚标实、气阴两虚是糖尿病肾病的基本病机。治宜滋阴益气、健脾补肾法。糖肾安方中的黄芪补中益气升阳，固腠理，与山药、芡实、黄精

等益气阴、固肾精之品相伍，共奏益气生津、健脾补肾、涩精止
遗之功，防止精微漏泄，降低尿糖、尿蛋白；知母、生地黄、肉
苁蓉、当归等滋肾阴生津；水蛭、僵蚕、益母草等活血化瘀，推
陈出新，因久病多瘀，尤其水蛭一味属虫类药，善于搜剔络脉瘀
滞，改善微循环。全方共奏滋肾阴、益气生津、健脾补肾之功
效，用于治疗糖尿病肾病可获较满意的疗效。

通络益肾合剂

【药物组成】　制大黄、牛膝各 10 g，丹参 30 g，川芎、益
母草、菟丝子各 15 g，党参、何首乌各 12 g。

【适用病症】　糖尿病肾病。

【用药方法】　每天 1 剂，将上药取水 1 000 mL 浸泡 3 小
时后采用蒸气浓缩煎煮法，取药液 200 mL，按等量分早、晚服。
并采用基础治疗：包括饮食治疗、控制血糖、稳定血压及对症处
理。4 周为 1 个疗程，共治疗 3 个疗程。

【临床疗效】　此方配合常规基础治疗糖尿病肾病 40 例，
显效（水肿消退，临床症状明显改善，血压正常，24 小时尿蛋
白定量下降超过 50%，血肌酐下降低于 150μmol/L，血尿素氮下
降低于 7 mmol/L，内生肌酐清除率上升超过 25%）11 例，有效
（水肿减轻，临床症状改善，血压稳定，低于 22/13kPa，24 小时
尿蛋白定量较前下降，肾功能指标较前改善）18 例，无效（临
床症状、实验室检查无改善或加重）11 例。

【验方来源】　林芝韵，侯卫国，何立群，等. 通络益肾合
剂治疗糖尿病肾病临床观察［J］. 上海中医杂志，2000，34
（8）：10.

　　按：糖尿病肾病是糖尿病的严重并发症之一，也是导致肾功
能衰竭的重要原因。长期应用降糖药物，对控制血糖水平虽具有

较可靠的疗效，但不能有效控制糖尿病肾病的病情进展。本病的病机以肾虚为本，在病变过程中又多累及其他脏腑，出现脾虚、肝火亢盛、心虚，以及阴阳俱损的病症。这些病症反复发作，经久不愈，使脏腑阴阳失调，气血亏耗，进而血瘀内阻。血瘀不畅、脉络闭塞，必加重水气壅滞，水湿泛滥。因此糖尿病肾病除了病久及肾，肾虚为本，还包括久病脉络瘀阻的病机变化，而且病程漫长、反复加重。本病的患者多数年龄较大，伴有肢体麻木、疼痛、肢端瘀紫、脉管血栓等表现，以及大部分患者舌下筋系瘀紫明显，舌质暗紫或有瘀斑，脉多细弦涩等可证之。治疗应重在活血化瘀、通络补肾。通络益肾合剂方药中，以大黄、丹参、川芎为主药，大黄不仅能通腑泄浊，降低尿素氮、血肌酐，改善肾功能，更为活血化瘀良药，具有抗凝、降黏、抗炎等作用，与丹参、川芎配伍更能加强活血通络之效。活血通络既可扩张肾血管，促进肾动脉灌流量增加，提高肾小球滤过率，改善肾功能，又可降低肾基底膜糖化反应，减少肾基底膜通透性，从而尿蛋白漏出减少、水肿消退。党参补中益气，气行则血行，能扶正补虚，又助化瘀通络；益母草、牛膝既有活血化瘀之长，又能平肝降压、利水消肿；菟丝子、何首乌养阴而固阳，补肾而摄精，还具有降压、降脂、改善血管病变、提高机体免疫功能的作用。诸药配伍，共奏活血化瘀、通络益肾之功。因此，通络益肾合剂结合常规基础治疗糖尿病肾病，对改善血糖、尿蛋白、肾功能恢复等方面确有良好的疗效。

糖 肾 康

【药物组成】　蚕茧、玉米须、黄芪、人参、茯苓、丹参、水蛭、续断、益母草、大黄、黄连。（原方无药量）

加减：若肝肾气阴两虚、湿瘀内阻者，加太子参、天花粉、山茱萸、黄精；脾肾阳虚、气血双亏者，加仙茅、淫羊藿、肉桂、当归；阳虚水泛、浊阴上逆、气血阴阳俱虚者，加熟附子、肉桂、车前子、葶苈子、泽泻；血压偏高者，加天麻、钩藤、石决明；大量尿蛋白者，重用黄芪、续断，加白花蛇舌草、芡实、山药；血尿者，加小蓟、白茅根、旱莲草；呕吐者，加姜半夏、陈皮、砂仁。

【适用病症】　糖尿病肾病。

【用药方法】　每天 1 剂，水煎服。

【临床疗效】　此方加减治疗糖尿病肾病 48 例，显效（症状、体征缓解，尿蛋白定量正常、定性阴性）15 例，良好（症状、体征改善，尿蛋白定量较治疗前明显下降超过 40%）21 例，无效（治疗后症状、体征改善及化验指标下降不明显）12 例。

【验方来源】　高阳，李琪. 糖肾康治疗糖尿病肾病 48 例 [J]. 辽宁中医杂志，1997，24（1）：26.

按：糖尿病肾病是糖尿病日久而产生的肾脏并发症，临床以尿浊、水肿、眩晕为主要特征。其病位在肾，随着病情的进展可影响心、肝、脾等诸多脏腑。其病机特点是病变早期阴虚为本，涉及肝肾；病变中期，阴损及阳，脾肾阳虚；病变晚期，肾体受损，肾阳衰败，浊毒内停，而致气血阴阳俱虚，脏腑功能严重失调。糖肾康方中的蚕茧、续断、人参、黄芪、茯苓、玉米须温肾健脾，益气养阴，尤其蚕茧一味，性味甘温无毒，有培本祛邪之功，善治消渴；丹参、水蛭、益母草、大黄活血祛瘀，利水消肿；黄连清热燥湿，善降血糖。诸药合用，共奏温肾健脾、益气养阴、活血利水之功。

补肾化瘀方

【药物组成】　生地黄 24 g，山茱萸 18 g，淫羊藿 15 g，黄精、黄芪、鬼箭羽各 30 g，丹参 20 g，水蛭 10 g。

加减：阴虚燥热者，加石膏、知母、天花粉；气虚甚者，加太子参、山药；肾阳虚者，加熟附子、巴戟天；瘀血明显者，加红花、桃仁、莪术；水肿甚者，加车前子、大腹皮、猪苓；痰浊内阻者，加石菖蒲、苍术；尿毒内蕴者，加大黄、竹茹、六月雪等。

【适用病症】　糖尿病肾病。

【用药方法】　每天 1 剂，水煎 2 次，分早、午、晚服。并行糖尿病饮食，常规应用降糖药。30 天为 1 个疗程。

【临床疗效】　此方加减治疗糖尿病肾病 24 例，显效（浮肿消退，尿常规尿蛋白定性基本阴性，24 小时尿蛋白定量比治疗前减少 50% 以上，肾功能恢复正常）9 例，有效（浮肿基本消退，尿常规尿蛋白定性可疑阴性或阳性，24 小时尿蛋白定量减少，肾功能有改善）11 例，无效（浮肿无消退，尿常规尿蛋白定性、24 小时尿蛋白定量及肾功能无改善或有恶化）4 例。总有效率 83.33%。24 例患者空腹血糖、餐后 2 小时血糖、三酰甘油、低密度脂蛋白胆固醇总体水平均有明显下降。

【病案举例】　朱某，女，58 岁。糖尿病病史 18 年余，确诊为 2 型糖尿病，长期服用格列本脲、苯乙双胍、格列齐特。近 1 年多来时有双下肢浮肿，倦怠乏力，心悸胸闷。近半月来病情加重。诊见：双下肢浮肿，腰膝酸软乏力，神疲倦怠，胸闷不适，口渴喜饮，舌质暗红边有瘀点、苔白腻，脉细弦。检查：空腹血糖 15.4 mmol/L，餐后 2 小时血糖 28.6 mmol/L，三酰甘油 4.3 mmol/L，胆固醇 5.8 mmol/L；尿常规检查：尿蛋白（＋＋），24 小时尿蛋白定量 0.6 g，尿素氮 8.9 mmol/L，血肌酐 158.6 μmol/L。中医诊断为消渴、水肿。入院后予降糖西药格列喹酮、苯乙双胍；同时予补肾化瘀方加味：生地黄 24 g，车前子、猪苓、淫羊藿各 15 g，山茱萸 18 g，黄芪、黄精、鬼箭羽各 30 g，大腹皮、水蛭各 10 g，丹参 20 g。服药 7 剂后患者浮肿消失，前方去大腹皮、猪苓，加山药 20 g，天花粉 15 g，继服 1 个月，症状明显减轻。复查：空腹血糖 16.75 mmol/L，餐后 2 小时 11.92 mmol/L；三酰甘油 1.90 mmol/L，胆固醇 5.72 mmol/L；复查尿常规：尿蛋白阴性，24 小时尿蛋白定量 0.18 g，尿素氮 6.8 mmol/L，血肌酐 114 μmol/L。继续服此方 1 个月，以巩固疗效。随访半年病情稳定。

【验方来源】　陈跃星. 补肾化瘀方治疗糖尿病肾病 24 例观察 [J]. 浙江中医杂志，1998，33（3）：130.

按：糖尿病肾病属中医学消渴病、水肿范畴，均与肾密切相关。真阴不足，火不归元，真阳不足，阳不化气是本病的主要病因。复因饮食不节，或情志失调，或劳欲过度而更耗肾阴，阴虚火旺，血被火热灼炼，流动缓慢而成瘀，瘀阻肾络。若阴损及阳，阴阳俱虚，阳虚寒凝，寒凝血滞而成瘀。由此可见，肾虚为病之本，而瘀血内阻是肾虚的病理产物，为病之标。现代医学研究证实，糖尿病肾病患者肾小球内微血管病变，血小板聚集功能障碍，全血黏度、血浆比黏度、红细胞压积均明显升高，血流流态变慢。糖尿病肾病夹瘀，符合中医"久病入络"的理论。本病为本虚标实之证，故治疗应标本兼顾，在不改变糖尿病肾病饮食控制及降糖药物的基础上，采用补肾化瘀治疗。补肾化瘀方中的生地黄、山茱萸、黄精益肾养阴以固本，淫羊藿补肾壮阳，黄芪健脾益气，鬼箭羽、丹参、水蛭活血化瘀通络。现代药理研究认为，丹参、鬼箭羽具有降低血小板聚集性和血液黏滞度、改善微循环的作用。本方还有一定消除蛋白尿、降脂作用。用于治疗糖尿病肾病获得较好的疗效。

加减升降汤

【药物组成】　石决明 18 g，党参、黄芪各 12 g，大黄、白术、熟附子、僵蚕、蝉蜕、竹茹、川芎、当归各 8 g，车前子 15 g，益母草 25 g。

加减：严重呕吐者，加藿香、法半夏各 10 g；舌质紫暗者，加丹参、桃仁各 10 g；腹胀者，加沉香（后下）6 g，陈皮 8 g。

【适用病症】　糖尿病肾病。

【用药方法】　每天 1 剂，水煎服。并控制饮食；合并肾功能不全者以低磷低蛋白饮食为主，辅以降糖药物格列齐特治疗；血压高者加服硝苯地平，以控制血糖、血压。1 个月为 1 个疗程，治疗 2～3 个疗程。

【临床疗效】　此方加减治疗糖尿病肾病 32 例，显效（肾病症状群基本消失或缓解，24 小时尿蛋白定量比治疗前减少 40% 以上，空腹血糖、尿素氮、血肌酐、内生肌酐清除率等有明显改善）9 例，好转（症状显著改善，24 小时尿蛋白定量较治疗前下降 10%～30%，空腹血糖、尿素氮、血肌酐、内生肌酐清除率有所改善）19 例，无效（临床症状无改善或发展，24 小时尿蛋白定量、空腹血糖、尿素氮、血肌酐、内生肌酐清除率等化验检查无改善）4 例。总有效率 87.5%。

【病案举例】　刘某，女，56 岁。5 年前确诊为糖尿病。近半年反复颜面浮肿，加重 2 个月，少尿 5 天。诊见：患者面色晦暗，脘腹胀闷，食少纳呆，偶有恶心，小便短少，双下肢浮肿明显，口唇色淡，舌淡胖，脉沉细。检查：血压 15/10 kPa，心率 86 次/分，心尖部可闻及 Ⅱ 级双期杂音。心电图示：ST 段稍下移。检查：尿糖（＋），白细胞（＋＋＋），24 小时尿量 250～450 mL，24 小时尿蛋白定量 0.68 g。尿素氮 12.9 mmol/L，血肌酐 274 μmol/L，空腹血糖 12.5 mmol/L，总蛋白 52.7 g/L，白蛋白 24.2 g/L，球蛋白 28.5 g/L，血红蛋白 95 g/L。西医诊断为糖尿病肾病（临床肾病期）。中医辨证为脾肾两虚，升降失调，湿浊内蓄，气血瘀滞。处方：黄芪、党参、竹茹各 12 g；熟附子、车前子、益母草各 15 g，石决明 18 g，蝉蜕、僵蚕、白术、大黄各 8 g，川芎、当归各 6 g。服 20 剂后，食欲稍增，恶心减轻，精神好转，尿量较多，大便每天 2 次。仍用上方大黄减为 5 g，加三七 10 g。连用 1 个月后，面色转佳，食欲增。复查尿素氮 7.8 mmol/L，血肌酐 128 μmol/L，大黄改为 3 g。连续服用 2 个月，随访病情稳定，生活能自理。

【验方来源】 林则杰. 运用"气立、升降"理论治疗糖尿病肾病 32 例［J］. 新中医，1999，31（9）：26.

按： 糖尿病肾病是慢性进行性恶化症状群，主要是肾小球毛细血管基底膜增厚，系膜区基底膜样物质沉积引起的肾小球硬化。糖尿病患者一旦出现肾病的征象，病情的发展更为严重。本病的病因为升降失调，中气虚弱，脏腑失衡，气血瘀滞，可归属于中医学消渴病、水肿范围。治宜升降并调，虚实同理，寒温相适。加减升降汤方中的党参、黄芪补中益气，配白术悦脾畅中，中气旺自能斡旋上下调升降，清浊复位；大黄入血分散瘀滞而降浊，与熟附子相合，益其原而通经解毒；益母草、当归、川芎活血祛瘀；石决明平肝潜降；蝉蜕、僵蚕上行升清；车前子、竹茹通利而解内郁之热。全方温凉通补，用于治疗糖尿病肾病有一定的疗效。

补肾活血汤

【药物组成】 黄芪、丹参各 30 g，何首乌、桑寄生各 20 g，黄精、山茱萸、当归、太子参、生地黄、川芎、泽泻、葛根、补骨脂各 15 g。

【适用病症】　糖尿病肾病。

【用药方法】　每天 1 剂，浓煎成 150 mL，分早、晚服。2 个月为 1 个疗程。并控制饮食，降糖药以格列喹酮 90～180 mg/日控制血糖，有高血压的患者用开博通 25～75 mg/日控制高血压。

【临床疗效】　此方治疗糖尿病肾病 32 例，可使尿蛋白减少，尿素氮下降，血糖下降，降低血脂，改善肾功能，取得了较好的疗效。

【验方来源】　崔春燕，梁文郁. 补肾活血汤治疗糖尿病肾病 32 例［J］. 浙江中医杂志，1999，34（3）：99.

按： 糖尿病肾病的病机根本是气虚血瘀。补肾活血汤中的黄芪、太子参、生地黄益气滋阴；丹参、当归、川芎、泽泻、葛根活血化瘀；何首乌、山茱萸、黄精、桑寄生、补骨脂益肾固精。诸药合用，既可改善肾功能、减少尿蛋白，又可使血糖下降，并可降低血脂。因此本方用于治疗糖尿病肾病取得较好的疗效。

复方糖肾平安汤

【药物组成】　黄芪、玉米须各 20 g，人参、黄柏各 9 g，山药、茯苓、白术、绞股蓝、丹参、山楂、红花、小蓟各 12 g，大黄、黄连各 6 g，蚕茧、白茅根各 15 g，知母 10 g。

加减：若肝肾气阴两虚者，加玄参、玉竹、太子参、天花粉、麦门冬；脾肾阳虚者，加党参、陈皮，加重茯苓、山药、白术用量；阳虚水泛、浊阴卜逆者，加肉桂、熟附子、山茱萸、车前子、泽泻；若出现血尿者，加牡丹皮；血压高者，加天麻、石决明；呕吐者，加姜半夏、砂仁；尿蛋白增多者，重用黄芪。

【适用病症】　糖尿病肾病。

【用药方法】 每天1剂，水煎2次，分2~3次服。

【临床疗效】 此方加减治疗糖尿病肾病56例，显效（症状、体征缓解，尿蛋白定量正常、定性阴性）18例，良好（症状、体征改善，尿蛋白定量较治疗前明显下降超过40%）26例，无效（治疗后症状、体征改善及化验指标下降不明显）12例。

【病案举例】 王某，女，58岁。患糖尿病3年，近1个月来加重。诊见：口干多饮，尿频量多，腰膝酸软，腹胀疲乏，五心烦热，视物模糊，舌暗红、少苔，脉细数。检查：空腹血糖7.9 mmol/L，24小时尿蛋白0.6 g。方用复方糖肾平安汤。服药5剂后，患者口干症状明显减轻，唯感五心烦热。继上方加玄参、太子参、天花粉。服药10剂后，诸症状悉除。复查空腹血糖均在正常范围。

【验方来源】 张莹雯. 复方糖肾平安汤辨证加减治疗糖尿病肾病56例 ［J］. 四川中医，1998，16（8）：22.

按：糖尿病肾病是由糖尿病发展而来的一种肾脏并发症，临床上以尿浊、水肿、疲乏为主要特征。其病变部位在肾，病情发展可波及到心、肝、脾等脏器。本病病变早期以阴虚为本，涉及肝肾；随着病情发展，逐渐阴损及阳，致脾肾阳虚。病至晚期，肾脏受损，肾阳衰败，阴阳俱竭，浊毒内停，导致气血阴阳俱虚、脏腑功能失调重症。复方糖肾平安汤中的黄芪、人参、山药、茯苓、玉米须、蚕茧等温肾健脾，益气养阴；丹参、红花、山楂活血祛瘀，利水消肿；大黄、黄连清热解毒，降血糖效果尤佳。诸药结合辨证用药，共奏温肾健脾、益气养阴、活血利水之功。

益 肾 方

【药物组成】 黄芪、益母草各20 g，熟地黄25 g，丹参、山茱萸、山药各12 g，茯苓、牡丹皮、泽泻各9 g。

【适用病症】 糖尿病肾病。

【用药方法】 将上药制成浓缩口服液，每次服 50 mL，每天 1 次。并以复方丹参注射液 40 mL 加入生理盐水 250 mL 中静脉滴注。予以糖尿病饮食，根据血糖水平的不同，分别给予降糖西药，合并高血压者，予卡托普利治疗。

【临床疗效】 此方治疗糖尿病肾病 38 例，显效 16 例，有效 18 例，无效 4 例。总有效率 89.5%。

【验方来源】 杨丽珍. 中西医结合治疗糖尿病肾病 38 例疗效观察［J］. 新中医，1998，30（9）：11.

按： 糖尿病肾病是糖尿病常见的严重并发症，弥漫性肾小球硬化是糖尿病的特异性肾损害。临床表现为蛋白尿或有水肿、高血压，进一步发展可至氮质血症、肾功能衰竭等。本病的病机特点是以脾肾（或肝肾）气阴两虚夹血瘀为主。益肾方中的熟地黄滋肾阴、益精髓，山药滋脾补肾，山茱萸滋肾养肝，共成三阴并补之功；茯苓、泽泻健脾利水消肿；牡丹皮清虚热，活血化瘀；黄芪、益母草、丹参益气活血，利水消肿。现代药理证实，熟地黄、山药、山茱萸、黄芪、茯苓、泽泻、丹参等均有降血糖作用。黄芪具有双向调节血糖作用，并有降脂、消除尿蛋白、提高抗病能力的功效。茯苓、泽泻既可降糖又可降脂。益母草既有活血化瘀之长，又有平肝降压、降血脂、利水消肿之功。复方丹参注射液主要成分为丹参、降香，有活血行气散瘀之功能，并具有抗凝解聚，降低血液黏稠度，扩张血管，改善微循环，抗脂质过氧化损伤，保护缺氧组织和红细胞，并有纠正肾血流动力学的异常状态，增加血流量，减少尿蛋白，降低血压，改善肾功能的作用。因此在益肾方培补脾肾、益气养阴、活血利水的基础上重用活血化瘀药物，并以复方丹参注射液协同治疗本病，可推陈出新，安和五脏，提高机体免疫功能，调整糖脂代谢，减少尿蛋白，改善肾功能和血液流变学状态，达到延缓肾功能减退进程的作用，故取得了较好的临床疗效。

芪黄二参苓泽汤

【药物组成】 黄芪、黄精、生地黄、熟地黄各 20 g，茯苓 12 g，枸杞子、泽泻、红花各 10 g，玄参、丹参、川芎各 15 g。

【适用病症】 糖尿病肾病。

【用药方法】 每天 1 剂，水煎服。并配合使用降糖药以及饮食控制。2 个月为 1 个疗程。

【临床疗效】 此方治疗糖尿病肾病 40 例，获得较好的疗效。

【验方来源】 陈思兰. 中医药治疗终末期糖尿病肾病 40 例临床报告 [J]. 新中医，1996，28（10）：44.

按：糖尿病根据其病程的长短，可分成三型：即早期阴虚热盛、中期气阴两虚和晚期阴阳两虚型。糖尿病肾病是糖尿病患者出现的并发症之一。其病机为病程日久，气阴两虚，阴损及阳，脾肾衰败，水湿潴留，泛滥肌肤，而成水肿。同时还发现中后期糖尿病患者均有不同程度的气虚血瘀症状。因此，治宜滋阴补肾、活血化瘀或以温阳利水药治疗本病。方中以黄精、生地黄、熟地黄、枸杞子、玄参滋阴补肾；黄芪、茯苓、泽泻补气利水；丹参、川芎、红花活血化瘀。药物实验研究证明，滋阴补肾、活血化瘀中药在防止动脉粥样硬化、改善微循环、抑制血小板聚集等方面有明显的作用，对预防和治疗糖尿病肾病有较好的疗效。

化痰活血通络方

【药物组成】 苍术、胆南星、法半夏、佩兰、僵蚕、地龙、川芎各 10 g，薏苡仁 15 g，桔梗 6 g。

加减：痰湿重者，法半夏改用姜半夏，加厚朴、砂仁；痰热重者，加桑白皮、黄芩、全瓜蒌；早期伴肝肾阴虚者，去胆南星、苍术、法半夏，加何首乌、桑葚子；中期伴脾肾两虚者，加太子参、白术、山茱萸、金樱子；晚期浊毒潴留者，加生大黄；伴水肿者，加茯苓皮、车前子、益母草。

【适用病症】　糖尿病肾病。

【用药方法】　每天 1 剂，水煎服。并按原基础治疗，包括合理饮食及有效地控制血糖、血压。

【临床疗效】　此方加减治疗糖尿病肾病 82 例，显效（症状明显改善，浮肿消退，24 小时尿蛋白定量下降 50% 以上，肾功能改善）10 例，有效（症状有所改善，24 小时尿蛋白定量下降 50% 以下，肾功能稍改善）56 例，无效（治疗后无变化或恶化）16 例。总有效率 80.49%。

按：糖尿病肾病是指糖尿病性肾小球硬化症，是糖尿病的微血管病变。中医学认为，由于消渴日久，痰阻血瘀，损伤肾气，致肾之阴阳俱虚。治疗上当从痰瘀论治。药用苍术、胆南星、法半夏、桔梗化痰，僵蚕、川芎、地龙活血通络，佩兰则兼化痰活血之功。并根据糖尿病肾病不同的表现兼顾扶正，或补益肝肾，或益气健脾。化痰活血通络方用于治疗糖尿病肾病可延缓病情的发展。

补阳还五汤加味方

【药物组成】　黄芪 30 g，当归尾、赤芍、熟地黄、玄参各 10 g，地龙、川芎、桃仁各 8 g。

【适用病症】　糖尿病肾病。

【用药方法】　每天 1 剂，水煎 2 次，共取药液 500 mL，分早、晚温服。1 个月为 1 个疗程，治疗 1 ~ 2 个疗程。治疗期间，配合基础治疗，包括糖尿病饮食、控制血糖。

【临床疗效】　此方治疗糖尿病肾病 34 例，近期显效 13 例，有效 16 例，无效 5 例。总有效率 85.3%。

【验方来源】　王亿平. 补阳还五汤加味方治疗糖尿病肾病 34 例 [J]. 辽宁中医杂志，1996，23（7）：311.

按：糖尿病肾病是糖尿病的主要慢性并发症之一。其基本病机为阴虚燥热，耗血伤津，导致血脉涩滞，血行不畅而致瘀。病延日久，不仅阴伤、血瘀，气亦暗耗，同时久病多瘀，久病入络，故糖尿病肾病患者血瘀之证极为明显，如舌质紫暗或淡暗，舌边有瘀点或瘀斑，临床检测也表明血流变学参数明显异常，说明存在着血液的黏、浓、凝、聚的病理状态。根据糖尿病肾病患者气虚、阴亏、血瘀的病理机制，以补阳还五汤加味方治疗后患者尿蛋白明显降低，肾功能、血流变学指标亦明显改善。这与方中药物所具补气、活血、通络、养阴功能有关。方中重用黄芪，意在补气；辅以当归尾、川芎、桃仁、地龙活血通络；熟地黄、玄参养阴增液，使糖尿病肾病患者气旺血行，瘀祛络通，病自可渐愈。

加减桃核承气汤

【药物组成】　桃核（仁）、太子参各 12 g，大黄、桂枝、芒硝各 6 g，黄芪 20 g，丹参 15 g，沙参 10 g。

【适用病症】　糖尿病肾病。

【用药方法】　每天 1 剂，头煎加水 600 mL，浸泡 2 小时，文火煎约 30 分钟，煎至 250 mL；二煎加水 500 mL，煎约 20 分钟，煎至 250 mL。两煎液混合，于早、午、晚 3 餐前 30 分钟等量分次温服。并给予基础治疗，包括饮食控制、限钠、控制血糖、控制血压等。2 个月为 1 个疗程。

【临床疗效】　此方配合基础治疗糖尿病肾病71例，显效（临床症状消失或基本消失，24小时尿蛋白定量减少50%以上，内生肌酐清除率增高20%以上，血糖、血脂达正常水平）14例，有效（临床症状明显减轻，24小时尿蛋白定量减少低于50%或无增加，内生肌酐清除率增高低于20%或无下降，血糖、血脂下降未达正常水平或无升高）38例，无效（未达以上标准者）19例。

【验方来源】　王延春，范冠杰，欧翠柳. 加味桃核承气汤治疗糖尿病肾病138例临床观察 [J]. 国医论坛，2000，15（2）：10.

按：糖尿病肾病是临床常见的心脑肾三大并发症之一，属中医消渴范畴。随着病程的延长，特别是出现各种并发症以后，多有血瘀证的临床表现，同时由于消渴病久，阴损气耗，而致气阴两虚，脉络瘀阻，故用桃核承气汤加益气养阴之品，有益气养阴、化瘀通络之功效，用于治疗糖尿病肾病，可取得了较好疗效。

芪蓉五味汤

【药物组成】　黄芪30 g，肉苁蓉、玄参、山药各15 g，五味子5 g。

加减：脾肾气虚者，加熟附子9 g，炮姜5 g，芡实、赤小豆各15 g；肝肾阴虚者，加西洋参20 g，熟地黄、枸杞子各15 g，麦冬12 g，白茅根30 g，大黄（后下）6 g；脾肾气阴两虚夹瘀血者，加桃仁、川芎、红花、泽兰各9 g。

【适用病症】　糖尿病肾病尿蛋白。

【用药方法】　每天1剂，水煎服。并辅以西药降糖药稳定血糖。30天为1个疗程。

【临床疗效】 此方加减并配合降糖药治疗糖尿病肾病蛋白尿 30 例，显效（经 3 个疗程治疗后，多次测定尿蛋白为阴性，24 小时尿蛋白定量＜0.2 g，血糖稳定至＜7.2 mmol/L，临床症状基本消失）15 例，有效（多次测定 24 小时尿蛋白定量＜1 g，空腹血糖降至＜8.0 mmol/L，临床症状减轻）10 例，无效（各项指标较前无大改变）5 例。总有效率 83.3%。

【验方来源】 谭国辉. 中医药治疗糖尿病蛋白尿的临床观察［J］. 中医药学报，2000，28（1）：37.

按： 气阴两虚，络脉瘀阻是糖尿病出现尿蛋白的共同病因。阴津亏耗无以载气，燥热亢盛伤阴耗气而致气阴两伤。气虚、阴虚、燥热又致血瘀，终致气阴两虚，脉络瘀阻。黄芪补中益气，玄参滋阴降火，肉苁蓉滋肾润燥，五味子补肾生津，山药健脾益气。而脾肾气虚、肝肾阴虚、脾肾气阴两虚夹有瘀血的各类症状在治疗上又有所区别。脾肾气虚应健脾温肾；肝肾阴虚应壮水制火；脾肾气阴两虚夹有瘀血应益气养阴、健脾益肾兼以活血。

芪蚣消蛋汤

【药物组成】 黄芪、丹参、葛根各 20 g，蜈蚣 1 条（去头足），昆明山海棠、乌梅、玄参各 12 g，雷公藤 6 g，地龙 18 g，冬虫夏草 2 g，苍术、生地黄各 15 g，蛇蜕 9 g。

【适用病症】 糖尿病肾病尿蛋白。

【用药方法】 每天 1 剂，加水适量，凉水浸泡 30 分钟，武火煎沸后，文火再煎 30 分钟。共煎 2 次，取药液 500 mL，分早、晚温服。在服用汤药的同时，用生理盐水 250 mL 加入精制蝮蛇抗栓酶 0.5 U（血压较高及有出血倾向者慎用）静脉缓慢滴注，每天 1 次。并配合糖尿病教育，优质低蛋白饮食，应用适合自己的降糖药物等。10 天为 1 个疗程，1 个疗程结束后停药

1 天，再进行下 1 个疗程，连用 3 个疗程。

【临床疗效】　此方配合西药治疗糖尿病肾病尿蛋白 30 例，显效（尿蛋白降低＋＋以上或消失，临床症状明显好转）14 例，有效（尿蛋白降低＋，临床症状减轻）16 例。

【验方来源】　张志民，郭长河，李勍. 自拟芪蚣消蛋汤配合蝮蛇抗栓酶治疗糖尿病肾病蛋白尿 30 例临床观察 [J]. 安徽中医临床杂志，2000，12（2）：89.

按：糖尿病肾病尿蛋白是糖尿病常见的微血管并发症。消渴之人阴虚燥热，耗损气阴，日久阴损及阳，脾肾衰败，气滞血瘀，脾虚失摄，肾虚不固，精微物质从尿中排出，而水湿潴留为患。本病多虚多瘀，阴虚内热、阳虚寒凝为本；血瘀、三焦不畅为标。芪蚣消蛋汤意在标本同治，阴阳并调。方中的黄芪、生地黄、苍术、玄参、葛根、丹参均有降糖作用以稳定血糖；蜈蚣消坚化毒，地龙、蛇蜕消蛋白作用明显增强；昆明山海棠、雷公藤改善机体免疫功能；乌梅生津止渴，敛精止漏；冬虫夏草平补阴阳。全方共奏固脾肾、止漏浊之功。再配合蝮蛇抗栓酶静脉滴注，使瘀祛新生，毒化湿除，而蛋白自消。

糖肾康效方

【药物组成】　黄芪、山药各 30 g，党参、白术、茯苓、麦冬、玄参、山茱萸、川芎各 10 g，枸杞子、丹参、益母草各 15 g。

【适用病症】　糖尿病肾病尿蛋白。

【用药方法】　每天 1 剂，水煎 2 次，分早、晚服。合理控制饮食，并服用格列喹酮或使用胰岛素使血糖基本接近正常。

【临床疗效】　此方治疗糖尿病肾病尿蛋白 23 例，显效［临床症状如乏力、纳差、浮肿肢凉、腰膝酸软、小便泡沫等明显改善或消失，24 小时尿蛋白定量和（或）尿微量蛋白下降70% 以上］10 例，有效［临床症状改善，24 小时尿蛋白定量和（或）尿微量蛋白下降30% ~70%］10 例，无效［临床症状无改善，24 小时尿蛋白定量和（或）尿微量蛋白下降少于30%］3 例。总有效率86.9%。

【验方来源】 刘怀珍，韩瑞英. 糖肾康效方对糖尿病肾病尿蛋白的影响［J］. 安徽中医学院学报，2000，19（4）：12.

按： 糖尿病肾病是糖尿病重要的并发症，尿蛋白则是糖尿病肾病的主要标志，而微量白蛋白尿是广泛血管损害的一种标志，此阶段是可以逆转的，是治疗的关键阶段。本病属于中医学消渴病范畴。其基本病机是气阴两虚。因久病必虚，久病必瘀，久病及肾。本病的病理变化也是以肺、脾（胃）、肾三脏气阴亏损为主，脉络瘀阻为主要兼症而伴随始终。治以益气养阴、活血补肾法。糖肾康效方中的黄芪、党参、白术、茯苓益气健脾，以资气血生化之源，纠正气虚之本，改善本病的营养状况，同时可化湿利水，改善浮肿症状；麦冬、枸杞子、山茱萸养阴滋肾，以补阴虚之本；山药入肺、脾、肾三脏，可补三脏之阴；川芎、丹参、益母草活血化瘀，并寓利水于活血之中。诸药合用，既能扩张肾血管，改善肾小球的通透性，减少大分子物质的滤出，又能调整机体的免疫力，改善血液流变性及肾脏微循环，修复微血管的损伤，从而有效地防止和减少蛋白尿。糖肾康能预防和减少糖尿病肾病尿蛋白的漏出，未见不良反应，为治疗本病提供较为理想途径。

糖 肾 灵

【药物组成】 生地黄、熟地黄、山茱萸、牡丹皮、茯苓、大黄、熟附子各10 g，泽泻、益母草各20 g，莪术30 g，山药、炙黄芪、川牛膝各 15 g。

【适用病症】　糖尿病肾病慢性肾功能不全。

【用药方法】　每天 1 剂，加水 1 000 mL，煎成 400 mL，分早、午、晚饭后服。并根据病情予以优质低蛋白、低钠饮食；尿酸增高，予以低嘌呤类饮食；用格列喹酮、阿卡波糖或胰岛素控制血糖，用 ACE-I 药物控制血压。30 天为 1 个疗程。

【临床疗效】　此方配合西药治疗糖尿病肾病慢性肾功能不全 30 例，显效（症状明显减轻或消失，尿蛋白减为微量，尿素氮、血肌酐、肌酐清除率接近或恢复正常）13 例，有效〔症状有所减轻，尿蛋白减为（＋），尿素氮 6.5～10 mmol/L，血肌酐 133～200 μmol/L，肌酐清除率 10～20mL/min〕15 例，无效（症状无改善，尿蛋白无改善，尿素氮、血肌酐、肌酐清除率治疗前后变化不大）2 例。

【验方来源】　周文卫，李卓伶. 糖肾灵治疗糖尿病肾病慢性肾功能不全 30 例〔J〕. 上海中医药杂志，2000，34（12）：21.

按：糖尿病肾病慢性肾功能不全，中医辨证为肾虚血瘀，邪浊泛滥，治宜益肾活血。故宗六味地黄丸之旨益肾；莪术、益母草活血化瘀；大黄、熟附子温阳泄浊；黄芪大补元气；川牛膝引血归经。全方共奏益肾活血、温阳泄浊之功。

温肾降浊汤

【药物组成】　熟附子、甘草、黄连各 9 g，人参 6 g，大黄、紫苏、红花各 15 g，制半夏、刘寄奴各 12 g，丹参、益母草各 50 g，当归、黄柏各 20 g。

【适用病症】　糖尿病肾病尿毒症。

【用药方法】　每天 1 剂，水煎 2 次，合并药液浓缩至

300 mL，分早、晚服。2 个月为 1 个疗程。并给予西药常规治疗，及时纠正电解质紊乱、酸碱失衡及抗感染。

【临床疗效】　此方治疗糖尿病肾病尿毒症，获满意的疗效。

【病案举例】　杨某，女，43 岁。患糖尿病 18 年。近 2 年来浮肿、腰酸加重，近 1 周恶心呕吐。诊见：伴纳呆，眩晕心悸，畏寒，尿少，面色苍白虚浮，精神萎靡，舌红、苔黄、脉弦数。经各项检查诊断为 2 型糖尿病，糖尿病肾病，肾功能不全、尿毒症期。用温肾降浊汤去甘草，加半枝莲。服药 10 剂后，浮肿减轻，呕吐消失，尿量增加，胃纳好转。仍用上方加减治疗 2 个月后，体重增加，面色带华。实验室检查各项指标均有明显好转。

【验方来源】　武晓春. 温肾降浊汤治疗糖尿病肾病尿毒症的临床体会［J］. 中医药研究，2000，16（3）：33.

按：温肾降浊汤中的熟附子、大黄温阳泻浊解毒，攻逐湿浊毒邪。两药寒热相配，温阳泻浊相伍为特点。大黄走而不守，荡涤肠胃，下燥结而除瘀热，除水肿，推陈致新；熟附子辛温大热，其性善走，通行十二经，为纯阳之要药，外则达皮毛而除表寒，里达下元而温痼冷。大黄配熟附子，具有温阳通里攻下，推陈致新，相得益彰。甘温力宏之人参可大补脾胃元气，以固后天。且人参配伍大辛大热之熟附子，温壮元阳，大补先天，两药相须，具有上助心阳，下补肾命，中补脾土之作用，特别适用于肾功能衰竭合并心功能衰竭患者。丹参、红花、益母草活血化瘀，祛瘀生新；黄连、黄柏清热燥湿；法半夏降逆止呕；紫苏理气宽中和胃。全方共用，既可增强脾肾的气化功能，促进肾脏的病变恢复，增强肾脏的代偿能力，又可促进胃肠蠕动，使肠道迅速恢复正常的通畅性，便于体内毒素随大便排出，症状得以改善。

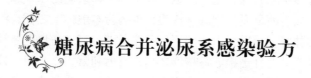

糖尿病合并泌尿系感染验方

冬虫七蓼汤

【药物组成】　冬虫夏草5份，蓼实（水红花子）3份，三七2份。

【适用病症】　糖尿病合并泌尿系感染。

【用药方法】　将上3味药研成粗粉，用纱布袋封好置于水中，文火煎1小时，取煎液，每次服100 mL，8小时服1次。7天为1个疗程。同时服用双五降糖胶囊，每次4 g，每天3次，餐前30分钟服。

【临床疗效】　此方治疗糖尿病合并泌尿系感染32例，显效（治疗1个疗程，尿路刺激症状消失，2次尿细菌培养无菌落生长）26例，有效（尚有轻微的尿痛、尿频，细菌培养菌落生长明显减少，2个疗程尿路刺激症状消失，尿细菌培养阴性）5例，无效（服药3个疗程，尿路刺激症状改善不明显，尿细菌培养持续阳性）1例。总有效率96.8%。

【验方来源】　马洪钧，马列. 冬虫七蓼汤治疗糖尿病合并泌尿系感染32例［J］. 辽宁中医杂志，1997，24（7）：316.

按：糖尿病患者易于并发泌尿系感染，其机制多与机体抗感染能力受损和组织适宜细菌繁殖有关。由丁糖尿病患者处于高血糖状态，组织及尿液中葡萄糖含量增高，成了细菌生长的培养基，导致泌尿系感染的发生。泌尿系感染促使糖尿病自主神经病变，使肾盂、膀胱和输尿管运动功能降低，引起排尿异常。糖尿病患者多由于久病，正气不足，体质不佳，致使泌尿系感染久治不愈，或愈而复发。中医学认为，本病为本虚标实之证，治本当以补其肺肾，治标当以清利下焦湿热通淋为宜。冬虫七蓼汤中的冬虫夏草具有补虚损、益精气之功；三七和营止血止痛，并有解除平滑肌痉挛作用，减少疼痛；蓼实有消渴去热功能，可缓解组织和尿液中高糖状态。本方用于治疗糖尿病合并泌尿系感染，有较好的疗效。

知柏地黄汤加味方

【药物组成】　知母、黄柏、泽泻、牡丹皮、丹参各 9 g，生地黄、山药、茯苓各 12 g，山茱萸 10 g，冬瓜仁 15 g，甘草 6 g。

加减：尿赤热者，加白茅根 12 g，金银花 9 g；小便淋沥不尽者，加车前子 15 g；尿痛者，加金钱草 10 g，淡竹叶 6 g；腰酸乏力者，加党参、续断各 10 g，黄芪 15 g。

【适用病症】　糖尿病合并慢性尿路感染。

【用药方法】　每天 2 剂，每剂各水煎 2 次，共取药液 400 mL，分 4 次服。14 天为 1 个疗程。并继续服用原用降糖药或胰岛素，控制血糖。

【临床疗效】　此方加减治疗糖尿病合并慢性尿路感染 39 例，痊愈（尿常规检查正常，连续 3 次尿培养阴性）24 例，好转（尿常规正常，尿培养阴性不足 3 次）11 例，无效（尿常规、尿培养无好转）4 例。总有效率 89.74%。

【验方来源】　李舒敏，李骏. 知柏地黄汤为主治疗糖尿病合并慢性尿路感染临床观察 [J]. 河北中医，2000，22（8）：610.

按：糖尿病合并慢性尿路感染属于中医学淋证、癃闭范畴。

其病机为气阴两虚，兼有湿热水浊，瘀血停滞，为本虚标实证，责之于脾、肾、肝功能障碍。肾先天元精不足，脾水谷运化不布，肝疏泄失职，阴亏热注下焦而发本病。知柏地黄汤滋阴清热，补肾利湿；加用丹参活血化瘀，冬瓜仁清热渗湿，甘草调和诸药。本方切中糖尿病合并尿路感染之病机，故能取得较好疗效。

益气育阴通淋汤

【药物组成】 黄芪 30 g，生地黄、怀牛膝、茯苓、车前子各 15 g，黄柏、泽泻、山茱萸、猪苓各 12 g，甘草 6 g。

加减：尿频、尿急、尿痛明显者，加栀子、蒲公英、木通；血尿者，加白茅根、小蓟；大便干结者，加大黄；发热者，加金银花、连翘；合并高血压者，加丹参、钩藤；合并末梢神经病变者，加鸡血藤、桑寄生；合并视网膜病变者，加枸杞子、菊花、蕤仁；合并坏疽者，用外治法配合治疗。

【适用病症】 糖尿病合并泌尿系感染。症见素有糖尿病病史，疲倦乏力，口干多饮，腰酸膝软，小便频数、余沥难尽，甚则发热，尿痛，时轻时重，遇劳加剧，缠绵难愈，舌红、苔薄黄，脉细数。证属气阴两虚，下元不固，膀胱湿热型者。检查空腹血糖超过 8.2 mmol/L；尿常规检查：尿糖（＋＋至＋＋＋），白细胞（＋＋至＋＋＋＋），红细胞（＋至＋＋＋）。

【用药方法】 每天 1 剂，水煎 2 次，分早、晚服。7 天为 1 个疗程，治疗 4 个疗程。治疗期间，原治疗糖尿病的中西药物照常服用。

【临床疗效】 此方加减治疗糖尿病合并泌尿系感染 38 例，临床治愈（尿频、尿急、尿痛症状消失，尿常规检查 3 次正常或中段尿培养转阴，空腹血糖有明显改善或降至正常范围或下降

3 mmol/L）21 例，显效（尿频、尿急、尿痛症状基本消失，尿常规检查大致正常）7 例，有效（尿频、尿急、尿痛症状减轻，尿常规检查有好转）5 例，无效（临床症状及尿常规检查无变化）5 例。总有效率 86.8%。

【病案举例】 李某，女，62 岁。患 2 型糖尿病 2 年多，近半年来出现尿频、尿急、尿痛症状。经尿常规检查发现有红、白细胞，诊断为糖尿病合并泌尿系感染。经抗炎治疗效果欠佳。病情反复发作，近 1 周来病情加重而来诊。诊见：疲倦乏力，气少懒言，口干多饮，尿频、尿急，时有尿痛，夜尿 3～4 次，小腹坠胀，腰酸膝软，头晕目眩，不耐劳累，双下肢轻度浮肿，舌淡红、苔白黄，脉沉细略数。检查尿常规：红细胞（＋＋），白细胞（＋＋＋），尿糖（＋＋＋），空腹血糖 12 mmol/L。中医诊断为消渴、淋证。证属气阴两虚，下元不固，膀胱湿热。治宜益气育阴通淋。方用益气育阴通淋汤加味：黄芪 30 g，山茱萸、泽泻、黄柏、猪苓各 12 g，生地黄、车前草、怀牛膝、菟丝子、茯苓各 15 g，白茅根 20 g，琥珀末（冲服）3 g。7 剂。原口服消渴丸照服。服上药后口干眩晕好转，尿频尿急减轻，夜尿减少，已无尿痛，浮肿消退，余症也有所减轻。复查尿常规：红细胞（－），白细胞（＋＋），尿糖（＋＋），空腹血糖 9 mmol/L。知药已对症，仍照原方法治疗，连续治疗 3 周，每周复查尿常规1 次。从治疗第 3 周起尿常规检查已基本正常，尿频、尿急、尿痛症状消失。治疗第 4 周尿常规检查，尿糖（±至＋），其余全部正常，空腹血糖 8.6 mmol/L。以后连续复查多次尿常规，均未见有红、白细胞，临床治愈。

【验方来源】 黄笑芝. 益气育阴通淋汤治疗糖尿病合并泌尿系感染 38 例疗效观察［J］. 新中医，1998，30（12）：16.

按：糖尿病合并泌尿系感染，中医多从消渴、淋证论治。从病因病机分析，本病属本虚标实之证。糖尿病患者罹病日久，气阴两伤，脾肾两虚证占了大多数病例。在此情况下，湿热之邪容易外犯，流注膀胱而为淋证。急性发作时表现为正虚邪实，慢性期表现为正虚邪恋。治疗时既要治疗糖尿病本虚证，益气养阴，扶助正气；同时也要考虑合并泌尿感染邪实证，通淋利尿祛邪外出。在治疗用药方面，益气养阴切忌滋腻留邪，通淋利尿避免苦寒伤阴。益气育阴通淋汤是在济生肾气丸基础上化裁而成。方中以黄芪、生地黄、山茱萸、怀牛膝、茯苓益气养阴，补肝肾，健脾胃，补而不腻；以车前子、黄柏、泽泻、猪苓清热利尿通淋；甘草调和诸药。全方体现出扶正祛邪，攻补兼施，标本同治的指导思想。因此本方对糖尿病合并泌尿系感染有较好疗效，既可控制和治疗感染，对维持正常血糖水平也有帮助。糖尿病患者由于抵抗力较差，容易合并感染，尤其是泌尿系的感染。而且糖尿病患者常合并自主神经病变，常有排尿不畅、尿潴留情况发生，进而发展成神经性膀胱，为细菌的繁殖提供了有利的场所，又因尿糖的增高而为细菌的繁殖提供了养分。特别是女性患者，由于尿道较短，感染机会更大，又容易复发，应引起重视。

糖尿病神经源性膀胱验方

肾气丸加味方

【药物组成】　黄芪 40 g，熟地黄、茯苓、牡丹皮、泽泻、猪苓、车前子各 15 g，山茱萸、益母草各 20 g，肉桂 10 g，炮附子 5 g。

【适用病症】　糖尿病神经源性膀胱。

【用药方法】　每天 1 剂，水煎 2 次，共取药液 300 mL，分早、午、晚服。2 周为 1 个疗程。并应控制血糖，包括饮食控制，口服降糖药物或皮下注射胰岛素治疗。并配合膀胱排尿训练，对尿潴留严重者给予导尿。

【临床疗效】　此方治疗糖尿病神经源性膀胱 27 例，获得较好的疗效。

【验方来源】　徐艳玲，高天舒，施剑. 中药治疗糖尿病神经源膀胱疗效分析 [J]. 辽宁中医杂志，1999，26（12）：552.

按：糖尿病神经源性膀胱是指膀胱感觉麻痹，排尿功能障碍，又称张力性膀胱，是糖尿病常见慢性并发症之一。由于尿潴留，反复导尿，往往易并发尿路感染。本病属中医学消渴病、癃闭范畴。由于消渴日久，阴虚及阳，阴阳俱虚，肾阳亏虚，膀胱气化不利，临床表现为尿频点滴而下，继则闭而不通为癃闭。治宜温阳利水，故用六味地黄汤滋阴补肾，并用炮附子、肉桂以温补肾阳，配黄芪益气升阳，猪苓、车前子利水，益母草活血利水。全方共奏温补肾阳、化气行水之功，使小便得以通利。

肾气丸加减方

【药物组成】　炮附子（先煎）、茯苓、泽泻、山茱萸、淫羊藿各 10 g，山药、牛膝、泽兰、熟地黄各 15 g，沉香（研末冲服）、白果各 6 g，琥珀（研末冲服）、肉桂（后下）各 3 g。

【适用病症】　糖尿病神经源性膀胱。

【用药方法】　每天 1 剂，水煎取药液分早、午、晚餐前 30 分钟服。

【临床疗效】　此方治疗糖尿病神经源性膀胱 20 例，治愈（症状体征消失，完全恢复正常排尿，排尿后 B 超示膀胱残余尿量少于 50 mL，双侧肾盂积水消失）16 例，好转（有时仍溢尿，排尿后 B 超示膀胱尿潴留 50～100 mL，双侧肾盂积水较治疗前减少）4 例。服药最少 15 剂，最多 40 剂。

【验方来源】　董文兵. 肾气丸加减治疗糖尿病神经源性膀胱 20 例 [J]. 江苏中医，2001，22（4）：20.

按：糖尿病神经源性膀胱是糖尿病慢性并发症之一。其病因多为素禀阳虚，或久病迁延，阴损及阳；或消渴之治，囿于阴虚燥热，寒凉太过，水胜火湮，致肾阳不足，命门火衰，膀胱气化无权。且阳虚寒凝，血行迟滞，更碍州都气化，形成恶性循环。肾气丸加减方中以肾气丸去牡丹皮、桂枝，加淫羊藿、沉香温补肾阳，加牛膝、泽兰、琥珀活血利水，加白果"通任督之脉，走膀胱而引群药"（傅山语）。全方温而不燥，补而不滞，通不伤正，故可奏效。

地黄山萸二苓汤

【药物组成】　熟地黄、山茱萸、猪苓、泽泻、茯苓各

15 g，牡丹皮 10 g，黄芪、车前子各 30 g，丹参 20 g。

加减：若肾阴虚者，加女贞子、旱莲草各 15 g；若湿热下注者，加茵陈 10 g，滑石 15 g；若肝郁气滞者，加枳壳、香附各 10 g。

【适用病症】　糖尿病神经源性膀胱。

【用药方法】　每天 1 剂，水煎服。配合针刺关元、膀胱俞、阳陵泉、肾俞、三焦俞等穴位，每天 1 次，每次留针 30 分钟。并配合糖尿病饮食控制及服西药降血糖，排尿困难者进行膀胱训练，防治尿路感染。及其他对症治疗。

【临床疗效】　此方加减并配合针刺、及降糖西药治疗糖尿病神经源性膀胱 30 例，治愈（症状体征消失，完全恢复正常排尿，排尿后膀胱残余尿量少于 100 mL，B 超示膀胱无充盈，肾盂积水较治疗前明显减少或消失）15 例，好转（有时仍溢尿，平卧位及情绪紧张时明显，下腹部肿物消失，B 超示膀胱残余尿量 150～200 mL，双侧肾盂积水减少）13 例，无效（症状体征无明显好转，B 超示膀胱仍显充盈，肾盂积水与治疗前无变化）2 例。总有效率 93.35%。

【验方来源】　李红，郑思榕，范永贤. 中西医结合治疗糖尿病神经源性膀胱炎 30 例［J］. 福建中医药，1999，30（4）：9.

按：糖尿病神经源性膀胱是糖尿病常见的神经病变之一。其发病机制是由于糖尿病的病程长，控制不良累及植物神经致膀胱功能失调。另外糖尿病患者尿量多，使排尿运动增加因而产生逼尿肌肥厚，而长期尿潴留使神经末梢受压，亦引起神经纤维损害。早期症状常不明显。根据临床表现见有排尿无力，小便淋漓不尽，尿潴留。本病属中医学癃闭、淋证范畴。由于本病患者多为老年人，肾气亦虚，且久病入络易致气滞血瘀，故治疗以益肾利水、活血化瘀为治则。地黄山萸二苓汤方中的熟地黄滋补肾阴；山萸萸滋补肝脾辅益肾；猪苓、泽泻、茯苓利水渗湿；牡丹皮泻肝火，凉血活血；丹参活血化瘀；黄芪补中益气；车前子利水通淋。配合针刺治疗以提高疗效，缩短病程。

芪术苓桂泽泻汤

【药物组成】　黄芪 60 g，桂枝、白术各 15 g，茯苓 20 g，泽泻、枳壳各 10 g。

加减：畏寒肢冷者，加熟附子 10 g；伴溢出性尿失禁者，加覆盆子、桑螵蛸各 15 g；伴泌尿系感染者，加黄柏 10 g，连翘 15 g。

【适用病症】　糖尿病神经源性膀胱。

【用药方法】　每天 1 剂，水煎 2 次，分早、午、晚服。1 个月为 1 个疗程。服药期间嘱患者严格按时排尿，每次排尿时间不少于 5 分钟，反复用力利用腹压排尿，白天 2~3 小时排尿 1 次，夜间随醒即尿。经常自己或由家人协助按摩耻骨区，膀胱过于饱满者，勿过于用力按压。大量尿潴留确不能自行排出者，予以临时导尿，严重者短期保留导尿。

【临床疗效】　此方加减治疗糖尿病神经源性膀胱 30 例，治愈（症状消失，恢复正常排尿，残余尿量少于 60 mL）14 例，有效（症状减轻，能自行排尿，残余尿量减少，但未达上述标准）12 例，无效（病情无好转或加重）4 例。总有效率 86.7%。

【验方来源】　张德宪，林君丽，于青云，等. 温阳利水法治疗糖尿病神经源性膀胱 [J]. 山东中医杂志，1998，17（9）：403.

按：糖尿病神经源性膀胱多见于糖尿病日久，阳气虚衰表现明显的患者。中药治疗宜用补气助阳、化气行水法，以益气助阳药为主，促进膀胱气化功能恢复，使小便得以通利，即使见尿频、尿急、尿痛诸症状，亦不宜用八正散之类苦寒通淋方剂，用之反损阳气，病情不得缓解。芪术苓桂泽泻汤方中重用黄芪、桂枝温通阳气；白术、茯苓、泽泻健脾利湿，通调水道；枳壳行气。诸药共用可增强膀胱气化功能，小便得以通利。此外，养成按时排尿习惯非常重要，应鼓励患者尽可能增加排尿次数，排尿时要用力用意，最大限度排净残存尿液。

通利消糖饮

【药物组成】　黄芪 30 g，山药、苍术、玄参、白术、茯苓、菟丝子各 15 g，山茱萸、王不留行、水蛭各 10 g，石韦、车前子各 12 g，黄连、琥珀末（冲服）各 3 g。

加减：偏肾虚者，症见排尿无力、腰膝软而冷、舌质淡、苔白、脉沉细尺弱，加桂枝、黄精、金樱子；偏气虚下陷兼见少腹重胀、肛门下坠、食欲不振、舌质淡、脉细弱者，加人参、柴胡、天麻；偏膀胱湿热者，加蒲公英、黄柏。

【适用病症】　糖尿病神经性膀胱功能障碍。

【用药方法】　每天 1 剂，水煎 2 次，分早、晚服。并保持原有降糖药物的用法、用量和食谱总入量。2 周为 1 个疗程，治疗 2 个疗程。

【临床疗效】　此方加减治疗糖尿病神经性膀胱功能障碍 22 例，显效（临床症状、体征消失，空腹血糖 < 7.2 mmol/L，或降低 30%）12 例，有效（临床症状、体征减轻，有少量遗尿感，空腹血糖 < 8.3 mmol/L，或降低 10% ~ 29%）9 例，无效（症状改善不明显或无改善，空腹血糖无变化或降低 10% 以下）1 例。

【病案举例】　陈某，女，62 岁。糖尿病史 10 年，以往用降糖西药治疗，病情反复不定。空腹血糖在 7.8 ~ 11.2 mmol/L，尿糖（＋至＋＋＋）之间。1个月前出现时欲小便而不得出，时量少而不畅。诊见：纳呆口淡，气短声怯，小腹胀满，舌质淡胖，脉细弱。检查：空腹血糖＜8.3 mmol/L。证属脾肾两虚，膀胱气化不利。治宜健脾补肾、化瘀利水。方用通利消糖饮。重用黄芪至60 g，加柴胡、升麻各6 g。服2剂后即感小便较前通利，尿量增加。继前方服10剂，症状完全消失，复查空腹血糖＜7.1 mmol/L。

【验方来源】 张颖. 自拟通利消糖饮治疗糖尿病神经性膀胱功能障碍22例 [J]. 云南中医中药杂志，2000，21（3）：30.

按： 糖尿病神经性膀胱功能障碍是糖尿病并发症之一，属中医学消渴、癃闭范畴。消渴症多以阴虚为本，燥热为标。但如迁延日久，阴损及阳，往往产生变症。糖尿病神经性膀胱功能障碍病在膀胱，与三焦气化、肾的气化有关。治疗上在益气养阴的同时必须活血化瘀，血行则水行。通利消糖饮中的黄芪伍山药，苍术配伍玄参，一阴一阳，一脾一肾。黄芪甘温，补中益气止渴，山药甘平，益脾阴固肾精，两药配伍，气阴兼顾。苍术辛苦温有"敛脾精不禁，治小溲漏浊不止"之功，玄参甘苦咸，微寒，能壮肾水，两药相伍，玄参制苍术之辛燥，相互加强健脾滋阴之效。白术、茯苓健脾益气行水，山茱萸养阴润燥、滋肾化气，菟丝子与山茱萸配合则固精缩尿、壮肾阳、滋肾阴，补而不燥。肾气充足则气行水行。王不留行、水蛭、琥珀、石韦、车前子下行活血，通瘀化结，血行则水行。现代医学也证实，活血化瘀药能改善微循环，延缓神经系统变性，使损伤的神经细胞再生与修复。这对糖尿病神经性膀胱功能障碍的恢复颇有益处。诸药合用，脾肾互济，气阴兼顾，血行瘀去，达到标本同治，共奏健脾补肾、化瘀行水之功。

糖尿病周围神经病变验方

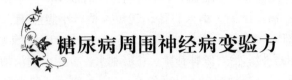

补阳还五汤加味

【药物组成】　黄芪 60 g，当归、桃仁各 10 g，赤芍、地龙、牛膝各 15 g，川芎、红花、桂枝各 6 g，鸡血藤 30 g。

加减：阴虚明显者，加太子参 30 g，五味子 10 g；疼痛明显者，加蜈蚣 3 条；麻木、有蚁行感者，加乌梢蛇、地骨皮各 10 g。

【适用病症】　糖尿病周围神经病变。

【用药方法】　每天 1 剂，水煎服。15 天为 1 个疗程。并控制饮食及使用常规降糖药物。

【临床疗效】　此方加减治疗糖尿病周围神经病变 12 例，显效（肢端对称性疼痛、麻木、蚁行感、畏寒、局部感觉障碍等症状及体征基本消失或明显减轻）7 例，有效（上述症状或体征较前有所减轻）4 例，无效（上述症状或体征无减轻甚或加重）1 例。

【病案举例】　李某，女，62 岁。患糖尿病 12 年，近年服用格列齐特，血糖控制在 8.6～12.2 mmol/L 之间。1 年前出现双下肢麻木，间断使用维生素、止痛药物治疗，病情未见好转。诊见：双下肢麻木、疼痛，入夜尤甚，影响睡眠；兼有口干、多饮、纳差，倦怠乏力，大便溏，小便多，舌淡红、苔白，脉细弦。检查：空腹血糖 11.8 mmol/L，总胆固醇 9.2 mmol/L，三酰甘油 2.37 mmol/L，高密度脂蛋白胆固醇 0.7 mmol/L，尿糖

（＋）。西医诊断：糖尿病、糖尿病性周围神经病变。中医诊断：消渴、痹证（气虚血瘀型）。仍服格列齐特 80 mg，每天 2 次。中药以益气养阴、活血通络法为主，方用补阳还五汤加味：黄芪60 g，当归、桃仁、地骨皮各 10 g，川芎、红花各 6 g，赤芍12 g，地龙、川牛膝各 15 g，鸡血藤 30 g，桂枝 8 g。治疗 15 天后，麻木、疼痛明显减轻；继续调理 1 个月，临床症状基本消失，空腹血糖降至 7.8 mmol/L，总胆固醇 7.6 mmol/L，三酰甘油 1.92 mmol/L，高密度脂蛋白胆固醇 1.0 mmol/L。

【验方来源】 李思宁，沈丹蕾. 益气活血法治疗糖尿病周围神经病变 12 例［J］. 湖北中医杂志，2000，22（6）：19.

按： 糖尿病周围神经病变是糖尿病在发展过程中，长期的高血糖状态改变了周围神经的代谢，加之微血管病变引起供血不足，继而导致神经功能障碍。治疗本病一般是通过降低高血糖来消除神经障碍，但效果不理想。镇痛剂虽可暂时缓解症状，但副作用多，不宜长期使用。中医药治疗本病有一定的优势。根据本病的临床表现与中医学的"痹证"相似。因消渴日久，耗伤正气，气阴不足，无以充养四末，导致感觉异常，加之瘀血阻络，脉气不通，故出现对称性肢端疼痛。治以益气养阴、活血化瘀为主，以达到疏通经络、消除痹痛的目的。方中的黄芪益气健脾；当归、赤芍、地龙、川芎、红花、桃仁、鸡血藤活血通络；桂枝、牛膝引血直达病所。阴虚明显者加生脉散益气养阴；疼痛明显者加蜈蚣剔风活血止痛；皮肤感觉异常者加乌梢蛇、地骨皮养阴祛风。但应注意避免使用过多温燥的药物，以防伤阴，加重消渴的症状。

消渴通痹汤

【药物组成】 黄芪、生地黄、豨莶草、玉竹、黄精、枸杞子、黄连、丹参、地龙等适量。

【适用病症】 糖尿病周围神经病变。

【用药方法】 每天1剂，加水适量煎取药液150 mL，分早、晚饭前30分钟温服。并对患者进行糖尿病知识教育，心理调整，饮食治疗。1个月为1个疗程，连用2个疗程。

【临床疗效】 此方治疗糖尿病周围神经病变50例，显效25例，有效20例，无效5例。总有效率90%。

【验方来源】 郑粤文，盛春华，南红梅，等. 消渴通痹汤治疗50例糖尿病周围神经病变的临床观察［J］. 吉林中医药，2000，20（6）：18.

按：糖尿病周围神经病变的病因病机为日久不愈，津枯血燥导致气阴两虚，血液运行不畅，瘀血内生，气血不能运行于四肢末端，肌肉筋脉失去荣养，故见四肢末端疼痛、麻木、感觉异常。因此气阴两伤，脉络瘀阻是本病的基本病机。治以益气养阴、化瘀通络为法。方中的黄芪能益气补虚损，既止渴利阴气、又助活血，使气旺血行，祛瘀而不伤正，助诸药周行全身，使血行四末，瘀通荣至；生地黄养阴生津，凉血止血，补肾水真阴。此两者共用具有益气养阴之效，故为君药。豨莶草滋阴养血，与黄芪、生地黄配用，助君药益气养血之功。丹参一味功同四物，具有活血祛瘀之效，配黄芪益气养血，配生地黄活血养阴，为臣药。玉竹、黄精、枸杞子、黄连为佐药，共奏养阴生津，润燥解毒之功。地龙性寒能清热，通利经络止痛，且地龙性善走窜，为入络佳品，可引诸药直达病所，为使药。上药相伍，共奏益气养阴、活血化瘀、通经活络之功效。

芪地芎归汤

【药物组成】 黄芪、当归、山茱萸各20 g，山药、枸杞子、鸡血藤、白芍各 30 g，生地黄、川芎、桑寄生各 15 g，桂枝 10 g，水蛭、甘草各 5 g。

加减：阴虚易出汗者，加女贞子、旱莲草、天冬；阳虚畏寒肢冷者，加仙茅、淫羊藿、肉桂；烦渴燥热者，加生石膏、天花粉、石斛；疼痛较剧者，加延胡索、威灵仙。

【适用病症】　糖尿病周围神经病变。

【用药方法】　每天 1 剂，水煎 2 次，分早、晚服。4 周为 1 个疗程。并予降血糖药物控制血糖，同时采用弥可保 500 μg 肌肉注射，每周 3 次。

【临床疗效】　此方加减治疗糖尿病周围神经病变 30 例，显效（症状完全消失，神经传导速度提高 5m/s）12 例，有效（症状明显缓解，神经传导速度提高 3m/s）17 例，无效（症状无明显好转，神经传导速度无改变）1 例。总有效率 96.7%。

【病案举例】　朱某，女，58 岁。因烦渴多饮 10 年，伴双下肢麻木疼痛半月余而入院。既往有 2 型糖尿病史 10 年，间断服格列本脲或消渴丸等药。入院前半个月觉烦渴症状加重，伴双下肢麻木疼痛，以夜间为甚，呈触电样，夜不能寐，精神极差。检查：空腹血糖 10.6 mmol/L，餐后 2 小时血糖 16.6 mmol/L，胆固醇 6.38 mmol/L，三酰甘油 2.8 mmol/L。肌电图示腓神经运动传导速度 39.4 m/s，感觉传导速度 28.9 m/s。西医诊断为：2 型糖尿病，糖尿病末梢神经病变。口服二甲双胍 250 mg，每天 3 次；格列吡嗪 5 mg，每天 3 次。同时肌肉注射弥可保 500 μg，每周 3 次。并用中药益气补肾、活血化瘀之剂。处方：黄芪、山药、鸡血藤各 30 g，当归、白芍、枸杞子各 20 g，生地黄、牛膝、杜仲各 15 g，桑寄生、山茱萸、桂枝各 10 g，甘草 5 g。治疗 2 周后，双下肢麻木疼痛症状明显缓解，仅夜间时有疼痛。继服中药 2 周，复查空腹血糖为 5.8 mmol/L，餐后 2 小时血糖为 7.2 mmol/L，胆固醇 4.8 mmol/L，三酰甘油 1.7 mmol/L，肌电图运动神经传导速度 45.7 m/s，感觉神经传导速度 35.2 m/s。症情好转出院，嘱继续口服降糖药维持治疗。

【验方来源】 刘笛. 弥可保联合中药治疗糖尿病周围神经病变 30 例 [J]. 天津中医，1999，16（5）：9.

按： 糖尿病周围神经病变是糖尿病常见并发症之一。本病由于消渴日久，阴虚燥热，煎熬津液，血黏成痰，瘀阻经络，气血不能通达四肢，肌肉筋脉失于濡养所致。弥可保是维生素 B$_{12}$ 的衍生物，对糖尿病周围神经病变有一定的防治作用，但对局部血流无明显改善作用。而中药生地黄、枸杞子、山茱萸、山药、桑寄生等含丰富的维生素、氨基酸及蛋白质，能营养神经细胞；水蛭、鸡血藤、川芎等可扩张血管，降低血黏度，改善末梢循环，加强神经周围的血供，与弥可保合用可促进周围神经损伤的修复，起到协同作用。此外，白芍、甘草、黄芪、川芎等还具有醛糖还原酶抑制作用。因此芪地芎归汤与弥可保联用治疗糖尿病周围神经病变，能有效地缓解症状，取得满意的疗效。

养阴活络汤

【药物组成】 沙参、天花粉、生地黄、僵蚕、地龙、当归、川芎、赤芍、络石藤各 10 g，麦冬 12 g，丹参、鸡血藤各 15 g。

【适用病症】 糖尿病周围神经病变。

【用药方法】 每天 1 剂，水煎 2 次，分早、晚服。4 周为1 个疗程。并采用糖尿病饮食，常规使用格列齐特、二甲双胍或胰岛素。

【临床疗效】 此方治疗糖尿病周围神经病变 39 例，显效（治疗 1~2 个疗程内四肢疼痛或感觉障碍等症状消失或大部分症状显著改善）30 例，有效（治疗 1~2 个疗程内症状改善）8

例，无效（治疗 1 ~ 2 个疗程内症状无改善）1 例。总有效率 97.4%。

【验方来源】　余绍清. 养阴活络汤治疗糖尿病周围神经病变 39 例［J］. 湖南中医杂志，2000，16（1）：28.

按：糖尿病属中医学消渴病范畴。其病机特点在于阴虚热淫，阴虚内热，耗津灼液而成瘀血；瘀血阻滞经络，气血运行不畅则肢体疼痛，感觉障碍，从而造成糖尿病并发神经病变。养阴活络汤以沙参、麦冬、生地黄、天花粉养阴清热治其本；以僵蚕、地龙、川芎、丹参、当归、赤芍、络石藤、鸡血藤活血通络治其标。标本兼顾，共奏清热养阴、活血通络之功。本方在使用时应注意严格控制血糖，方能达到理想的疗效。

益气养阴化瘀汤

【药物组成】　黄芪 40 g，苍术、红花、郁金、桂枝各 10 g，山药、山楂、丹参各 30 g，玄参、川芎、益母草各 15 g，赤芍 20 g。

【适用病症】　糖尿病周围神经病变。

【用药方法】　每天 1 剂，水煎 2 次，分早、晚服。同时配合复方丹参注射液 20 mL 加入 0.9% 生理盐水 250 mL 中缓慢静脉滴注，每天 1 次。用药 2 周为 1 个疗程，共治疗 3 个疗程，疗程间停药 4 ~ 7 天。所有患者应控制饮食，并用降糖药物治疗。

【临床疗效】　此方治疗糖尿病周围神经病变 43 例，显效（临床症状消失，深浅感觉及腱反射恢复正常）27 例，有效（临床症状明显减轻，深浅感觉及腱反射有不同程度恢复）12 例，无效（治疗 4 周后症状改善不明显，深浅感觉及腱反射未见恢复）4 例。总有效率 90.7%。

【病案举例】 许某，女，57 岁。6 年前发现口渴多饮，小便量多，在外院诊断为 2 型糖尿病，坚持饮食及口服降糖药物治疗。两年前出现双下肢麻木、发凉、有蚁行感，诊断为糖尿病周围神经病变，经中西药治疗，疗效不显。诊见：形体消瘦，面色萎黄，下肢痿弱无力、麻木不仁，走路不稳如脚踏海绵状，舌淡红少苔，脉沉细。予益气养阴化瘀去郁金、益母草，加熟附子 6 g。治疗 2 周后症状减轻，走路已有力，肢体发凉减轻，仍有麻木、蚁行感。用上方加减共服 45 剂，静脉滴注 4 周，诸症状消失。随访 1 年未见复发。

【验方来源】 丁立峰. 益气养阴化瘀法治疗糖尿病周围神经病变 43 例 [J]. 四川中医，2000，18（3）：26.

按： 糖尿病周围神经病变是糖尿病最常见的并发症之一，其中又以多发性末梢神经病变为常见，属于中医学痹证、痿证范畴。本病以阳虚为病理基础，病程日久，气阴两伤，瘀血阻络，形成"痿、痹"之证。现代医学研究证实本病患者不同程度地存在着微循环障碍，血液黏稠度增高、血流动力学异常。因此，在应用黄芪、玄参、山药、苍术健脾养阴的基础上，配以红花、丹参、赤芍、川芎、益母草、桂枝等活血化瘀通络之品及静脉滴注复方丹参注射液，扩张微血管、改善微循环，治疗本病取得了满意的疗效。

益气活血温经汤

【药物组成】 黄芪 30 g，葛根 20 g，水蛭、桂枝各 10 g，细辛 6 g。

【适用病症】 糖尿病周围神经病变。

【用药方法】 每天 1 剂，用中药浓煎机制成 150 mL 浓缩液，分早、晚服。并采用饮食控制及降糖药物常规控制血糖。

【临床疗效】 此方治疗糖尿病周围神经病变 30 例，显效（自觉症状明显好转或消失，深浅感觉明显增强，膝、跟腱反射明显改善或恢复正常，下肢肌电图神经传导速度较前增加 >5 m/s 或恢复正常）9 例，有效（自觉症状好转，深浅感觉有所增加，膝、跟腱反射有所改善，下肢肌电图神经传导速度较前增加 <4.9 m/s）14 例，无效（自觉症状无好转，深浅感觉和膝、跟腱反射无改善，下肢肌电图神经传导速度无改善）7 例。

【验方来源】 张云秀. 益气活血温经汤治疗糖尿病周围神经病变［J］. 天津中医，1999，16（6）：1.

按：糖尿病周围神经病变属于中医学消渴病、血痹范畴。其病因病机主要为阴虚燥热，热灼津液，血黏成瘀，瘀血阻络，气血不能通达四肢，肌肉筋脉失于濡养，出现肢体疼痛、麻木不仁。病久致阴损及阳，温煦不足，故见四肢厥冷；血帅无力则血流缓慢，加重血瘀发展，血瘀又影响气血的流通，互为因果，导致病情加重。故本病治疗当以益气、活血、温经为大法。益气活血温经汤方中的黄芪性甘温，能益气补虚损，止渴而利阴气，以其助活血之品，使气旺血行，祛瘀而不伤正，助诸药周行全身，使血行四末，瘀通荣至，诸症状得解；水蛭为破血逐瘀之品，其性缓善入，长于透络，又专入血分，功力虽猛，但不伤正气，能使瘀血消于无形；细辛性温芳香走窜，行表达里，舒筋止痛；桂枝性温芳香通达一身之阳气，温经通脉；葛根甘辛平生津止渴，以防细辛、桂枝辛散太过伤及津液。诸药合用，可达益气、活血、温经而不伤正之功效。

补阳还五汤加减方

【药物组成】 黄芪 50～100 g，桃仁、红花、当归、赤芍、川芎、水蛭各 10 g，地龙 15 g。

加减：阴虚明显者，加生脉饮；灼热刺痛者，加蜈蚣、片姜黄、黄柏；肢冷而痛者，加乳香、没药、桂枝；麻木或有蚁走感者，加鸡血藤、木瓜、乌梢蛇。

【适用病症】　糖尿病周围神经病变。

【用药方法】　每天 1 剂，水煎服。空腹血糖 > 8.0 mmol/L者，仍按常规使用西药降糖。

【临床疗效】　此方加减治疗糖尿病周围神经病变 20 例，治愈（疼痛消失）5 例，好转（疼痛明显减轻，不影响睡眠）12 例，无效（疼痛无改善）3 例。

【病案举例】　巫某，男，59 岁。糖尿病史 8 年，因春节期间停服降糖药，饮食未加节制而使病情加重。诊见：口渴多饮多尿，疲乏气短，头晕，双下肢远端麻木发凉；大腿内侧皮肤灼热刺痛，入夜尤甚，须用镇静药和止痛药方能入睡；舌淡红、苔薄白，脉弦。空腹血糖 15.2 mmol/L，尿糖（＋＋）。证属燥热久蕴，耗伤气阴，营阴被灼，瘀阻络脉。处方：黄芪 80 g，桃仁、红花、地龙、当归、川芎、姜黄、水蛭、麦冬各 10 g，赤芍、太子参、地骨皮各 15 g，五味子 5 g，蜈蚣 3 条。同时晨间顿服格列本脲 7.5 mg。治疗 10 天，疼痛明显缓解，空腹血糖、尿糖均恢复正常。继续治疗 23 天，疼痛消失。随访半年疼痛未再发作。

【验方来源】　李葆华. 补阳还五汤治疗痛性糖尿病神经病变 20 例 [J]. 新中医，1996，28（4）：51.

按：糖尿病周围神经病变临床表现多种多样，各类型除有自己的特点外，多数患者可出现疼痛症状。本病是由于燥热内蕴日久，耗伤正气，营阴受灼，瘀阻络脉，"不通则痛"。治宜益气活血通络。补阳还五汤加减方正合本病病机，故可获较好的疗效。应用本方时应注意：一是黄芪用量宜大，一般 50 ~ 100 g；二是适当选用虫类活血破血之品，能加强止痛效果。此外，空腹血糖较高者，须配合降糖西药治疗。

益气养阴活血汤

【药物组成】　黄芪、天花粉、丹参各 20 g，太子参、生地黄各 15 g，葛根、麦冬、川芎、红花、水蛭各 10 g，山茱萸、玄参、当归各 12 g，鸡血藤 30 g。

【适用病症】　糖尿病周围神经病变。

【用药方法】　每天 1 剂，水煎 2 次，共取药液 300 mL，分早、晚服。并给予饮食控制、运动疗法、降糖西药及胰岛素等，使糖尿病血糖得到较好控制。1 个月为 1 个疗程。

【临床疗效】　此方治疗糖尿病周围神经病变 82 例，治愈（主要症状、体征消失，肢体活动正常，下肢肌电图正常）32 例，好转（主要症状、体征改善，肢体活动改善，下肢肌电图改善）39 例，无效（症状、体征、下肢肌电图均无变化）11 例。总有效率 86.5%。

【验方来源】　姜希才，吴湘华. 益气养阴活血法治疗糖尿病周围神经病变 82 例 [J]. 吉林中医药，2000，20（2）：24.

按：糖尿病周围神经病变是糖尿病常见慢性并发症之一。主要病机以气阴两虚为本，血瘀为标。气虚不能温煦四肢，故见四末冷凉；帅血无力，瘀血乃生，致使经络阻滞不通，不通则痛，故见肢痛；阴虚则生内热，煎熬津液，血黏成瘀，瘀血阻络，气血不能通达四肢，肌肉筋脉失于濡养而出现肢体麻木无力，甚至肌肉萎缩。治当标本兼治，活血通络以治其标，益气养阴以治其本。方中以丹参、红花、当归、川芎、鸡血藤、水蛭为主药，活血祛瘀通络；黄芪、太子参益气为辅药；天花粉、山茱萸、生地黄、麦冬、玄参、葛根养阴生津为佐药。全方共奏益气养阴、活血通络之功，从而取得较好的疗效。

补阳还五汤

【药物组成】 黄芪60 ~ 120 g，当归尾、川芎各10 ~ 15 g，赤芍、红花、桃仁各10 g，地龙15 ~ 30 g。

加减：下肢痛甚者，加牛膝15 g；瘀血甚者，加穿山甲（代）10 g，丹参15 g；气阴两虚明显者，加西洋参10 g。

【适用病症】 糖尿病周围神经病变。

【用药方法】 每天1剂，水煎3次，共取药液500 mL，分早、中、晚服。15天为1个疗程，连续用药2 ~ 3个疗程。

【临床疗效】 此方加减治疗糖尿病周围神经病变30例，显效（疼痛消失，3个月内无复发）16例，有效（疼痛明显减轻，或疼痛消失，但不能维持3个月以上）11例，无效（疼痛无改善）3例。总有效率90%。

【病案举例】 冯某，女，41岁。既往有2型糖尿病史3年，间断服用格列本脲治疗。3个月前病情加重，除多饮、多食外，双下肢麻木疼痛，呈灼烧感，夜间尤甚。诊见：舌质淡红有瘀斑、苔薄白，脉细弦。检查：空腹血糖9.0 mmol/L，餐后2小时血糖11.8 mmol/L。证属气虚血瘀，脉络不通。治宜益气活血、通络止痛。方用补阳还五汤加牛膝15 g，穿山甲（代）10 g。1个疗程后疼痛减轻，2个疗程后疼痛缓解，3个月后随访未复发。

【验方来源】 樊力. 补阳还五汤治疗糖尿病周围神经病变30例 [J]. 四川中医，2000，18（3）：24.

按：中医学认为糖尿病周围神经病变由于消渴日久，阴虚燥热，煎熬津液，血黏成瘀，阻滞脉络，气血不能达于四肢，肌肉筋脉失于濡养所致。补阳还五汤方中的黄芪为补气诸药之最，力专性走，周行全身；当归养血柔筋，濡润脉道而通络；川芎、赤芍、桃仁、红花、地龙活血化瘀以通经脉。本方对改善末梢循环，纠正神经组织缺血、缺氧状态有一定作用，且能降低血糖，因而用于治疗糖尿病周围神经病变收到了较好的疗效。

黄芪逐瘀汤

【药物组成】　黄芪、鬼箭羽各 30 g，当归、地龙各 12 g，川芎、桃仁、红花、怀牛膝、苍术各 10 g，山药 20 g，玄参、麦冬各 15 g。

加减：合并心脏病者，加瓜蒌 12 g，薤白 10 g；合并视网膜病变者，加青葙子 30 g，枸杞子 15 g，配服云南白药胶囊每次 1 粒，每天 3 次；合并肾脏病变者，加何首乌 15 g；合并脑梗死者，加天麻 12 g，钩藤 15 g；合并阳痿者，加肉苁蓉 12 g，狗脊 10 g，配以 654－2 注射液 20 mg、川芎嗪注射液 160 mg 加入生理盐水 250 mL 中静脉滴注，每天 1 次。

【适用病症】　糖尿病周围神经病变。

【用药方法】　每天 1 剂，水煎服。15 天为 1 个疗程，每疗程间隔 1 周，共治疗 2 个疗程。治疗期间仍按原法控制饮食，口服降糖药或胰岛素控制血糖。

【临床疗效】　此方加减治疗糖尿病周围神经病变 50 例，显效（自觉症状明显好转或消失，膝、跟腱反射明显改善或恢复正常，下肢肌电图神经传导速度较前增加超过 5 m/s 或恢复正常）36 例，有效（自觉症状好转，膝、跟腱反射有所改善，下肢肌电图神经传导速度较前增加不足 4.9 m/s）12 例，无效（自觉症状无好转，膝、跟腱反射无改善，下肢肌电图传导速度无改善）2 例。

【验方来源】　姚沛雨，陈长玲，王水艇. 中西医结合治疗糖尿病周围神经病变 [J]. 福建中医药，2000，31（2）：21.

按：中医学认为本病气虚血瘀是其基本病机，治疗当以补虚与祛瘀同施，方可收功。黄芪逐瘀汤方中的黄芪、麦冬、玄参益气养阴；当归、川芎、红花养血活血；地龙、鬼箭羽活血祛瘀，通络止痛。药理研究表明，活血化瘀药能降低血液黏稠度，改善微循环，营养神经，促进神经功能的恢复。怀牛膝活血通络，补益肝肾；黄芪配山药可降尿糖；苍术配玄参可降血糖。诸药合用，共奏益气活血、化瘀通络之功。并配合西药治疗，优势互补，相得益彰，标本同治，恰中病机，故收效甚佳。

补阳还五汤加二藤方

【药物组成】 黄芪 100 g，蜈蚣 3 g，当归尾、川芎、赤芍、地龙、桃仁、海风藤、络石藤各 10 g，红花 6 g。

【适用病症】 糖尿病周围神经病变。

【用药方法】 每天 1 剂，文火水煎 2 次，共取药液约400 mL，分早、晚空腹服。并给予糖尿病基本治疗，以控制血糖，使空腹血糖控制在 7.2 mmol/L 以下。1 个月为 1 个疗程。

【临床疗效】 此方治疗糖尿病周围神经病变 25 例，治愈（症状消失，下肢肌力肌张力、下肢肌电图检查恢复正常）8 例，有效（主要症状改善，下肢肌力肌张力基本正常，下肢肌电图改善）12 例，无效（症状和体征、下肢肌电图均无明显改变）5例。总有效率 80%。

【验方来源】 金凌皎. 中西医结合治疗糖尿病周围神经病变 25 例 [J]. 湖南中医杂志，2000，16（3）：39.

按：糖尿病属中医消渴病范畴。《内经》云："年过四十，阴气衰半"。《灵枢·五变》亦云："五脏皆柔弱者，善病消瘅"。这都说明本病的发生是由于年老五脏虚弱，脏气机能衰弱所致。而脏气机能衰退，精微亏损，气血不足，筋络失于营养是痿、痹成因之一。由于阴气不能滋润濡养，阳气不能推动温煦，津液不能布达，转聚成痰，阻滞于筋肉络脉；也可因气衰，血行失去原动力，血流缓慢而发瘀血，阻于脉络。痰聚、血瘀都是痿、痹之成因。《血证论·发渴篇》说："瘀血发渴……气为血阻，不能上升，水津因不能随气上布"。说明本病与瘀血有密切关系。现代医学认为，由于长期糖代谢紊乱，血液呈高凝、聚、浓、黏状态，微血管发生病变，微循环功能障碍，神经缺血以及果糖在神经内的积聚，造成神经功能障碍，与中医学的瘀血痰凝证非常相似。因此，糖尿病周围神经病变的主要病机是气虚血瘀，痰凝络阻。补阳还五汤加二藤方中的黄芪大补元气，使气旺血得以行，祛瘀而不伤正；当归尾、川芎、赤芍、桃仁、红花活血祛瘀通络；蜈蚣、地龙、海风藤、络石藤等化痰散结，通络止痛。诸药合用，共奏补气活血、化痰散结、通络止痛之功。

消渴通痹汤

【药物组成】　黄芪、生地黄、豨莶草、玉竹、黄精、枸杞子、黄连、丹参、地龙。药量随症而用。

【适用病症】　糖尿病周围神经病变。

【用药方法】　每天1剂，加水适量，煎取药液150 mL，分早、晚饭前30分钟温服。除上述药物治疗外，还对患者进行糖尿病知识教育，心理调整，饮食治疗。1个月为1个疗程，连用2个疗程。

【临床疗效】　此方治疗糖尿病周围神经病变50例，显效25例，有效20例，无效5例。总有效率90%。

【验方来源】　郑粤文，盛春华，南红梅，等. 消渴通痹汤治疗50例糖尿病周围神经病变的临床观察［J］. 吉林中医药，2000，20（6）：18.

按：糖尿病周围神经病变是由于持续性高血糖致使周围血管病变及代谢障碍所引起。微血管病变最终导致微血流紊乱以及血液的高度凝、聚、浓、黏状态，而代谢障碍则引起周围神经轴突变性以及节段性脱髓鞘，造成神经传导障碍。中医学认为，本病的病因病机为日久不愈，津枯血燥导致气阴两虚，血燥津枯，血液黏度增高，不利于血液的运行；且气虚无力推动血液循环，血行不畅，瘀血内生，气血不能运行于四肢末端，肌肉筋脉失去荣养，故见四肢末端疼痛、麻木、感觉异常。气阴两伤，脉络瘀阻是本病的基本病机。治宜益气养阴、化瘀通络为法。消渴通痹汤方中的黄芪能益气补虚损，止渴而利阴气以助活血，使气旺血行，祛瘀而不伤正，助诸药周行全身，使血行四末，瘀通荣至；生地黄养阴生津，凉血止血，补肾水真阴。此两者共用具有益气养阴之效，故为君药。豨莶草滋阴养血，与黄芪、生地黄配用，助君药益气养血之功。丹参一味功同四物，具有活血祛瘀之效，配黄芪益气养血，配生地黄活血养阴，为臣药。玉竹、黄精、枸杞子、黄连为佐药，共奏养阴生津、润燥解毒之功。地龙性寒能清热，通利经络止痛，其性又善走窜，为入络佳品，可引诸药直达病所，为使药。上药相伍，共奏益气养阴、活血化瘀、通经活络之功效。

消渴痹痛汤

【药物组成】 黄芪、鸡血藤各 30 g，生地黄 20 g，牛膝、川芎、赤芍、地龙、山茱萸各 15 g，当归、桃仁、三七各 10 g，桂枝 6 g。

加减：疼痛甚者，加白花蛇 3 g。

【适用病症】 糖尿病周围神经病变。症见除有不同程度的多食、多饮、多尿、消瘦等糖尿病主症外，并伴有不同程度对称性四肢末端麻木、蚁爬感、疼痛，夜间疼痛加剧，四肢末端呈对称性不同程度的"手套""袜套"样感觉障碍，膝反射可正常，也可减弱或消失，舌质暗红、苔白，脉弦细或细涩。证属气阴两虚，血瘀阻络型者。

【用药方法】 每天 1 剂，水煎服。连续服用 2 个月为 1 个疗程。并控制饮食，予格列本脲于早、午、晚 3 餐前各服 1 片控制血糖。

【临床疗效】 此方加减治疗糖尿病周围神经病变 26 例，显效（四肢末端麻木、蚁爬感、疼痛，四肢远端不同程度感觉障碍等症状及体征基本消失或明显改善）14 例，有效（上述症状和体征较前有所减轻）10 例，无效（症状和体征无减轻甚或加重）2 例。总有效率 92.3%。而且经治疗后血糖也有不同程度降低，平均降低 3.8 mmol/L。

【病案举例】 陈某，女，64 岁。4 年前出现多食、多饮、多尿、消瘦。检查空腹血糖 11.4 mmol/L，诊断为 2 型糖尿病。曾服消渴丸，但服药不规则，1 年前出现双踝关节以下麻木，时有蚁爬感，曾间断治疗，病情未见明显好转。近 1 周来，病情加重。诊见：双踝关节以下麻木、疼痛，夜间尤甚，影响睡眠；双膝反射正常，舌暗红、苔薄白，脉细涩。检查空腹血糖 13.6 mmol/L。诊断为糖尿病并周围神经病变。予格列本脲加消渴痹痛汤调治 2 个月，双踝关节以下麻木、疼痛基本消除，血糖降至 8.8 mmol/L。

【验方来源】 黄镇鹏. 消渴痹痛汤治疗糖尿病并周围神经病变 26 例观察 [J]. 新中医，1996，28（12）：21.

按：糖尿病合并周围神经病变，根据其以四肢麻木、疼痛为主要表现，归属中医学痹证范畴。由于糖尿病日久不愈，气阴两虚，气虚不能帅血，血行不畅，瘀血内停，气血不能运行至四肢末端，肌肉筋脉失于濡养所致周围神经病变。证属本虚标实。本应为气阴两虚，标实为血瘀。治疗当标本兼顾，祛邪不忘扶正，扶正不忘祛邪，以活血通络寓益气养阴扶正之中。消渴痹痛汤方中的黄芪益气以帅血；生地黄、山茱萸养阴，使阴虚之体得以滋养；鸡血藤、赤芍、川芎、当归、桃仁、三七、桂枝、牛膝、地龙活血通络。加用白花蛇，乃因虫类药搜刮脉络，效果更好。本病的病机关键为"血瘀"，因此，对糖尿病的治疗，在辨证的基础上适当加上活血祛瘀药，可以预防本病的发生。

豨莶通络液

【药物组成】　豨莶草 100 g，红花、没药、苦参各 20 g，鸡血藤、艾叶、忍冬藤各 60 g，五加皮、透骨草各 30 g。

【适用病症】　糖尿病周围神经病变。

【用药方法】　先将五加皮、艾叶加水提取挥发油，药渣与豨莶草、红花、鸡血藤、苦参、忍冬藤、透骨草合并，加水煎煮 2 次，第 1 次加 7 倍量水煮 1.5 小时；第 2 次加 5 倍量水，煮沸 1 小时。合并 2 次药液，浓缩至比重为 1.3（60 ℃ 时测），再加入粉碎成细粉的没药，边加边研，再加入挥发油，然后加吐温及乙酯适量，加水至 1 000 mL，灌装备用。先给予患者饮食控制，口服格列齐特每次 80 mg，每天 2 次，待血糖降至 7.1 mmol/L 以下并维持 1 周后，予豨莶通络液 30 mL 加入开水 3 000 mL，待水温 40 ～ 50 ℃ 时（以不烫手为度），泡洗双足 30 分钟，第 2 次泡洗双足时，将第 1 次泡洗过的药液加温后重复使用 1 次，每天足浴 4 次。连续用药 2 个月。

【临床疗效】　此方浴足并配合西药治疗糖尿病周围神经病变 107 例，临床控制（治疗后症状积分较治前减少 91% 以上，感觉功能及神经传导速度恢复正常）11 例，显效（治疗后症状积分较治前减少 70% ～ 90%，感觉功能及神经传导速度基本恢复正常）64 例，有效（治疗后症状积分较治前减少 36% ~ 69%，感觉功能及神经传导速度改善）23 例，无效（治疗后症状积分较治前减少小于 35%，感觉功能及神经传导速度无改善）9 例。总有效率 91.59%。

【验方来源】 卜献春，周慎. 足浴疗法治疗糖尿病周围神经病变 107 例疗效观察 [J]. 湖南中医杂志，2000，16（5）：15.

按：糖尿病周围神经病变属于中医学血痹、痿证等范畴，多在阴虚燥热的基础上，感受风、寒、湿之邪，痹阻经络，血脉瘀滞而成。豨莶通络液方中的豨莶草祛风胜湿，通痹止痛；红花活血化瘀；没药、鸡血藤助红花活血通络，祛瘀止痛；艾叶温经散寒；苦参燥湿；忍冬藤清热通络；透骨草引诸药直达病所，更好地发挥祛风通络作用。诸药合用，有祛风除湿、活血化瘀、通络止痛之效。采用足浴，可使药物直接作用于病变局部，改善肢端血液循环，有效地发挥消炎止痛、濡养神经的作用。糖尿病周围神经病变发病机制尚未完全阐明，但其发生与血管障碍、代谢紊乱、神经营养因子减少等多种因素共同作用有关，而微血管病变与神经病变关系尤为密切。经足浴治疗后，患者局部血流量明显增加，血液流变学指标改善。这说明足浴疗法可能是通过促进血液循环，改善神经缺血缺氧状态，而达到治疗神经病变的目的。

养血祛风汤

【药物组成】 生地黄 20 g，黄芪、白芍、鸡血藤、甘草各 30 g，当归、秦艽、羌活、独活各 10 g，威灵仙 12 g。

加减：冷痛者，加桂枝 10 g，制川乌、制草乌各 6 g；热痛者，加忍冬藤、络石藤各 30 g；手套状者，加桃仁、红花各 10 g；胀痛者，加柴胡 5 g，郁金 10 g；抽掣、蚁走样疼痛者，加炙蜈蚣、炙全蝎各 3 g。

【适用病症】　糖尿病周围神经病变。

【用药方法】　每天 1 剂，水煎 2 次，分早、晚服。7 天为 1 个疗程，共治疗 4 个疗程。并控制饮食、口服降糖药或用胰岛素控制血糖。

【临床疗效】　此方加减治疗糖尿病周围神经病变 33 例，显效（自觉症状明显缓解或消失，膝、跟腱反射基本恢复正常，下肢肌电图明显改善或恢复正常）24 例，有效（自觉症状及膝、跟腱反射有所改善，下肢肌电图较前好转）8 例，无效（自觉症状及膝、跟腱反射未改善，下肢肌电图与治前无改变）1 例。总有效率 97%。

【病案举例】　周某，男，56 岁。有糖尿病史 12 年，平时服用消渴丸，血糖控制基本稳定。近半年自觉双下肢麻木，右足背部有蚁走感、抽掣感，阴雨天气加重，消瘦、乏力。下肢肌电图示：神经感觉传导减慢。经用疏风活络丸、地巴唑、维生素 B 族等药物治疗，未见明显效果。改以养血祛风汤加炙全蝎、炙蜈蚣各 3 g。治疗第 1 个疗程后自觉症状好转，第 2 个疗程后症状基本消失，4 个疗程后神经传导速度基本恢复正常。

【验方来源】　吴志清，吕正立. 养血祛风汤治疗糖尿病周围神经病变 33 例［J］. 黑龙江中医药，1999，（1）：20.

按：糖尿病周围神经病变是糖尿病患者常见的慢性并发症之一，属中医学痹证范畴，但以糖尿病为本，而以周围神经病变为标。糖尿病虽有上消、中消、下消之辨，但临床中以虚证、热证为多，实证、寒证较少，尤以虚热之证最为常见，故治疗大法以滋阴清热生津为主。由于本病一般见于糖尿病病延日久后，更以气短神疲不耐劳累、消瘦乏力等气血亏虚之证为显著，故本病是由于正气先虚，外邪侵入，邪气壅阻于血脉经络之间，络道不通气血运行不畅，不通则痛，发为本病。方用养血祛风汤，其中以芍药甘草汤合当归补血汤二方加生地黄益气养血敛阴生津，以治其本。参以秦艽、羌活、独活、威灵仙、鸡血藤以祛风通络。临证根据病情加减，养血祛风，缓急止痛，标本兼治，取得了较好的疗效。

麻　疼　丸

【药物组成】　麻黄、人参各 400 g，细辛 300 g，桑枝、土鳖虫各 500 g，牛膝 425 g，赤芍、乳香各 750 g，金银花、红花各 250 g，三七 450 g，当归 350 g，没药 600 g，黄芪 1 000 g。

【适用病症】　糖尿病周围神经病变。症见糖尿病并发四肢麻木、凉、痛、溃烂及全身疼痛者。证属肝失调畅，瘀阻脉络型。

【用药方法】　将上药粉碎成细粉，过筛混匀，用水泛丸，干燥分装成若干袋，每袋含生药 9 g。每次服 1 袋（9 g），每天 1 次，连用 3 个月。并配合控制血糖的基础疗法。

【临床疗效】　此方治疗糖尿病周围神经病变 46 例，显效（自觉症状明显好转或消失，膝、跟腱反射明显改善或恢复正常，下肢肌电图神经传导速度较前增加超过 5 m/s 或恢复正常，肌电位较前下降超过 10% 或恢复正常）16 例，有效（自觉症状好转，膝、跟腱反射有所改善，下肢肌电图神经传导速度较前增加超过 4.9 m/s，肌电位较前下降不足 10%）28 例，无效（自觉症状无好转，膝、跟腱反射与下肢肌电图神经传导速度及肌电位较前无改善）2 例。总有效率95.65%。

【验方来源】　薛开讲. 麻疼丸治疗糖尿病性周围神经病变 46 例 [J]. 河北中医，1999，21（5）：274.

按：糖尿病周围神经病变是糖尿病日久，肝失调畅致气机紊乱，为本病发生发展的病机关键，因此疏肝调气法是治疗本病的主要方法。麻疼丸具有疏肝调气、益气温阳、活血通络功效，可使机体利用营养增加，微循环得到改善，增加了神经传导功能的恢复。其主要成分由麻黄、细辛、桑枝、赤芍、地鳖虫、乳香等疏肝调气、活血化瘀、益气温阳、活血通络中药配制而成。

通脉活血汤

【药物组成】　黄芪、桂枝、细辛、生地黄、当归、玄参、水蛭、鸡血藤、地龙、牛膝。（原方无药量）

【适用病症】　糖尿病周围神经病变。

【用药方法】　每天1剂，水煎2次，分早、晚服。30天为1个疗程。同时控制饮食，配合原降糖药治疗。

【临床疗效】　此方治疗糖尿病周围神经病变43例，显效17例，有效22例，无效4例。总有效率90.70%。

【验方来源】　陈荣生. 通脉活血汤治疗糖尿病周围神经病变43例［J］. 河北中医，1999，21（6）：353.

按：糖尿病周围神经病变是糖尿病最常见的并发症之一。其病变机制复杂，多认为由于血循环障碍及神经细胞的代谢障碍所致。中医学认为糖尿病周围神经病变包含久病致虚、病久入络、阴虚致瘀、血虚生风等一系列病理变化。通脉活血汤方中的黄芪为"补气诸药之最"，力专性走，周行全身；生地黄、玄参、当归养阴生津，养血柔筋，滋通经络；桂枝、细辛温经散寒；水蛭、鸡血藤、地龙、牛膝活血化瘀以通经脉。本方对改善末梢循环，纠正神经组织缺血、缺氧状态有一定作用。

补阳还五汤加减

【药物组成】　黄芪60 g，当归25 g，赤芍15 g，水蛭8 g，川芎、桃仁、丹参各 10 g，红花 6 g，鸡血藤 30 g。

【适用病症】　糖尿病周围神经病变。

【用药方法】　每天 1 剂，水煎 2 次，共取药液 400 mL，分早、晚 2 次服。并按常规控制饮食；控制糖尿病，单用或合用口服降糖药或胰岛素，使空腹血糖控制在 8 mmol/L 以内，尿糖低于 + + 。

【临床疗效】　此方治疗糖尿病周围神经病变 32 例，显效（四肢麻木、刺痛及其他异常感觉消失，腱反射恢复正常，下肢肌电图恢复正常）27 例，有效（症状明显减轻，腱反射较前增强，下肢肌电图恢复原异常指数的 1/2 以上）2 例，无效（症状体征无改善）3 例。总有效率 90.6% 。

【验方来源】　秦勇. 补阳还五汤加减佐治糖尿病周围神经病变 32 例 [J]. 湖南中医杂志，1999，15（3）：38.

按：糖尿病周围神经病变是糖尿病常见的并发症。其病机为血络瘀滞、经脉失养。补阳还五汤加减方有益气活血、化瘀通络的功能。方中以黄芪为主益气行血；配伍当归、川芎、桃仁、红花、水蛭、丹参、赤芍、鸡血藤等活血化瘀。本方具有扩张外周血管、降低血液黏滞度，从而增进末梢循环，纠正神经缺血缺氧的作用。补阳还五汤加减治疗糖尿病周围神经病变疗效确实，而且使用方便。

糖肢敏胶囊

【药物组成】　生地黄、知母、天花粉、当归、红花、川芎、鸡血藤、木瓜、水蛭、黄芪、党参、枸杞子、桑寄生。（原方无约量）

【适用病症】　糖尿病周围神经病变。症见下肢或上肢隐痛、刺痛、肢端感觉异常，麻木，灼热或冷凉，或蚁行感；四肢末端呈不同程度的如袜子或手套状感觉障碍；行走如踩棉絮，甚至肌肉萎缩或瘫痪，并经下肢肌电图检查，均有不同程度的神经传导速度减慢。证属气阴两虚，营阴暗耗，血瘀阻络之痿证。

【用药方法】 将上药按一定比例制成胶囊，每粒 0.5 g，含生药 4.75 g。每次服 5 粒，每天 3 次。并给予饮食控制，血糖下降不理想者予降糖药。连续用药 2 个月。

【临床疗效】 此方治疗糖尿病周围神经病变 82 例，治愈（主要症状消失，肢体活动正常，肌肉丰满，下肢肌电图正常）32 例，好转（主要症状改善，肢体活动仍有轻度乏力，下肢肌电图改善）39 例，无效（症状、体征、下肢肌电图均无变化）11 例。总有效率 86.5%。

【验方来源】 任慧雅. 糖肢敏胶囊治疗糖尿病周围神经病变临床研究 [J]. 中医杂志，1997，38（12）：735.

按：糖尿病周围神经病变属于中医学痿证范围，是糖尿病常见并发症之一。本病以阴虚为本，日久不愈，燥热内生，营阴暗耗，导致痿证发生。气虚则不能温煦四肢，故见四末冷凉；而气虚帅血无力，瘀血乃生，致使经络阻滞不通，不通则痛，故见肢痛；气虚血瘀不能濡养肢体、肌肉、筋骨，故见痿软无力，行走如踩棉絮。治当滋阴活血、益气通络。糖肢敏胶囊以生地黄、川芎、红花、水蛭、鸡血藤等为主药，活血祛瘀、破瘀通络；辅以黄芪、党参益气；黄芪性甘微温，能益气补虚损，止渴而利阴气，以其助活血之品，使气旺血行，祛瘀而不伤正，助诸药周行全身，使血行四末，瘀通荣至，诸症状得解；佐以天花粉、知母滋阴清热；更用木瓜、枸杞子、桑寄生，以补肝肾，强筋骨，舒筋活络。全方诸药合用，共达滋阴活血、益气通络之效。现代药理研究证实，川芎、红花、鸡血藤能抑制血小板积聚，提高红细胞变形能力；水蛭含肝素样物质，具有抗凝作用，能解聚细胞，达到降低血黏度，改善循环和组织缺血、缺氧，使组织得到充分的营养供给，从而使神经功能得到改善。而生地黄、天花粉、知母等均具有降糖作用。因此本方用于治疗糖尿病周围神经病变获得较好的疗效。

三参芪黄汤

【药物组成】　党参 12 g，黄芪 30 g，生地黄、丹参、玄参各 20 g，苍术、川芎、白芍、山药各 15 g，当归、鸡血藤、桂枝各 10 g。

【适用病症】　糖尿病周围神经病变。

【用药方法】　每天 1 剂，水煎服。2 周为 1 个疗程，连服 2 个疗程。并采用格列本脲或格列喹酮等降糖药控制血糖及 B 族维生素治疗。

【临床疗效】　此方治疗糖尿病周围神经病变 31 例，显效（症状完全消失，神经传导速度提高 5 m/s 以上）13 例，有效（症状显著缓解，神经传导速度提高 3 m/s 以上）17 例，无效（症状无明显改变，神经传导速度无改善）1 例。总有效率 96.7%。

【验方来源】　杨达，刘艾. 中西药治疗糖尿病周围神经病变疗效观察 [J]. 新中医，1997，29（6）：32.

按：糖尿病周围神经病变是由于周围血管病变及代谢障碍造成周围神经轴突变性，以及节段性脱髓鞘而成。中医学认为，本病由于消渴日久，阴虚燥热，煎熬津液，血黏成瘀，瘀血阻络，气血不能通达四肢，肌肉筋脉失于濡养而成。治宜补脾益气、活血化瘀为主。三参芪黄汤方中的党参、山药、黄芪、生地黄、苍术、玄参补脾益气；川芎、当归、鸡血藤、丹参活血祛瘀；桂枝、白芍化瘀而不伤津液。近代研究证明，桂枝、丹参、当归、川芎均能扩张血管，改善微循环。中药治疗糖尿病周围神经病变作用机制，主要是改善微循环，提高红细胞变形性，提高神经细胞血氧供应与营养供应，促进周围神经损伤修复。中药补脾益气、活血化瘀方剂配合西药治疗本病，对解除糖尿病周围神经病变的肢体麻木及疼痛有明显疗效，并可提高周围神经传导速度。

养阴益气活血汤

【药物组成】 太子参、生地黄、鸡血藤、忍冬藤各 30 g，黄芪、石膏各 40 g，知母、麦冬、苍术、巴戟天各 15 g，水蛭、乳香、没药、地鳖虫各 10 g，牛膝 20 g，细辛 6 g。

【适用病症】 糖尿病周围神经病变。

【用药方法】 每天 1 剂，水煎服。另辅以生理盐水 250 mL 加刺五加注射液 60 mL 静脉滴注，每天 1 次。10 天为 1 个疗程，共治疗 3 个疗程；输液疗程之间间隔 3 天。

【临床疗效】 此方治疗糖尿病周围神经病变 30 例，显效（临床症状消失，空腹血糖降至 7.0 mmol/L 以下，尿糖阴性）10 例，有效（临床症状明显缓解，空腹血糖 7~9 mmol/L，尿糖 ± 至 +）19 例，无效（症状改善不明显，空腹血糖 ≥9.0 mmol/L，尿糖高于 + +）1 例。总有效率 96.7%。

【验方来源】 彭仲杰，陈艳林. 中药内服配合刺五加液静滴治疗糖尿病周围神经病变临床观察 [J]. 黑龙江中医药，1999，(5)：10.

按：糖尿病周围神经病变是糖尿病常见的并发症之一，以下肢感觉障碍、麻木及难以忍受的自发性疼痛为主要表现，日久可产生肌肉萎缩、肢体不用。其主要病机为气阴两虚，阴虚火旺，气滞血瘀，络脉闭阻。现代医学认为糖尿病周围神经病变的发生是多种因素共同作用的结果，主要与神经组织缺血缺氧、神经营养因子的减少等因素有密切的关系。养阴益气活血汤以太子参、黄芪益气行血，生地黄、麦冬、石膏、知母养阴清热，以免阴虚火旺煎熬津液而致瘀。在此基础上用鸡血藤、忍冬藤、牛膝、细辛通络止痛，水蛭、地鳖虫、乳香、没药活血化瘀、祛风通络，复以巴戟天引火归元，免虚火上炎。静脉滴注刺五加注射液，旨在加强活血化瘀、强筋骨作用。诸药合用，共奏益气养阴清热、活血通络止痛之功。

芪芍山精汤

【药物组成】 黄芪、丹参各 20 g，白芍、生地黄、葛根、川芎、红花各 10 g，山药、黄精、鸡血藤、益母草各 15 g，水蛭 6 g。

加减：痛感明显者，加制乳香、制没药；有冷感者，加熟附子、肉桂；足部溃疡者，加苍术、黄柏；烦热者，加玄参、地骨皮；便秘者加大黄。

【适用病症】 糖尿病周围神经病变。

【用药方法】 每天 1 剂，水煎 2 次，分早、晚服。并继续使用降糖西药，控制饮食。30 天为 1 个疗程，连服 2 个疗程。

【临床疗效】 此方加减治疗糖尿病周围神经病变 30 例，痊愈（症状、体征完全消失）8 例，显效（症状明显改善）16 例，有效（症状有所减轻）5 例，无效（症状无改善）1 例。总有效率 96.7%。

【病案举例】 臧某，女，60 岁。肥胖形体，有糖尿病史 5 年，一直服用格列本脲、甲苯磺丁脲等治疗，近来出现四肢发麻刺痛、腿足拘挛、自汗盗汗、口渴欲饮、夜寐不实等症状。诊见：舌质红、苔薄，脉细无力。检查：空腹血糖 16.7 mmol/L，餐后 2 小时血糖 27.1 mmol/L。证属气阴两虚，脉络瘀阻。治宜益气养阴、活血通络。处方：黄芪 20 g，山药、黄精、鸡血藤、鬼箭羽各 15 g，赤芍、白芍、生地黄、川芎、水蛭、红花、木瓜各 10 g，玄参、丹参各 30 g。西药改用格列吡嗪每次 5 mg，每天服 3 次；二甲双胍每次 500 mg，每天服 3 次。服药 7 天后自觉症状明显好转。连续服用 30 天，两下肢发麻刺痛消失，行走自如，自汗盗汗明显减轻，复查空腹血糖 8.0 mmol/L，餐后 2 小时血糖 11.7 mmol/L。

【验方来源】 孙春英. 益气活血法治疗糖尿病周围神经病变 30 例［J］. 江苏中医，2000，21（12）：22.

按：由于糖尿病患者长期严重的高血糖导致机体代谢障碍，免疫功能紊乱，周围血管硬化，末梢神经营养不良，从而出现周围神经病变。本病可归入中医学的痹证、痿证范畴。乃因消渴日久，阴津亏耗，无以载气，燥热亢盛，伤阴耗气而致气阴两虚，使血行无力，脉络瘀滞；或阴损及阳，阴阳失于调和，脉络失于温煦，寒凝血瘀；也可因痰瘀互结，阻于经脉，血脉失和，瘀阻四肢脉络则肢体麻木疼痛。故气阴两虚、络脉瘀阻是糖尿病周围神经病变的基本病机。治宜通调经络、活血祛瘀为主。所用方中的黄芪、山药益气健脾，生地黄、黄精、葛根、白芍滋阴养血，丹参、川芎、红花、鸡血藤、水蛭、益母草活血化瘀通络。全方集益气、养阴、补脾、养肝、滋肾、活血通络止痛诸多功效于一体，虚实并治，标本兼顾。现代药理研究显示：黄芪、山药、葛根有降血糖作用，黄芪还能改善周围血液循环，增加机体抗缺氧能力；丹参、红花、水蛭、益母草能抗血小板聚集，促进纤溶活性，降低血黏度，改善血液循环。诸药合用，既能降低血糖，又能改善周围循环，纠正神经组织缺血缺氧，改善末梢神经营养状况。

补气活血化瘀方

【药物组成】　黄芪 40 g，川芎、丹参各 20 g，红花、赤芍各 15 g。

【适用病症】　糖尿病周围神经病变。

【用药方法】　每天 1 剂，水煎 2 次，分早、晚服。4 周为 1 个疗程，一般治疗 2 个疗程。

【临床疗效】　此方治疗糖尿病周围神经病变 30 例，显效（疼痛、麻木、蚁行感等全部消失）10 例，有效（疼痛、麻木、蚁行感明显减轻）16 例，无效（疼痛、麻木、蚁行感无变化）4 例。总有效率 86.7%。

【验方来源】　吴长福. 从气血论治糖尿病周围神经病变 30 例 [J]. 辽宁中医杂志，2000，27（6）：256.

按：糖尿病周围神经病变是糖尿病合并症之一。其发病率占糖尿病患者的 60%～90%，而且是糖尿病致残的主要因素，其发病机制复杂。中医学认为，糖尿病病程日久，气阴两伤，瘀血阻滞经络，经络失却濡养，出现肢体感觉障碍，呈麻木、针刺样、烧灼样等异常感觉。治疗应以补气活血化瘀为主，故重用黄芪补气健脾，使气行则血亦行；川芎、红花、赤芍、丹参增强活血化瘀之力，使瘀去血自行，且祛瘀而不伤正气。

消糖通络汤

【药物组成】　黄芪 30 g，山药、苍术、玄参各 15 g，五味子、白芥子各 6 g，黄连 3 g，鸡血藤、葛根、益母草各 12 g，水蛭、当归各 10 g。

【适用病症】　糖尿病周围神经病变。

【用药方法】 每天1剂，水煎2次，分早、晚服。并服消渴丸，每次12.5～25 mg，每天3次。2周为1个疗程。

【临床疗效】 此方治疗糖尿病周围神经病变31例，显效（空腹血糖＜6.1 mmol/L，麻木、刺痛、拘挛、牵掣、感觉异常症状消失，体重向标准化方向发展）6例，有效（空腹血糖＜7.2 mmol/L，麻木、刺痛、拘挛、牵掣、感觉异常等范围缩小，程度明显减轻，能坚持工作）7例，好转（空腹血糖有所下降，麻木、刺痛、拘挛、牵掣、感觉异常等症状有所减轻）16例，无效（空腹血糖未见下降，麻木、刺痛等症状无改变）2例。总有效率94%。

【验方来源】 张颖. 中医药治疗糖尿病周围神经病变的疗效观察［J］. 辽宁中医杂志，2000，27（8）：357.

按：糖尿病周围神经病变，是糖尿病的三个主要并发症之一。其基本病机在痰、瘀、虚。由于消渴日久，阴津亏耗，燥热偏盛，伤阴耗气。气虚脾不散精，或恣食肥甘，湿热内生，阻之于络；气虚不运，瘀血阻络，或阴虚燥热，煎熬津液，血黏成瘀，瘀血阻络；痰瘀阻络，肌肉、筋脉失于濡润。这三种病机均可出现一系列周围神经炎症状。消糖通络汤中的黄芪配伍山药、苍术伍玄参，健脾益气，运津化湿；葛根、玄参、五味子养阴润燥；当归、益母草、鸡血藤养血生血，活血化瘀；水蛭入络，破瘀通络；白芥子化痰通络；黄连苦寒清热。全方共奏益气养阴、化痰活血、舒筋活络之功，有利于提高神经细胞血气供给与营养，促进周围神经损伤修复，故可以解除糖尿病周围神经病变的肢体麻木和疼痛。

黄芪桂枝五物汤加减方

【药物组成】 黄芪、丹参、薏苡仁、葛根各30 g，白芍、山药各 15 g，桂枝、苍术、地龙、木瓜各 10 g，制附子（先煎）3 g。

【适用病症】　糖尿病周围神经病变。

【用药方法】　每天 1 剂，水煎服。1 个月为 1 个疗程，治疗 2 个疗程。并按糖尿病饮食治疗、常规治疗。

【临床疗效】　此方治疗糖尿病周围神经病变 42 例，显效（原发病症状及周围神经病变症状基本消失，空腹血糖下降 6 mmol/L，或空腹血糖基本正常）29 例，有效（原发病症状及周围神经病变症状明显好转，空腹血糖下降 3 mmol/L 以上，但达不到正常标准）9 例，无效（达不到上述标准者）4 例。总有效率 90.48%。

【验方来源】　蒋志诚，谭英. 中西医结合治疗糖尿病周围神经病变 42 例小结［J］. 湖南中医杂志，2000，16（1）：8.

按：糖尿病周围神经病变为糖尿病最常见并发症之一，属于中医学痹证之肌痹、血痹、皮痹等范畴。究其根源在于脾胃不足，肝肾精亏，气阴两伤，以致筋脉失于濡养滋润所致，属于中医阴损阳虚，营卫不和，精血不足，气血痹阻为患。黄芪桂枝五物汤加减方用黄芪益气健脾，气行则血行，以濡养滋润筋脉；桂枝温经通阳宣痹；白芍调和营卫；佐制附子以增温宣之功，温而不燥，辛润而不滋腻；一味丹参，功同四物，养血活血；佐以地龙祛瘀通络止痛；山药滋脾阴，培补后天；葛根升津液；苍术燥湿健脾；薏苡仁、木瓜为常用祛湿通痹之专药。本方不仅能有效控制临床症状，同时亦能有效降糖，对于控制糖尿病的原发病症状有一定的疗效。从现代医学角度来看，本方还能改善血液流变学状态，降低血脂，对于因糖尿病而引起的神经组织微循环障碍有一定的改善作用。

麻 痛 汤

【药物组成】 黄芪、山药、葛根、益母草、丹参各 30 g，白芍 12 g，木香、地龙各 10 g，当归、川芎各 15 g。

加减：局部灼热感明显者，加鲜桑枝 30 g；寒凉感明显者，加熟附子 6 g，桂枝 10 g。

【适用病症】 糖尿病周围神经病变。

【用药方法】 每天 1 剂，水煎 2 次，分早、午、晚服。10 天为 1 个疗程。并控制饮食和服用降糖药物。

【临床疗效】 此方加减治疗糖尿病周围神经病变 32 例，基本治愈（血糖正常，"三消"症状及肢体疼痛消失，麻木、针刺感、灼热感及寒凉感不明显，行走、起居恢复正常）14 例，显效（血糖控制，"三消"症状缓解或减轻，肢体疼痛及感觉异常明显减轻，行走、起居显著改善）10 例，好转（上述症状有所减轻，但肢体某一部位仍有疼痛麻木感）8 例。服药最少者 10 剂，最多者 60 剂。

【病案举例】 刘某，女，49 岁。患 2 型糖尿病 7 年，伴周身肢体麻木疼痛间作半年，加重 10 天。患者常服格列吡嗪每次 5 mg，每天 3 次，空腹血糖控制在 6.0 ~ 7.8 mmol/L 之间。半年来，间断服用维生素 B_1 每次 20 mg，每天 3 次，肢体麻木疼痛时有减轻。近 10 天自觉肢体冰冷刺痛，夜间尤甚，喜热怕凉，难以入眠，双足感觉异常，如踏棉絮，不敢独立行走。诊见：面色不华，舌质淡暗，舌下脉络紫暗、苔白滑，脉弦沉细而涩。此属阳气不足，气虚血滞，脉络痹阻之血痹证。拟温阳益气、祛瘀通络为法。予麻痛汤加桂枝 10 g，熟附子 6 g。治疗 1 个疗程后，病情明显好转，已能下地独立行走。再予 2 个疗程，并继续给予降糖药及饮食控制，肢体麻木冷痛消失，双足感觉恢复正常，行走自如。

【验方来源】 卢裕武. 自拟麻痛汤治疗糖尿病周围神经病变32例［J］. 四川中医，2000，18（9）：16.

按： 糖尿病周围神经病变为糖尿病最常见并发症之一，属中医学血痹范畴。其病机为消渴日久，气虚血滞，脉络瘀阻所致。麻痛汤中重用黄芪补气助力，气行则血行；白芍养阴除痹；脾主四肢，脾气虚则四肢不用，故用木香、葛根、山药以补益脾胃；加用丹参、益母草、地龙、川芎、当归等意在祛瘀通络止痛。全方共奏益气活血、通络止痛之功。据现代医学研究证实：活血化瘀有改善微循环、增加血流量、软化纤维组织等作用，可促进胰岛功能恢复。故用本方治疗糖尿病周围神经病变有较好疗效。

益气祛瘀通脉汤

【药物组成】 黄芪30 g，山药、玄参、苍术、川断、木瓜、秦艽各10 g，当归、赤芍、红花、桃仁、牡丹皮各12 g，鸡血藤8 g，地龙5 g，怀牛膝9 g，苏木、三七各6 g，水蛭末（装胶囊吞服）3 g。

【适用病症】 糖尿病周围神经病变。症见除糖尿病症状外，还出现下肢感觉神经和运动神经病变表现：麻木，虫爬、蚁走感，触电样感觉，隐痛，刺痛，烧灼样疼痛，肌无力等，检查下肢膝、跟腱反射减弱或消失。

【用药方法】 每天1剂，水煎服。并控制饮食，配合应用降糖药（格列吡嗪或胰岛素）治疗。20天为1个疗程。

【临床疗效】 此方治疗糖尿病周围神经病变86例，显效（自觉症状明显好转或消失，膝、跟腱反射明显改善或恢复正常）41例，有效（自觉症状好转，膝、跟腱反射有所改善）38例，无效（自觉症状无好转，膝、跟腱反射较前无改善）7例。

总有效率91.9%。

【验方来源】 徐生生. 益气祛瘀通脉汤在糖尿病周围神经病变中的应用［J］. 江苏中医，1999，20（3）：23.

按：糖尿病周围神经病变与中医学血痹相似。阴虚燥热是消渴的基本病机。其不独伤阴，且亦耗气。气虚则运血乏力，阴虚则血行艰涩，而成久病入络、久虚入络之血瘀证候。气血运行不畅，则瘀血阻滞，四肢肌肉失养，表现麻木不仁；如瘀阻明显，则不通为痛，可见四肢疼痛。治以益气养阴、祛瘀通络为主。益气祛瘀通脉汤中的黄芪、山药、玄参、苍术、川断毓阴益气，补益脾肾；木瓜、秦艽舒筋通络；牛膝引药下行；当归、赤芍、牡丹皮、桃仁、红花、三七、水蛭等大队活血祛瘀药化瘀通络。其中水蛭味咸性寒，入血分长于逐瘀，性迟缓则不伤正气，以祛沉痼淤积。三七可补虚而治本，且能活血祛瘀。全方重在益气祛瘀通络，扩张血管，使血流进一步通畅，改善局部供血供氧，加强了神经传导功能的恢复。

中药热浴方

【药物组成】 生川乌、生草乌、乳香、威灵仙、桑寄生、三棱、莪术、木瓜、桑枝各30 g。

【适用病症】 糖尿病周围神经病变。诊见手足发凉、怕冷、麻木疼痛或感觉异常。证属寒凝血瘀者。

【用药方法】 上药水煎后待适温时用于热浴。应积极控制血糖，并服中药滋补肝肾煎剂同时配以口服降糖西药，必要时采用胰岛素治疗。

【临床疗效】 此方热浴并配合服中药和西药治疗糖尿病周围神经病变60 例，临床治愈（腰膝酸软、手足麻木、疼痛、发凉、感觉过敏等症状消失，可进行正常的生活活动）18 例，临床好转（腰膝酸软、手足麻木、疼痛、发凉、感觉过敏等症状有所好转，正常的生活活动略受限）32 例，无效（症状无改善）10 例。总有效率 83.33%。

【验方来源】　王杯彬，杨成，郝丽艳. 中药外洗治疗 2 型糖尿病合并对称性周围神经病变 60 例［J］. 吉林中医药，2000，20（2）：25.

按：糖尿病患者若血糖控制较差，致使大量精微物质排出体外。肾藏精，肝藏血，精血同源。精微外泄，肝肾之阴日渐不足，脾失濡养，化生气血之力亏虚。气血生化不足，气虚鼓血无力，血行不畅；肝主筋及爪甲，肝血不足，爪甲筋脉失养，寒湿之邪乘虚阻于脉道，故见手足发凉麻木。其本为肝肾阴虚，其标为寒湿瘀阻脉络。治疗时，服中药补益肝肾煎剂以培本，外洗祛寒除湿活血以治标。生川乌、生草乌、威灵仙、桑寄生、木瓜、桑枝祛寒除湿，三棱、莪术、乳香破血通络。本方剂药量较大，采用剧毒药与破血药同用，故煎药过程中一定注明外用字样，防止误服。

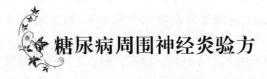

糖尿病周围神经炎验方

大补阴丸加减方

【药物组成】 知母、黄柏、秦艽各 10 g，熟地黄 30 g，炙龟板 20 g。

加减：脉弦滑或滑数、舌苔黄腻者，加苍术、薏苡仁各 30 g；脉滑、苔白腻或白滑者，去黄柏，加木瓜、蚕沙各 10 g，苍术、薏苡仁各 30 g；脉细数、舌质红少苔者，加麦冬、石斛各 20 g。

【适用病症】 糖尿病周围神经炎。

【用药方法】 每天 1 剂，水煎服。

【临床疗效】 此方加减治疗糖尿病周围神经炎 47 例，显效（肢体麻木、疼痛基本消失，血糖明显下降）33 例，有效（肢体麻木、疼痛减轻，血糖有所下降）10 例，无效（肢体麻木、疼痛，血糖无变化）4 例。总有效率 91.48%。

【病案举例】 赵某，男，67 岁。因双下肢麻木、疼痛 1 年，以糖尿病周围神经炎收住院治疗。入院后检查空腹血糖 10.8 mmol/L。尿糖（＋＋＋＋）。西医诊断为 2 型糖尿病并周围神经炎。诊见：舌质淡红、苔薄黄微腻，脉弦滑。即以大补阴丸加减方治疗。处方：知母、黄柏、秦艽各 10 g，熟地黄、苍术、薏苡仁各 30 g，炙龟板 20 g。服 10 剂后，症状明显好转，双下肢麻木、疼痛减轻；继服本方 20 剂，双下肢麻木、疼痛消失，复查血糖为 7.3 mmol/L，获显效出院。

【验方来源】 刘金平. 大补阴丸加减治疗糖尿病周围神经炎 47 例 [J]. 湖南中医杂志, 2000, 16 (3): 40.

按: 糖尿病合并周围神经炎之病机乃阴虚为本, 燥热内结, 营阴被灼, 络脉受阻, 不通则痛。大补阴丸加减方重在滋阴清热, 但有滞湿之弊, 在服药过程中, 若患者出现胸闷、恶心、纳呆、便溏等湿困脾胃之症状者, 熟地黄应减半量使用, 且方中宜酌加白豆蔻、砂仁等芳香化湿之品。

益气养阴通脉汤

【药物组成】 黄芪、党参、葛根、益母草各 15 g, 玄参、生地黄、乌梅、当归、川芎各 12 g, 桃仁、丹参、水蛭各 10 g。

加减: 腰酸甚者, 加续断、牛膝; 疼痛甚者, 加延胡索、白芍。

【适用病症】 糖尿病周围神经炎。

【用药方法】 每天 1 剂, 水煎 2 次, 分早、晚服。仍用原降糖西药, 并配合维生素 B_1、维生素 B_{12} 等治疗。

【临床疗效】 此方加减治疗糖尿病周围神经炎 40 例, 痊愈 26 例, 有效 10 例, 无效 4 例。

【病案举例】 刘某, 男, 56 岁。口渴多饮, 夜尿频数 5 年, 双下肢麻木疼痛 3 个月余, 经检查诊断为糖尿病并周围神经炎。诊见: 面色黧黑, 形体消瘦, 烦渴多饮, 下肢麻木疼痛、时有蚁行感, 舌质暗, 脉细涩。证属火热灼阴而致瘀。治以益气养阴、活血通脉。方用益气养阴通脉汤 5 剂后显效, 续进 7 剂, 症状完全消失。随访 1 年未复发。

【验方来源】 张炳华, 祝振华, 王凤彩. 益气养阴通脉汤治疗糖尿病并周围神经炎 40 例 [J]. 新中医, 1996, 28 (5): 42.

按：糖尿病周围神经炎多因阴津亏耗，燥热偏盛，伤阴耗气灼血，血失濡润而成瘀，终致气阴两虚，络脉瘀阻，筋脉失养。益气养阴通脉汤方中的黄芪、党参益气；生地黄、玄参、葛根、乌梅养阴；当归、丹参、桃仁、川芎、益母草养血生血，活血化瘀；水蛭入络，破瘀通脉。配合维生素类药物治疗，有利于神经髓鞘的再生和修复，提高糖的氧化。因此，中西医结合治疗，可获较好的疗效。

三参益气活血汤

【药物组成】　太子参、忍冬藤各 20 g，黄芪、丹参各 30 g，山药、玄参、生地黄、桃仁、红花、水蛭、甘草各 10 g，当归、赤芍各 12 g，知母、麦冬各 15 g，三七（冲服）3 g。

【适用病症】　糖尿病周围神经炎。

【用药方法】　每天 1 剂，水煎，取药液 200 mL 口服。并采用饮食控制，口服降糖药或用胰岛素皮下注射控制血糖。20 天为 1 个疗程，共治疗 2 个疗程。

【临床疗效】　此方治疗糖尿病周围神经炎 30 例，显效（自觉症状明显好转或消失，膝跟腱反射明显改善或恢复正常，深浅感觉明显增强，下肢肌电图神经传导速度较前增加 >5 m/s 或恢复正常）10 例，有效（自觉症状好转，膝跟腱反射有所改善，深浅感觉有所增强，下肢肌电图神经传导速度较前增加 <4.9 m/s）14 例，无效（自觉症状无好转，膝跟腱反射较前无改善，深浅感觉无改善，下肢肌电图神经传导速度无改善）6 例。总有效率80%。

【验方来源】　高靖，李桂伟. 益气养阴活血通络法治疗糖尿病周围神经炎临床观察［J］. 天津中医学院学报，2000，19（4）：20.

按：糖尿病周围神经病变是糖尿病中最常见的并发症之一，属中医痹证之血痹。因消渴日久，元气大伤，气阴两虚。气虚运血无力，四肢肌肉失于濡养则见麻木不仁；络脉痹阻，可见四肢疼痛。故治疗当以益气养阴、活血通络为法。方中的太子参、黄芪、山药益气行血，使气旺以促血行，祛瘀而不伤正；生地黄、麦冬、玄参、知母滋阴清热，以治阴虚火旺；当归、赤芍、桃仁、红花、丹参、三七、水蛭等活血化瘀，通络止痛；忍冬藤取通络止痛之意。诸药合用，使气旺血行，瘀去络通，标本兼治，共奏益气养阴、活血通络之效，用于治疗糖尿病周围神经炎可取得良好的疗效。

通脉活血汤

【药物组成】　黄芪、桂枝、细辛、生地黄、当归、玄参、水蛭、鸡血藤、地龙、牛膝。（原方无药量）

【适用病症】　糖尿病周围神经炎。

【用药方法】　每天1剂，水煎2次，分早、晚服。30天为1个疗程。并控制饮食、应用原降糖药物治疗。

【临床疗效】　此方治疗糖尿病周围神经炎43例，显效17例，有效22例，无效4例。总有效率90%。

【验方来源】　陈荣生. 通脉活血汤治糖尿病周围神经炎43例 [J]. 江西中医药，1999，30（5）：23.

按：糖尿病周围神经病变是糖尿病最常见的并发症之一，其病变机制尤为复杂。中医学认为本病属于"久病致虚""病久入络""阴虚致瘀""血虚生风"等一系列病理变化。通脉活血汤中的黄芪为补气诸药之最，力专性走，周行全身；生地黄、玄参、当归具有养阴生津、养血柔筋、濡润脉道、滋通经络的作用；桂枝、细辛温经散寒；水蛭、鸡血藤、地龙活血化瘀以通经脉。本方对改善末梢循环，纠正神经组织缺血、缺氧状态有一定作用。

活血补肾汤

【药物组成】　黄芪60 g，当归、山药、山茱萸、熟地黄各15 g，赤芍、川芎、地龙各12 g，红花、桃仁、泽泻、茯苓各10 g，丹参、龟板各30 g，牡丹皮6 g。

加减：肢体麻木甚者，上肢加桂枝，下肢加牛膝。

【适用病症】　糖尿病末梢神经炎。

【用药方法】　每天1剂，水煎2次，分早、晚服。20天为1个疗程，一般治疗2个疗程。并按常规糖尿病饮食，控制血糖。

【临床疗效】　此方治疗糖尿病末梢神经炎30例，显效（四肢麻木、疼痛完全消失，运动、感觉传导速度明显加快）16例，有效（症状明显改善，运动、感觉传导速度有所加快）11例，无效（原有症状改善不明显，运动、感觉传导速度无改变）3例。总有效率90%。

【验方来源】　水瑞英，腾书文.活血补肾汤治疗糖尿病末梢神经炎30例［J］.浙江中医杂志，1999，34（8）：329.

按：糖尿病末梢神经炎属中医学消渴病、痿证范畴。多责之于燥热内蕴日久，伤阴耗气，气滞血瘀，终致气阴两虚，脉络瘀阻，筋脉失养，出现一系列周围神经炎症状。临床上常见舌质紫暗或有瘀点，舌下静脉怒张。故治疗中采用活血化瘀补肾法，重用黄芪大补元气，唯元气充足才能生津布液，祛瘀而不伤正；川芎、赤芍、桃仁、红花、丹参活血化瘀；当归补血活血；地龙通经活络；山药、熟地黄、山茱萸等补肾阴。诸药合用，使瘀血去，新血生，从而使受损的神经得以修复。而且活血化瘀药具有扩张血管、改善微循环及抗凝等作用，故能获良效。

消渴通络饮

【药物组成】　黄芪、丹参各 30 g，生地黄、木瓜、当归、牛膝各 15 g，川芎、地龙各 10 g，水蛭 6 g，全蝎 3 g。

加减：形寒怕冷者，加肉桂 3 g，制熟附子 6 g；口干欲饮者，加沙参、麦冬各 15 g；消谷善饥者，加石膏 15 g，知母 10 g；肢体重滞者，加法半夏、苍术各 15 g。

【适用病症】　糖尿病末梢神经病变。

【用药方法】　每天 1 剂，水煎 2 次，分早、晚服。继续按糖尿病合理饮食，并使用降糖药。

【临床疗效】　此方加减治疗糖尿病末梢神经病变 52 例，显效（临床症状消失，空腹血糖正常）23 例，有效（临床症状明显改善，空腹血糖下降未达正常标准）26 例，无效（治疗后症状无明显改善，空腹血糖下降不明显）3 例。总有效率 94.23%。

【病案举例】　史某，男，69 岁。糖尿病史 16 年，双下肢麻木 2 个月余，近 2 周来，自觉双足肿胀，烧灼样疼痛，夜间尤甚。诊见：伴口干，心烦，乏力，眠差，大便干燥，舌质暗红、苔薄黄，脉沉细涩。检查：空腹血糖 9.8 mmol/L；神经系统检查双下肢跟腱反射减弱，双足肌肉触痛明显。西医诊断为糖尿病末梢神经病变；中医辨证为阴虚火旺，瘀热互结。治以养阴清热、活血通络。方用消渴通络饮去全蝎、当归，加沙参、麦冬、赤芍、白芍各 15 g，知母、甘草各 10 g。连服 14 剂后烧灼样疼痛感明显缓解，口干、心烦等症状减轻，空腹血糖 8.62 mmol/L。继服原方 14 剂，疼痛基本消失，下肢麻木亦减轻，空腹血糖 7.62 mmol/L。再服 14 剂后，空腹血糖 7.22 mmol/L，除下肢时有麻木感外，余无不适。为巩固疗效，将上药按比例制成水丸，继服 1 个月，麻木感消失，双下肢跟腱反射恢复正常，空腹血糖 6.55 mmol/L。随访 1 年半未见复发。

【验方来源】　高爱爱. 消渴通络饮治疗糖尿病末梢神经病变 52 例 [J]. 北京中医，2000，19（3）：19.

按：糖尿病末梢神经病变属于中医学消渴、痛证、痹证等范畴。糖尿病初期虽以气阴两虚为多，但发展至末梢神经病变时，则多有瘀血阻络。瘀血既是糖尿病的病理产物，又是导致糖尿病慢性并发症的重要因素，而重用活血化瘀之品对治疗本病具有重要意义。活血化瘀具有祛瘀生新之功，使脉络得以通畅，气机得以条达，津液得以输布。益气养阴具有扶正固本之功，防止瘀血再生。消渴通络饮方中的黄芪、生地黄益气养阴；丹参、川芎活血化瘀，行气止痛；地龙、水蛭、全蝎搜风通络之品破血逐瘀，通络止痛；当归养血活血，行气止痛；木瓜既舒筋止痛，又生津止渴；牛膝既化瘀血，又强筋骨，还能引药下行。诸药配伍，共奏益气养阴、活血通络止痛之功。

增液桃红汤

【药物组成】　黄芪 30 g，生地黄、麦冬、玄参、鸡血藤、葛根各 18 g，桃仁 6 g，红花、当归、白芍、川芎、苍术、白术、车前子、虎杖各 10 g，肉桂 3 g，蒲公英 15 g。

【适用病症】　2 型糖尿病并发末梢神经炎。

【用药方法】　每天 1 剂，水煎服。同时应用降糖西药及 B 族维生素。

【临床疗效】　此方治疗 2 型糖尿病并发末梢神经炎 28 例，显效（肢端异常感觉好转，肢痛症状减轻或消失）16 例，有效（肢端异常感觉及肢痛好转）12 例。

【验方来源】 赵敏，刘静波. 中西医结合治疗2型糖尿病并发末梢神经炎28例［J］. 河北中医，2000，22（3）：219.

按：糖尿病末梢神经炎是糖尿病常见并发症。若脾失健运，精微下泄，肾失封藏，水谷精微不为人体所用，后天之气失于充养，气虚血运不畅，脉络瘀滞则肢体麻木、疼痛。增液桃红汤中的黄芪、桃仁、红花、当归、白芍、川芎、鸡血藤益气活血通络；苍术、白术、葛根健脾升清；肉桂、车前子固肾行水；虎杖、蒲公英清热解毒；增液汤滋养阴液。全方药中病机，可收到良好疗效。

补阳还五汤化裁方

【药物组成】 黄芪30～60 g，当归15～30 g，赤芍10～15 g，桃仁、红花、地龙、山茱萸各10 g，鸡血藤、丹参、玄参各30 g，葛根15 g。

加减：尿糖不降者，加天花粉30 g；血糖较高者，加生地黄30 g；便干者，加大黄6～9 g；水肿者，加茯苓30 g；身痛甚者，加延胡索15 g；身瘙痒者，加地肤子15 g。

【适用病症】 糖尿病多发性神经炎。

【用药方法】 每天1剂，水煎2次，分早、晚服。

【临床疗效】 此方加减治疗糖尿病多发性神经炎13例，糖尿病均有不同程度好转，其中四肢麻木、身体疼痛等症状消失者7例，减轻者3例，无效者3例。

【病案举例】 颜某，男，41岁。患者于2年前无诱因多食、多饮、多尿，伴有周身乏力、瘙痒，时有腹泻。近半年，四肢麻木，全身肌肤疼痛不可触及，胸部和背部有红色斑块，有时下肢出现水肿。检查：血糖16.63 mmol/L，尿糖（＋＋＋＋），酮体（＋）。西医诊断为原发性糖尿病、多发性神经炎。经用格列本脲、格列齐特、胰岛素及维生素 B_1、维生素 B_6 等药物治疗，多食、多饮、多尿症状减轻。血糖降至 12.2 mmol/L，尿糖（＋＋＋），酮体（－）。但肢体麻木、疼痛等症状如故。遂停用胰岛素，加用中药。处方：黄芪 45 g，当归、赤芍、葛根各 15 g，桃仁、红花、地龙、山茱萸各 10 g，鸡血藤、丹参、玄参、天花粉、茯苓各 30 g。服 3 剂后，症状好转，上方去茯苓，加路路通 10 g。续服 15 剂，肢体麻木、疼痛及皮肤瘙痒消失，胸部斑块消退。

【验方来源】 郭旭霞，刘家义. 补阳还五汤化裁治疗糖尿病多发性神经炎 13 例 ［J］. 四川中医，1998，16（8）：19.

按：糖尿病多发性神经炎的主要病机是糖尿病日久，耗气伤阴。气血不通，不通则痛；机体失于阴血滋养，则肢体麻木、皮肤瘙痒，甚则肌肉萎缩。由于本病是以气虚阴亏为本，以瘀血阻络为标，治疗的关键是益气养阴、活血通络。方中的黄芪补气力强，既能纠正气虚，又能促进血行，故为主药；山茱萸、玄参、葛根、天花粉增液养阴，使阴足而血充；用当归、赤芍、红花、桃仁、地龙、鸡血藤等活血通络。诸药合用，共成益气养阴、活血通络之功，既治其本（原发病）病，也治其标（并发症）病。

活络效灵丹加味

【药物组成】 当归 15 g，丹参、鸡血藤各 30 g，生乳香、生没药各 9 g，川芎、威灵仙各 10 g，全蝎 6 g。

加减：气虚者，加黄芪、太子参；阴虚火旺者，加玄参、知母、地骨皮；阳虚者，加制附子、桂枝、细辛；湿热者，加苍术、黄柏、薏苡仁；痰阻者，加僵蚕、胆南星、白芥子；筋脉挛急者，加木瓜、伸筋草、忍冬藤；下肢痛者，加川牛膝、桑寄生；上肢痛者，加桑枝、姜黄。

【适用病症】 糖尿病痛性神经病变。

【用药方法】 每天 1 剂，水煎，分早、晚服。治疗期间不改变原服用的降糖药种类及剂量，但停用其他镇痛药。

【临床疗效】 此方加减治疗糖尿病痛性神经病变 21 例，显效（肢体疼痛消失，3 个月内无复发）8 例，有效（肢体疼痛明显减轻，或疼痛基本消失，但不能维持 3 个月以上）10 例，无效（肢体疼痛未见改善）3 例。总有效率 85.71%。

【病案举例】 秦某，男，62 岁。患糖尿病 8 年，近半年来出现双下肢刺痛，夜间尤甚；伴双下肢麻木无力，有踏棉感，行走不稳。曾用西药治疗无明显疗效。诊见：舌质暗淡、苔薄白，脉细涩无力。检查：双膝反射、跟腱反射减弱，双膝以下深、浅感觉减退。西医诊断：糖尿病痛性神经病变（表浅型）。中医辨证属气虚血瘀。治拟益气活血通络。用活络效灵丹加味基本方加黄芪 30 g，川牛膝 15 g，桑寄生 12 g。连服 30 剂，下肢麻木疼痛基本消失，行走有力。随访半年无复发。

【验方来源】 何刚. 活络效灵丹加味治糖尿病痛性神经病变 21 例 [J]. 江西中医药，1999，30（5）：22.

按：糖尿病性神经病变中，以周围神经病变的发病率最高，它可累及感觉、运动及自主神经，而以感觉神经受累最为常见，约有 1/4 的患者有疼痛或痛觉异常。其起病急缓各异，疼痛性多样，严重程度不一，可间歇或持续性发作，下肢多于上肢，往往夜间加重，活动后减轻。中医学认为本病乃瘀血阻滞，"不通则痛"，故以活血祛瘀通络法治疗。活络效灵丹有活血化瘀、通络止痛之功，加川芎，取其味薄气雄，辛温走窜，以行血中之气而散血滞；鸡血藤活血补血而护正；威灵仙通行十二经而通络止痛；全蝎解痉镇痛。诸药配合，其活血止痛之力尤强，能扩张血管，改善微循环，从而促进神经代谢，改善神经的营养和功能，使肢体疼痛或痛觉过敏得到缓解。应用本方治疗糖尿病痛性神经病变应注意两点：①应辨证加减，结合致瘀之因而治之。②方中的乳香、没药应生用，炒则流通之力顿减。同时两者气味香燥，易伤胃气，令人恶心，一定要饭后服用。

血脉通洗剂

【药物组成】 独活、红花、白芷、生熟附子、大黄、赤芍、没药、川芎、透骨草、川椒、艾叶、冰片。（原方无剂量）

【适用病症】 糖尿病周围神经及血管病变。

【用药方法】 将上药装入药袋用 2 500 mL 沸水浸泡，待水温 40 ~ 50 ℃ 时浸泡脚，并同时轻轻揉搓，每次 10 ~ 20 分钟，每天 2 次。继后，将药渣晒干、粉碎，装入袜样药袋中，每天在室内穿着不少于 10 小时。严格控制饮食，合理降糖治疗。给予川芎嗪注射液 150 ~ 320 mg、654-2 20 mg 加入生理盐水中静脉滴注，每天 1 次。2 周为 1 个疗程，连用 2 个疗程。

【临床疗效】 此方外洗配合川芎嗪、654-2 静脉滴注治疗糖尿病周围神经及血管病变 80 例，显效 65 例，有效 13 例，无效 2 例。

【验方来源】 裘晓富，韩文生，王淑花. 综合外治疗法治疗糖尿病周围神经及血管病变比较观察［J］. 中医杂志，1998，39（4）：206.

按：治疗糖尿病神经病变和血管病变，多采用活血化瘀、祛风散寒、舒筋止痛等治法。用中药药物外洗，特别是药袜每天 10 小时的穿着，对机体作用持久，加上用川芎嗪和 654-2 合并静脉滴注治疗，使血液流变学有明显改善，效果较为理想。

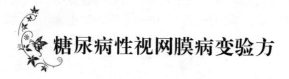

糖尿病性视网膜病变验方

消渴明目方

【药物组成】　黄芪、山药各 30 g，玄参、麦冬、枸杞子、泽泻、党参、菊花各 15 g，葛根、草决明各 12 g，丹参 10 g，川芎 18 g。

【适用病症】　早期糖尿病性视网膜病变。

【用药方法】　每天 1 剂，水煎，分早、晚服。4 天为 1 个疗程，连续治疗 2 个疗程。并配合服降糖药或人工胰岛素控制血糖。

【临床疗效】　此方治疗早期糖尿病性视网膜病变 35 例，显效 11 例，有效 20 例，无效 4 例。总有效率 88.6%。

【验方来源】　李劲亮. 消渴明目方治疗早期糖尿病性视网膜病变 35 例［J］. 国医论坛，2000，15（6）：24.

按：糖尿病初起多阴虚燥热，久则燥热伤气，津亏而不载气，致气阴两虚，血行迟缓涩滞而成瘀。瘀阻眼络，血不循经，溢于络外，留著视网膜；眼络久阻，其气精血不能濡养视网膜。瘀血郁而化热，又可伤津耗气。故气阴两虚与血瘀相互作用、相互影响是早期糖尿病性视网膜病变的重要病理因素。养阴益气、活血明目为其治疗大法。消渴明目方中的麦冬、玄参、枸杞子滋养上、中、下三焦之阴；配以葛根、泽泻清燥热；黄芪、党参补中益气；山药补气涩阴，用量大以使气旺血生，顾护阴液；川芎活血行气，既为活血之主药，又可引诸药直达病所，与葛根相配，引诸药上行于目；更用丹参活血祛瘀，收"瘀祛新生"之效；菊花、草决明清热明目。诸药合用，标本兼顾，疗效良好。

糖 目 清

【药物组成】 黄芪、生地黄、淫羊藿、当归、麦冬、枸杞子、绞股蓝、地骨皮、泽泻、葛根、虎杖等。（原方无药量）

加减：眼底出血量多色鲜者，去葛根、淫羊藿，加小蓟、茜草、三七末；眼底有大量渗出、机化灶者，加丹参、泽兰、海藻、昆布等；黄斑区水肿严重者，加茯苓、苍术、薏苡仁；出血不多、视力严重下降、视网膜色淡、血管细者，加巴戟天、熟地黄、太子参、白芍等。

【适用病症】 糖尿病性视网膜病变。

【用药方法】 每天1剂，水煎2次，分早、晚温服。30天为1个疗程。病情稳定后，将本方制成袋泡剂代茶饮，每次剂量15 g，每天2次，30天为1个疗程。

【临床疗效】 此方加减治疗糖尿病性视网膜病变58只眼，显效（眼底微血管瘤、出血、渗出、水肿、玻璃体混浊等症状绝大部分消失，视力恢复到发病前水平）18只眼，有效（眼底上述症状明显减轻，范围缩小，视力提高2～3行以上）36只眼，无效（眼底病变无任何改善，视力无提高或降低）2只眼，恶化（眼底病变进一步恶化，视力下降2行以上，甚至失明）2只眼。

【验方来源】 刘玲，郭霞. 糖目清治疗糖尿病性视网膜病变的临床总结 [J]. 山东中医杂志，2000，19（3）：145.

按：糖尿病性视网膜病变是久患糖尿病，导致阴津亏虚、血脉瘀滞所致。患病日久，阴损及阳，导致气阴、阴阳两虚，故单纯养阴生津治疗难以控制病情发展。糖目清选用黄芪、生地黄、麦冬、当归、枸杞子益气养阴，配以温阳而不伤阴之淫羊藿，取阴中求阳，治病防变之意；佐地骨皮、泽泻、虎杖、绞股蓝、葛根等以清热化痰散瘀。诸药合用，扶正散瘀，标本兼治。糖目清不仅能够促进眼底出血吸收，而且在消除黄斑区水肿、玻璃体混浊、防止新生血管生成等症状方面效果显著，所以早期治疗非常重要。现代药理研究证明，糖目清中的主要药物如黄芪、生地黄、枸杞子、淫羊藿、地骨皮、麦冬、葛根、泽泻等有不同程度的降低血糖作用，而当归、葛根、枸杞子、生地黄、泽泻、虎杖同时还有降低血脂、减少体内自由基的功效。故本方有效改善眼底病变，与其降低血糖，改善全身情况有密切关系。

蒲草芎芍汤

【药物组成】　蒲黄、旱莲草、茜草各 15 g，川芎、赤芍、桃仁、白及、生地黄各 12 g，丹参 30 g，红花 10 g。

加减：伴阴虚者，加天花粉 15 g，麦冬、玄参、黄柏、牛膝各 12 g；伴气虚者，加黄芪 18 g，党参 15 g，太子参、白术、山药各 12 g；眼底见渗出者，加山楂 30 g，鸡内金、神曲各 12 g，砂仁 10 g；眼底见水肿者，加茯苓 15 g，车前子 12 g，薏苡仁 30 g。

【适用病症】　糖尿病性视网膜病变。

【用药方法】　每天 1 剂，水煎服。并配合服降糖西药。

【临床疗效】　此方加减治疗糖尿病性视网膜病变 32 例（47 只眼），治愈（视力≥0.6，眼底出血、水肿完全吸收）31 只眼，进步（视力恢复 2 行或 2 行以上，眼底出血、水肿基本吸收，渗出减轻，玻璃体出血基本吸收）14 只眼，无效（视力恢复不足 2 行，或眼底出血、水肿、渗出无明显改变，或玻璃体出血未见明显吸收）2 只眼。

【验方来源】 吴德银. 活血化瘀为主治疗糖尿病性视网膜病变32例〔J〕. 浙江中医杂志, 2000, 35 (4): 158.

按: 糖尿病性视网膜病变是眼科常见的致盲疾病之一, 临床可见视网膜微动脉瘤、出血、水肿、新生血管、玻璃体出血等改变, 可归入中医学暴盲或视瞻昏渺等范畴。治以活血化瘀为主。方中的蒲黄、旱莲草、茜草、白及止血; 桃仁、红花、川芎、赤芍活血化瘀; 丹参、生地黄凉血活血。诸药共奏凉血止血、活血化瘀之功。气虚者, 加黄芪、党参、太子参、白术、山药健脾益气; 阴虚者, 加天花粉、麦冬、玄参、黄柏、牛膝养阴生津以清虚热。在活血化瘀、凉血止血为主治标的同时, 佐以益气养阴以固本, 可获得满意的疗效。

参七草根四物汤

【药物组成】 生地黄、车前子、丹参、旱莲草各15 g, 当归、赤芍、泽兰各10 g, 白茅根30 g, 三七(后下)、川芎各6 g, 昆布、海藻各12 g。

加减: 病程短, 网膜上微血管瘤鲜红者, 加桃仁10 g, 红花6 g, 红藤15 g; 病程长, 视网膜上微血管瘤暗红, 玻璃体混浊较剧者, 加牡蛎30 g, 土贝母20 g; 燥热津伤较甚者, 加玄参、麦冬、石斛各15 g。

【适用病症】 糖尿病性视网膜病变。

【用药方法】 每天1剂, 水煎服。

【临床疗效】 此方加减治疗糖尿病性视网膜病变38例(67只眼), 显效(视网膜上毛细血管瘤基本消散, 出血和渗出基本吸收, 视力提高4行以上)38只眼, 有效(视网膜上毛细血管瘤大部分消散, 出血和渗出大部分吸收, 视力提高2~3行)23只眼, 无效(视网膜上毛细血管瘤仍存在, 出血和渗出未见吸收，治疗前后视力无变化）6只眼。总有效率91.1%。

【验方来源】　黄建良，喻干龙. 活血化瘀法治疗糖尿病性视网膜病变38例［J］. 湖南中医杂志，2000，16（1）：29.

按：糖尿病性视网膜病变的病因病机多因肾阴耗损，肺胃津亏，燥热内生。阴虚燥热，灼伤脉络，致脉络破裂，血溢脉外，如此反复，变证丛生。其瘀血之病机是在阴虚的基础上转化而来的，因津血同源，互为资生转化，阴虚燥热，津亏液少，势必不能载血循环畅行，且瘀热在里，又可化热伤阴，终致阴虚与血瘀并见。久病必瘀，糖尿病性视网膜病变患者，一般患糖尿病的时间在2年以上，病程较长，微循环障碍，势必产生血瘀。因此采用活血化瘀法进行治疗，瘀去则血行通畅，五脏六腑之精气皆能上注于目，目得血养而眼病自愈。本病治疗在活血化瘀的同时，还需视其眼底病变的情况予以加减，如出血之初，斑色鲜红者，酌加凉血止血之药；出血日久，斑色暗红，需佐散血破瘀之品。同时还需审其全身证候，若阴虚见症明显，需佐以养阴生津之药；如阴虚内热，虚火上炎之证可见者，又可佐清降虚火之品。而气机不畅者，当审其因；气郁不达者，需佐疏肝理气之品；痰湿阻滞者，可佐祛痰除湿之药。如此兼顾，对该病的预后是极为有利的。

参归明目汤

【药物组成】　党参、黄芪、黄精、炒白术、山药、丹参、当归、红花、怀牛膝、鸡血藤、枳壳各10 g，熟地黄、山楂、枸杞子各15 g。

【适用病症】　糖尿病性视网膜病变。症见体倦乏力，头晕心悸，面色少华，舌淡胖边有齿痕或有瘀斑、瘀点，脉细涩，眼底出血色淡红。证属气虚血瘀型。

【用药方法】　每天1剂，水煎2次，分早、晚服。1个月为1个疗程。并予口服格列本脲或苯乙双胍，根据血糖情况决定用量。

【临床疗效】　此方治疗糖尿病性视网膜病变中医辨证属气虚血瘀型101例（其中双眼190只眼，单眼6只眼），单纯型糖尿病性视网膜病变144只眼，显效59只眼，有效71只眼，无效14只眼。总有效率90.27%；增殖型糖尿病性视网膜病变52只眼，显效15只眼，有效32只眼，无效5只眼。总有效率90.38%。

【验方来源】　杨海燕. 参归明目汤治疗气虚血瘀型糖尿病性视网膜病变101例［J］. 新中医，1999，31（9）：28.

按： 糖尿病患者患病时间越长，眼底变化的概率也越大。而且大都有体倦乏力，面色少华，头晕心悸、活动后尤甚。眼部检查眼底出血色暗，舌质淡紫或有瘀斑等，此乃气虚所为。气虚运化力弱，水谷精微不能上承，血液化生无源；再者，气虚无力鼓动血行，血运涩滞，日久致瘀，酿生诸症。应属本虚标实，虚实夹杂之证。气虚为本，血瘀为标，治宜补气化瘀，标本兼治。参归明目汤方中的党参、黄芪、白术、黄精、山药补气；丹参、当归、红花、怀牛膝、鸡血藤、山楂活血化瘀；黄精、枸杞子、熟地黄还有降血糖作用，同时兼补阴精，养肝明目，又可防温补太过。用本方治疗后，视力、眼底征象及血糖水平都有不同程度的改善，全身自觉症状也得到一定的改善，但单纯型糖尿病性视网膜病变优于增殖型糖尿病性视网膜病变，因此，早期治疗本病，积极控制血糖是至关重要的。

丹七地黄汤

【药物组成】　三七末3 g，生地黄20 g，赤芍12 g，牡丹皮 10 g，炒蒲黄、石斛各 15 g，丹参 30 g，升麻 6 g。

【适用病症】 糖尿病性视网膜出血。

【用药方法】 每天 1 剂，水煎 2 次，分早、晚服，每次 200 mL。1 个月为 1 个疗程。

【临床疗效】 此方治疗糖尿病性视网膜出血 106 例（112 只眼），显效 36 只眼，有效 56 只眼，无效 20 只眼。总有效率 82.14%。

【病案举例】 某男，41 岁。糖尿病史 8 年，双眼视力下降 2 年，服阿卡波糖治疗。1 周前突然双眼失明，只能见眼前手动。诊见：双眼玻璃体积血，眼底窥不见，全身消瘦。经服丹七地黄汤 7 天后，右眼视力 0.1，左眼 0.2，双眼玻璃体积血吸收，眼底部分血管可见；继服 1 周后，右眼视力 0.4，左眼 0.5。1 年后随访，双眼视力保持在 0.3，眼底出血未曾复发。

【验方来源】 王大千. 丹七地黄汤治疗糖尿病性视网膜出血 106 例临床观察 [J]. 北京中医，1999，18（5）：25.

按：糖尿病多由阴虚燥热所致，日久导致精气亏虚。而糖尿病性视网膜病变是糖尿病的慢性并发症，而造成视网膜出血的原因，既有阴虚的一面，又有燥热上攻迫血妄行的一面。其病机为阴虚燥热，迫血妄行，气血瘀滞。出血往往来势凶猛，急则当治其标。丹七地黄汤方中的三七末、炒蒲黄止血化瘀；重用丹参、牡丹皮、赤芍活血化瘀通络；佐以生地黄、石斛滋阴降火，育阴明目；升麻引诸药上行。全方共奏养阴清热明目、止血化瘀通络之功。据中医眼与脏腑的关系，眼底病变多责之于肝肾，故方中选用丹参、三七、生地黄、炒蒲黄、升麻诸药均入肝经，活血开窍明目作用突出；石斛入肾经，牡丹皮入肝肾经，赤芍入肝脾经，具有较强的滋阴补肾、健脾柔肝作用。诸药相互协同达到止血、养阴、散瘀之功。本方不但在治疗眼底出血时有较强的止血和促进吸收作用，而且对降低血糖有较大的帮助。

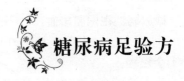

糖尿病足验方

芪桃活血汤

【药物组成】　黄芪 30～60 g，桃仁、当归、白芍、水蛭、虎杖各 12 g，玄参、牛膝、威灵仙各 15 g，桂枝 6～12 g，知母 10 g，苍术 25 g，鸡血藤 30 g。

加减：气虚甚者，重用黄芪；血瘀重者，加炮穿山甲（代）30 g，路路通 20 g；高血压者，加夏枯草 30 g，钩藤 15 g；冠心病者，加瓜蒌 12 g，丹参 30 g；肾病者，加山药 12 g，益母草 20 g；眼底出血者，加牡丹皮 12 g，三七 10 g。

【适用病症】　糖尿病足。

【用药方法】　每天 1 剂，水煎 2 次，共取药液 300 mL，分早、晚服。25 天为 1 个疗程。并配合光量子疗法：抽患者自身静脉血 200 mL，经体外充氧及紫外线照射，回输自体，每 5 天 1 次，5 次为 1 个疗程。并控制血糖、抗炎及局部清创换药，使血糖稳定在 8.5 mmol/L 以下。

【临床疗效】　此方加减治疗糖尿病足 16 例，治愈（溃疡消失）8 例，好转（溃疡面积缩小超过 25%）5 例，无效（溃疡面积缩小不足 25%）3 例。总有效率 81.25%。

【验方来源】　张成霞，谭锦玲. 中西医结合治疗糖尿病足 16 例 [J]. 湖南中医杂志，2000，16（1）：28.

按：糖尿病足是一种损及神经、血管、皮肤、肌腱，甚至骨骼的慢性进行性病变，以肢体末端疼痛、感染、溃疡、坏疽为临床特征，是糖尿病患者致残的主要原因之一。本病属中医学消渴病、脱疽范畴。中医学认为糖尿病足主要是气阴两虚，血脉瘀塞，肢端失养所致。属本虚标实之证，以气阴两虚为本，瘀血热毒为标。故治疗时既要补气滋阴治其本，又要活血化瘀、温通血脉治其标，故以补气滋阴、通阳活血为法。芪桃活血汤方中以桃仁、当归、水蛭、虎杖、鸡血藤活血祛瘀，破瘀通络；黄芪、玄参、白芍、知母益气滋阴；威灵仙疏通经络，养血活血。目前认为糖尿病足与局部缺氧、动脉痉挛或阻塞、静脉瘀滞、血液高黏有关。光量子疗法能提高红细胞携氧能力，增加组织对氧的利用，改善血液黏稠度，提高白细胞活性，杀灭细菌。近年来广泛应用于各种缺氧性疾病、感染等，疗效已较肯定。中药配合光量子疗法治疗糖尿病足，总有效率81.25%，可以明显降低糖尿病足的截肢率，不失为一种行之有效的保守治疗方法。

内托生肌散

【药物组成】 黄芪、天花粉各20 g，生乳香、生没药、丹参各10 g，甘草6 g，白芍12 g。

加减：若疼痛较重者，加蜈蚣3 g，全蝎9 g，延胡索12 g；若内热较重者，加生地黄20 g。

【适用病症】 糖尿病足。

【用药方法】 每天1剂，水煎2次，分早、午、晚服。并每天用生理盐水清洁换药，配合应用降血糖药，控制空腹血糖≤7.8 mmol/L，8周为1个疗程。

【临床疗效】 此方加减治疗糖尿病足48例，治愈（创面愈合，血糖下降，伴随症状缓解）29例，好转（创面缩小，血糖下降，伴随症状减轻）16例，无效（创面无变化，或扩大，血糖无变化或升高）3例。总有效率93.7%。

【病案举例】 患者，女，67 岁。有 2 型糖尿病病史 19 年，长年服用消渴丸、格列齐特等药治疗。3 个月前因外伤致左足背部损伤，伤口日久不愈，后感染化脓，创面扩大。曾用中药外敷后，脓液减少，仍不愈合，疼痛较重。诊见：全身乏力，面色无华，表情痛苦，口渴，尿频，下肢怕冷，舌质暗淡、苔薄白，脉沉细；创面 7 cm ×4 cm，肉芽暗红，脓液清稀，足部皮肤干燥脱屑，足背动脉搏动减弱。检查：空腹血糖 13.7 mmol/L，尿糖（+++）。诊断为糖尿病足，乃气阴两虚，兼湿瘀血结。治以益气养阴，兼活血利湿解毒、通络止痛。方用内托生肌散加金银花 15 g，蜈蚣 3 g，全蝎 6 g，黄芩、大黄各 9 g。配合服用消渴丸、格列齐特等药，并每天用生理盐水清洁换药。口服 12 剂后疼痛减轻，创面无脓液；继服原方 15 剂后肉芽红润，足部痛轻，足背动脉搏动增强，空腹血糖 7.8 mmol/L，创面 5 cm ×3 cm，再继服原方 20 剂创面愈合，伴随症状缓解。随访 1 年未见复发。

【验方来源】 李云慧. 内托生肌散为主治疗糖尿病足 48 例 [J]. 广西中医药，2000，23（4）：26.

按：糖尿病足属中医学脱疽、阴疽等范畴。消渴病者，气阴不足为其本，邪热瘀滞为其标。日久阴损及阳，阴阳俱虚，阳气不足，则血不达四末，肢端失于濡养，卫外功能不足，易于外伤染毒或缺血自溃而发病。脱疽发时气血阴阳俱虚，寒凝血瘀，脉络阻滞。故应用益气升阳、养阴补血、祛瘀通络之法治疗，使气血阴阳调和，创口平复。方中的黄芪补气升阳，托毒生肌；丹参活血祛瘀，凉血消肿；乳香、没药化腐解毒，止痛；白芍补血敛阴，养阴止痛；天花粉清热生津，消肿排毒；甘草益气解毒，调和诸药。诸药合用，使气阴得养，瘀血得祛，则创口平复。但需注意的是全蝎有一定的毒性，使用过程中要严密观察，发现中毒反应应立即停药。

降糖保足汤

【药物组成】 人参 6 g，天花粉、泽泻、赤芍各 12 g，茯苓、金银花、车前子（包）各 15 g，地龙、当归、栀子各 10 g，丹参 24 g。

加减：患趾渗液较多者，加苍术、白术各 12 g；患足疼痛较甚者，加延胡索 12 g，全蝎 10 g；面色少华、神疲乏力者，加黄芪 15 g。

【适用病症】 糖尿病足。

【用药方法】 每天 1 剂，水煎服。并用中药外治法方（大黄 10 g，黄柏 15 g），每天 1 剂，水煎熏洗。熏洗后，患足常规清创换药。同时配合降血糖的基础疗法，必要时配合抗生素治疗。另用脉络宁注射液 20 mL 加入生理盐水 500 mL 中静脉滴注，每天 1 次，14 天为 1 个疗程。

【临床疗效】 此方加减配合外洗及基础疗法治疗糖尿病足 10 例，治愈（溃疡愈合，功能恢复正常）5 例，好转（溃疡面积缩小，疼痛明显减轻）4 例，无效（治疗后病情无改善）1 例。

【验方来源】 阴建军. 中西医结合治疗糖尿病足 10 例[J]. 河北中医，2000，22（2）：89.

按：糖尿病足是在糖尿病未得到满意控制下，由于局部缺血、神经病变、感染协同作用下而引起的足部溃疡。本病属中医学脱疽、阴疽等范畴。消渴病久，阴阳失调，虚实夹杂；或湿热下注，热灼营阴，致瘀血阻络，一旦足趾受伤，则发溃烂不收口。治当清热利湿、活血通络。降糖保足汤中的泽泻、茯苓、栀子、金银花、车前子清热利湿；丹参、地龙、当归、赤芍活血化瘀止痛。诸药相配，使气血调和，共奏良效。脉络宁注射液可活血化瘀。适当配合西药基础治疗控制血糖，才能控制病情，改善足部缺血、缺氧状况，使溃疡愈合。

顾 步 汤

【药物组成】 党参、金银花、石斛各 15 g，黄芪、薏苡仁各 20 g，牛膝 12 g。

加减：瘀血明显者，加桃仁、红花、川芎、地龙活血祛风，通络止痛；气血亏虚者，加当归、白芍、何首乌、熟地黄、炙甘草补血生血，缓急止痛；痰多湿盛者，加神曲、法半夏、山药、山楂消食化痰，利湿除痹降脂；热毒阴伤者，加沙参、玄参、牡丹皮、生地黄清热解毒，养阴活络。

【适用病症】 糖尿病足。

【用药方法】 每天 1 剂，水煎 2 次，分早、晚服。10 天为 1 个疗程，坚持 1～4 个疗程，可改汤剂为丸剂调理巩固。同时并维持其原有饮食习惯、生活方式及服用药物。

【临床疗效】 此方加减配合糖尿病基础治疗糖尿病足 28 例，显效 9 例，有效 15 例，无效 4 例。总有效率 85.7%。

【验方来源】 李景江. 顾步汤治疗糖尿病足 28 例［J］. 吉林中医药，2000，20（4）：43.

按：糖尿病足中医辨证属气阴两虚，痰瘀互结，脉络不通为其病变之本。顾步汤以黄芪、石斛益气养阴，生津除热；辅以党参、薏苡仁利湿除痹，排脓消肿；佐以金银花清热解毒止痛；使以牛膝活血祛瘀，强筋骨，引血下行。全方气阴互补，活血祛瘀，化痰散结，清热解毒，强筋补肾，功效明显。治疗的同时应积极治疗糖尿病，控制血糖，做好足部护理工作。

补阳还五汤

【药物组成】　黄芪 60 ~ 120 g，当归尾、赤芍各 6 g，地龙、川芎、红花、桃仁各 3 g。

【适用病症】　糖尿病足。

【用药方法】　每天 1 剂，水煎 2 次，分早、晚服。并服降糖药或注射胰岛素，控制血糖于正常范围内；合并感染者应用抗生素治疗。另用脉络宁注射液 20 mL 加入生理盐水 250 mL 中静脉滴注，每天 1 次。15 天为 1 个疗程。

【临床疗效】　此方配合脉络宁注射液等治疗糖尿病足 30 例，痊愈（溃疡面愈合，无明显皮肤和关节功能障碍）。其中浅表疼痛性溃疡 18 例均于 1 个疗程内愈合，无痛性较深溃疡无感染者 8 例均于 20 天内愈合，无痛性较深溃疡合并感染者 4 例于 2 个疗程内愈合。

【验方来源】　朱峰，宗洁. 脉络宁注射液和补阳还五汤治疗糖尿病足 30 例 [J]. 吉林中医药，2000，20（4）：45.

按：糖尿病足是糖尿病微血管并发症之一。治宜补气活血、化瘀通络。补阳还五汤为补气活血通络之剂，方中重用黄芪，取其大补脾胃之气，使气旺以促血行，祛瘀而不伤正，并助诸药之力，为君药；配以当归尾活血，有祛瘀而不伤好血之妙，是为臣药；川芎、赤芍、桃仁、红花助当归尾活血祛瘀，地龙通经活络，均为佐使药。诸药合用，使气旺血行，瘀祛络通，直达病所。合用脉络宁注射液具有扩张血管，改善微循环，增加血流量及抗凝血、溶血栓等作用，进一步加强了活血化瘀通络之功，可取得良好疗效。

桃红四物汤加味方

【药物组成】 桃仁、熟地黄各 12 g，红花、当归、川芎各 10 g，白芍、川牛膝各 18 g，天花粉 15 g。

加减：局部发热红肿甚者，加金银花、连翘各 18 g，蒲公英 24 g；脓多者，加黄芩、黄柏各 10 g，炙穿山甲（代）12 g；溃疡久不收口者，加黄芪、太子参各 18 g，白术 12 g。

【适用病症】 糖尿病足。

【用药方法】 每天 1 剂，水煎服。服药期间根据病情选用口服降糖药或注射胰岛素控制血糖，并依据患处分泌物细菌培养和药敏结果选择适当的抗生素，充分地局部处理，包括清创，配合祛腐生肌药膏换药。对其他并发症同时予以对症处理。治疗 1 个月为 1 个疗程，一般治疗 2 个疗程。

【临床疗效】 此方加减配合对症治疗糖尿病足 28 例，显效（溃疡愈合）14 例，有效（症状明显减轻）10 例，无效（症状无明显变化）4 例。总有效率 85.7%。

【验方来源】 赵立新. 中西医结合治疗糖尿病足 28 例 [J]. 广西中医药，2000，23（2）：11.

按：糖尿病属中医消渴病范畴。消渴患者若因津亏液少，不能载血畅行，加之燥热内灼，煎熬营血，血运迟滞，凝而成瘀，瘀血阻滞气机，津液不布，可导致多种并发症的发生，若阻于足则发生糖尿病足。治以活血化瘀法为主。桃红四物汤既可养血，又可活血化瘀通络，不仅能缓解高血糖所造成的高凝状态，还可以通过疏通血流，使病灶部位得到充足的供血和改善营养；在此基础上加川牛膝可引药下行，直达病所；加天花粉可清热生津，消肿排脓。并配以充分的足部处理及控制血糖，从而达到满意的疗效。

浴 足 方

【药物组成】 乳香、没药、当归、赤芍、丹参、金银花、连翘各 20 g。

【适用病症】 糖尿病足。

【用药方法】 每天 1 剂，将上药用水煎沸 15 分钟后先熏后洗患肢（水温 45℃为宜）30 分钟，每天 1 次。10 天为 1 个疗程。在治疗过程中配合应用光量子血液治疗，隔天 1 次。并控制饮食，口服降糖药，必要时用胰岛素治疗。

【临床疗效】 此方配合光量子血疗治疗糖尿病足 40 例，患者夜间痛性痉挛、局部溢脓缓解，紫绀减轻，肤温改善者 37 例，有效率达 92％。

【验方来源】 张玲珍. 以光量子血疗为主的中西医结合治疗糖尿病足 40 例临床分析 [J]. 中医药研究，2000，16（1）：16.

按：中医学认为糖尿病足（脱疽），一般为热毒气血瘀阻，腐蚀肌肉。浴足方中的乳香、没药、当归、赤芍、丹参具有活血祛瘀、消肿定痛之功，金银花、连翘清热解毒，共奏活血止痛、消肿祛腐生肌的作用。并配合以光量子血液治疗，达到增强患者血液氧合作用改善微循环之目的，减轻了高血糖对血管的损害，控制病情的发展。中西医结合治疗糖尿病足，确实减轻了患者痛苦，提高了生活质量。

足 浸 泡 方

【药物组成】 大黄、金银花、红花、菊花、花椒、白芷、制乳香、制没药等。

【适用病症】 糖尿病足。

【用药方法】 将上药共研粗末，加水 5 000 mL，煮沸 15
分钟，凉至 45℃ 左右，浸泡患足，每天 1～2 次，每次 30 分钟
至 1 小时。20 天为 1 个疗程。常规控制饮食，根据血糖、尿糖
变化口服降糖药，重症加用胰岛素皮下注射，坏疽伤口清创消
毒，并加强足部护理。

【临床疗效】 此方泡足治疗糖尿病足 36 例，临床治愈
（足部坏疽完全愈合，足背动脉搏动增强，患足皮色转为正常，
观察半年未复发）21 例，显效（足部坏疽完全愈合，足背动脉
搏动仍较弱，患足皮色改善不明显，或仍感足痛）9 例，好转
（足部坏疽部分愈合，其他症状未见好转）3 例，无效（患足及
其他症状无改善）3 例。总有效率91.7%。

【验方来源】 钟志贵. 足浸泡方治疗糖尿病足［J］. 中医
杂志，1998，39（3）：171.

按：糖尿病足后期坏疽溃烂，继发感染，皮温升高，主要病
机是瘀久化热，热毒瘀滞。故选用大黄清热祛瘀凉血，解毒排脓
生肌；金银花、红花、菊花泻火解毒活血；白芷、乳香、没药活
血止痛，消肿生肌；少佐花椒温通止痛。一般用药 1 个疗程后，
湿性坏疽脓性分泌物减少，肿胀疼痛减退，肉芽组织增生旺盛，
4～5 个疗程后，干性坏疽有较好的疗效。

芪参山地归草汤

【药物组成】 黄芪、山药、牛膝、鸡血藤、益母草各
30 g，党参、熟地黄、当归各 15 g，丹参、金银花各 20 g，水蛭
10 g，牡丹皮 12 g。

加减：阴虚火旺者，加玄参 15 g，知母 12 g；阳虚者，加
熟附子 9 g，桂枝、白芥子各 8 g；热毒盛者，加蒲公英、紫花

地丁各 30 g，黄柏 10 g；瘀血重者，加炙穿山甲（代）10 g，地龙 20 g，三七末（冲服）6 g。

【适用病症】 糖尿病足。

【用药方法】 每天 1 剂，水煎服。配合外洗方（桂枝 6 g，丹参、苦参各 15 g，忍冬藤 30 g，紫草、五倍子、白及各 10 g，血竭 8 g，乳香 12 g），每天 1 剂，水煎取药液泡浴（生理盐水冲洗患处后）。同时用脉络宁注射液 20 mL、黄芪注射液 16 mL 分别加入 0.9% 生理盐水 250 mL，每天 1 次，静脉滴注。并给予糖尿病饮食，降糖治疗（口服降糖药或注射胰岛素），局部清创，常规消毒后用生理盐水冲洗，敷料覆盖。2 周为 1 个疗程，间隔 1 周，连用 2~3 个疗程。

【临床疗效】 此方配合外洗方等治疗糖尿病足 26 例，治愈（临床症状消失，溃疡愈合或基本愈合，血糖正常，尿糖阴性）21 例，好转（临床症状基本消失，溃疡面明显缩小，但尚未愈合，血糖正常或接近正常，尿糖 + 或 ±）3 例，有效（未达到上述好转标准者）2 例。总有效率 92.3%。

【验方来源】 杨玉莲. 内外合治糖尿病足近期疗效观察 [J]. 山西中医，1999，14（4）：22.

按：糖尿病足又称糖尿病肢端坏疽，是糖尿病周围血管和神经病变的严重并发症之一，以肢体末端疼痛、渗出、感染、溃疡、坏疽为主要临床特征，因多发于下肢、足趾、足底和足根部，故称糖尿病足。糖尿病足属于中医学脱疽范畴。由于消渴日久，燥热炽盛，津液耗伤，致营血亏虚，血行不畅，脉络瘀阻，肢端失养，皮肤肌肉溃烂而成脱疽。若复感邪毒，阴津更亏，迁延日久，精血亏乏，新肉不生，而致脱疽久不收口，病情缠绵。本病属本虚标实证，气血（阴阳）不足为本，热毒血瘀为标，二者贯穿疾病始终。故治宜益气养阴、活血化瘀之剂，并随症状加减。同时用黄芪、脉络宁注射液静脉滴注以增强益气活血之力，外以温经活血、清热利湿、收敛托毒生肌之药泡浴。三法合用，故获良效。

清热活血汤

【药物组成】 蒲公英、紫花地丁、山药、天花粉、黄芪各30 g，薏苡仁15 g，炙穿山甲（代）、当归尾、赤芍各12 g，三七10 g。后期加鹿角霜15 g。

【适用病症】 糖尿病足。症见肢体远端麻木、刺痛、感觉障碍、皮温降低，足背动脉搏动减弱或消失，趾间溃疡，或化脓性感染，或糖尿病大疱破溃感染，或干性坏疽，或湿性坏疽。证属气阴两虚，血脉瘀阻型。

【用药方法】 每天1剂，水煎服。并配合各种降糖措施控制血糖在理想水平，采用敏感抗生素抗感染，另用静脉推注或滴注血栓通280～350 mg，每天1次。局部用西药常规处理。

【临床疗效】 此方配合西药治疗糖尿病足50例，临床痊愈（溃疡愈合，化脓性感染完全控制，伤口愈合，坏疽组织清除后，新生的肉芽组织包裹残端，并有新生皮肤覆盖，血糖控制优良，能从事一般工作）42例，好转（溃疡缩小1/2以上，化脓性感染基本控制，伤口缩小1/2以上，坏疽组织清除后，新生的肉芽组织及皮肤未能完全包裹残端，血糖控制中等）8例。

【验方来源】 戴莲仪. 中西医结合治疗糖尿病足50例[J]. 新中医，2000，32（10）：38.

按： 糖尿病足是糖尿病的慢性并发症之一。其成因多为周围神经病变、血管病变、皮肤病变和持续高血糖状态等多种因素，使皮肤保护能力减弱，导致感染、溃疡或坏疽。中药以清热活血、托里排脓为主。清热活血汤中的蒲公英、紫花地丁清热解毒，是用于疮疡的要药；山药、黄芪益气托里，使脓液容易排出；天花粉、薏苡仁、炙穿山甲（代）托里排脓，使脓液稀化，与补气药合用，功效尤其显著；当归尾、赤芍、三七活血化瘀；鹿角霜收敛生肌。诸药合用，使分泌物稀化，引流通畅，局部供血改善，感染容易得到控制，并能增强机体免疫力。结合使用止血、活血双向调节功能的血栓通则疗效更为理想。血栓通的主要成分是三七，其功能止血散瘀、消肿止痛，既促进血凝，又促进血块溶解，兼具止血和活血化瘀双向调节功能，有明显的抗血栓作用。临床证明，这类患者病情虽重，但适当中西医结合综合治疗，能明显改善糖尿病患者患肢供血，控制感染，防止坏疽扩大，免除截肢。

透 骨 散

【药物组成】 透骨草、伸筋草、落得打、寻骨风、当归、红花、虎杖、苏木、川乌、艾叶、刘寄奴、苦参。按1∶1比例配制。

【适用病症】 糖尿病高危足。症见除糖尿病表现外，并表现为肢端供血不足，皮肤凉，颜色紫褐，麻木，刺痛、灼痛，感觉迟钝或丧失，兼有足趾或足的畸形。证属气阴两虚，脉络瘀阻型。

【用药方法】 将上药共研粗末装袋，每袋120 g。每次用1袋加水5 000 mL浸泡20分钟左右，煎煮25分钟，药液药渣全部倒入盆内，将患足先熏后洗1小时，并不时以药渣按摩足部皮肤。浸泡过程中宜适时添加热开水，以维持水温。可复煎加温，每天熏泡2~3次。15天为1个疗程，治疗1~3个疗程。并配合中药血府逐瘀汤加减内服，每天1剂，水煎2次，分早、晚2次服。并以饮食疗法、体育疗法和药物疗法（降糖药、胰岛素、降血压血脂药）积极治疗糖尿病、高血压病、高脂血症、动脉硬化等，严格控制血糖。

【临床疗效】 此方熏洗配合内服药治疗糖尿病高危足 21 例，显效（下肢及病足疼痛、感觉异常等自觉症状与体征基本消失，患足皮肤转温，色泽转正常，下肢体位试验静脉充盈时间 <20 秒，下肢肌电图腓神经运动部分传导速度恢复正常或大致正常）12 例，有效（疼痛、麻木等自觉症状与体征明显减轻，静脉充盈时间 <30 秒，下肢肌电图腓神经传导速度好转或改善）8 例，无效（症状与体征无变化，静脉充盈时间 30 秒以上，下肢肌电图腓神经传导速度无改善）1 例。总有效率 95.2%。

【验方来源】 李广平. 中药内外合治糖尿病高危足 21 例 [J]. 江苏中医，2000，21（11）：29.

按： 糖尿病足属中医学消渴、脱疽范畴。本病的发生是由于气阴两虚，日久出现血脉瘀塞，脉络痹阻，致使肢端失养，同时可兼见热毒、湿浊、寒湿等实邪。现代医学认为，糖尿病足的产生是由于糖尿病日久所致的慢性血管性病变，特别是微血管病变导致肢端缺血、缺氧，组织失去活力，加之糖尿病神经病变，使感觉减退或丧失及感染、冻伤、烫伤等因素而形成。故活血化瘀、除湿散寒、温经通络、养血和营是治疗本病的关键。透骨散方中的透骨草性味辛、温，祛风除湿，舒筋活血止痛；伸筋草祛风散寒，舒筋活络；落得打除湿活血散瘀；寻骨风行气通经止痛；当归与红花、虎杖、苏木配伍养血活血，祛瘀止痛；川乌、艾叶温通经脉，调理气血，外暖筋肉肌肤；更兼刘寄奴破血通经，气味芳香走窜，作为引经药，穿透皮肤、透经络、入腠理、祛病邪；而苦参性味苦寒，功专燥湿祛风止痒，可用于防治皮肤因药液浸泡刺激而致瘙痒。诸药合用，共奏活血祛瘀、除湿散寒、温经通络、养血和营之目的。而且外治法可直接作用于病位，使患足的血管得以舒张，血液循环加快，使组织缺氧、营养不良状况得以改善。而内服血府逐瘀汤加减方具有行气养血活血、化瘀通经止痛之功。两组方药，功效基本一致，一外用，一内服，局部治疗与全身治疗相结合，疗效更佳。

糖尿病不宁肢（腿）综合征验方

三仁汤加减方

【药物组成】　　杏仁、白蔻仁、竹叶、厚朴、木瓜、秦艽、通草各 10 g，滑石、川牛膝各 15 g，薏苡仁、忍冬藤、桑枝各 30 g。

加减：湿热重者，加苍术、黄柏各 10 g；小腿挛急者，加伸筋草、钩藤各 30 g；有瘀血征象者，加丹参 30 g，赤芍 15 g。

【适用病症】　　糖尿病不宁肢综合征。症见一侧或两侧小腿深部组织酸、麻、痒、胀、发紧、灼热、虫爬或难以形容的不适感为特征，经活动、挤压或拍击局部后症状可暂时缓解，而且症状主要发生在夜间休息时，可影响睡眠，偶见白天休息时发病，神经系统检查无异常。证属湿热下注型。

【用药方法】　　每天 1 剂，水煎，睡前 2 小时顿服。10 天为1 个疗程，一般治疗 2 个疗程。治疗期间仍控制饮食，原服用的降糖西药继续服用。

【临床疗效】　　此方加减治疗糖尿病不宁肢综合征 36 例，痊愈（下肢不适感消失，随访 1 年无复发）28 例，有效（下肢不适感明显减轻或基本消除，但停药后仍时有复发）5 例，无效（下肢不适感无明显改善）3 例。总有效率 91.67%。

【病案举例】　　王某，女，56 岁。患者有糖尿病病史 5 年，长期服用降糖药物治疗。1 个月前出现两侧小腿肌肉酸、麻、胀、重、虫爬等不适感。活动下肢或拍打、挤压局部可暂时缓解，夜间多次发作，重时彻夜难眠，痛苦异常；伴心烦，脘腹胀满，舌质红、苔薄黄腻，脉弦滑略数。神经系统检查无异常。检查：空腹血糖 6.9 mmol/L，尿糖阴性。西医诊断：糖尿病并发不宁肢综合征。辨证属湿热下注。治拟清利湿热、舒筋活络。方用三仁汤加减方加黄柏、陈皮各 10 g。原服用的降糖西药继续服用。连服 14 剂而愈，随访 1 年无复发。

【验方来源】 何刚. 三仁汤加减治疗糖尿病不宁肢综合征36 例 [J]. 江苏中医，1999，20（5）：17.

按： 不宁肢综合征又名埃克波姆（Ekbom）氏综合征、不安腿综合征。其发病机制目前尚不十分清楚，可能与肢体血液循环障碍、组织缺氧及代谢产物积聚有关。糖尿病并发不宁肢综合征临床上亦比较常见。糖尿病虽以肺、胃、肾而分上、中、下"三消"，实皆与脾的病理变化有关，常起于中焦（脾）而及于上下。饮食不节、劳倦过度、情绪失调、药物所伤，这些因素均可直接或间接地影响脾之功能而致消渴。脾主四肢，若脾失健运，湿浊内生，蕴而化热，湿热下注浸淫下肢肌肉筋脉，故不适感多出现在双下肢。经活动、挤压、拍击局部后湿邪暂得行散则症状可减轻。因此糖尿病并发不宁肢综合征时多有湿热之象。治用三仁汤清利湿热，配木瓜化湿醒脾；秦艽、桑枝、忍冬藤祛湿清热，舒筋通络；川牛膝祛瘀通脉，引药下行。药证相符，切中病机，故多获佳效。

六味地黄芍甘汤加味

【药物组成】 生地黄、山药、山茱萸、木瓜、甘草各15 g，怀牛膝 30 g，泽泻、茯苓、牡丹皮、桃仁、当归、红花各10 g，白芍 30 ~ 60 g。

【适用病症】 糖尿病不宁肢综合征。症见除有糖尿病症状外，伴有夜间自感小腿深部组织有一种难以形容的不适感，如沉重、酸胀、酸痒、麻木、针刺蚁行感等。证属肝肾虚损，血虚夹瘀型。

【用药方法】 每天 1 剂，水煎服。配合使用刺五加注射液 60 mL 加入 0.9% 氯化钠注射液 500 mL 静脉滴注，每天 1 次。10 天为 1 个疗程。并控制饮食，继续使用原降糖药物治疗。

【临床疗效】 此方治疗 糖尿病不宁肢综合征 36 例，优（治疗后症状消失，随访 1 年未复发）24 例，良（治疗后症状消失，偶有复发但症状较轻）8 例，差（治疗后症状未见明显改善）4 例。总有效率 88.9%。

【验方来源】 邓根飞. 中西医结合治疗糖尿病不宁肢综合征 36 例 [J]. 辽宁中医杂志，1998，25（1）：29.

按： 糖尿病合并不宁肢综合征病变的机制主要与代谢产物在小腿肌肉堆积，引起局部血液循环障碍，缺血、缺氧有关。中医学认为，本病属血虚夹瘀症。主要和肝肾虚损有密切关系。肝主筋，若肝阴不足，筋失濡养，则可出现肢体麻木不适。故用六味地黄汤滋肝补肾；芍药甘草汤是酸甘化阴治疗足挛急不得伸的验方。现代药理研究表明，芍药、甘草不管是对横纹肌、平滑肌，不论是中枢性还是末梢性均有镇静作用。加用红花、桃仁、刺五加等，活血化瘀，扩张微血管，改善局部供血供氧。因此在控制糖尿病的基础上采用六味地黄汤合芍药甘草汤加味，配合刺五加注射液静脉滴注取效较好。

糖尿病坏疽验方

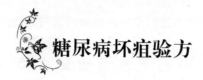

养阴清热活血化瘀方

【药物组成】 天花粉 20 g，熟地黄、山药、牡丹皮、当归、葛根、连翘各 15 g，泽泻 30 g，知母、黄柏（盐炒）、川芎、黄连、荷叶各 10 g，金银花 4 g。

【适用病症】 糖尿病下肢坏疽。

【用药方法】 每天 1 剂，水煎 2 次，共取药液 200 mL，分早、晚温服。1 个月为 1 个疗程。并配合控制血糖西药及外科清创换药。

【临床疗效】 此方配合西药控制血糖及外科清创换药等治疗糖尿病下肢坏疽 40 例，临床痊愈（创面愈合，足背动脉搏动恢复正常）9 例，显效（创面肉芽新鲜，创面缩小，足背动脉搏动改善）15 例，有效（创面得以控制，肉芽组织开始生成，足背动脉搏动有所改善）12 例，无效（创面无变化或恶化，足背动脉无搏动）4 例。总有效率 90%。

【验方来源】 王红. 中药治疗糖尿病下肢坏疽 40 例［J］. 天津中医学院学报，2000，19（3）：21.

按：糖尿病坏疽的病理基础，主要是下肢动脉内膜的改变以及血液黏稠度的增高，使局部（足趾）长期缺血、缺氧而形成的。因此在局部清创换药的同时，加服养阴清热润燥、活血化瘀之中药治疗，可使正气得以恢复，祛瘀而生新，从而改善了患者血液黏稠状态，改善下肢动脉的供血、供氧情况，加速血液运行，促使腐烂的组织脱落及肉芽组织再生，从而促进上皮细胞的再生和爬行，加快创面的愈合，可获得满意的效果。

山药菟丝黄精萸肉汤

【药物组成】　山药30克，菟丝子、黄精、皂角刺、延胡索、丹参、天花粉各10克，山茱萸15克，当归、玄参各20克，三七末（冲服）3～6 g，金银花10～20克。

【适用病症】　糖尿病性坏疽。症见患处远端发凉、苍白或紫暗、疼痛、渗出、糜烂、坏死等。证属脾肾阳虚，瘀阻络脉型。

【用药方法】　每天1剂，水煎2次，共取药液300 mL，分早、晚服。患处若有渗出、糜烂、发凉、疼痛或合并感染，可配用外洗中药方：黄柏、苦参、蛇床子各15克，煎液中加入冰片3 g，外洗患处，每天1～2次。并配合常规外科换药。10天为1个疗程，治疗2个疗程。

【临床疗效】　此方内服配合外洗治疗糖尿病坏疽37例，痊愈（患处创面全部愈合，表温及皮肤颜色恢复正常，无疼痛，随访6个月无复发者）34例，好转（坏疽程度向前恢复1级或1级以上而未达痊愈标准者）1例，未愈（坏疽程度未改变或加重）2例。总有效率94.6%。

【验方来源】　黄养成，房运维. 中药内服外洗治疗糖尿病坏疽37例［J］. 安徽中医临床杂志，2000，12（4）：306.

按：中医学认为本证属脾肾阳虚，气血运行无力，气滞血瘀，经脉闭阻，血不荣筋。而脾肾阳虚则选用山药、山茱萸、黄精、菟丝子健脾补肾，振奋阳气，以助血行；经脉闭阻则选用当归、金银花、三七、丹参活血化瘀，改善血运，局部血运改善后，白细胞、免疫因子可更好地对抗局部感染，同时亦更有利于病变组织的修复；延胡索、皂角刺有止痛及抗毒排脓、活血消痈之功，用以缓解疼痛，预防应急反应所致的恶性循环；玄参、天花粉清热生津，配合皂角刺而起内消肿毒之功，天花粉、玄参的生津作用又明显减轻糖尿病的口渴多饮症状，一药多用，药证合拍。对于肢端的缺血坏死及合并感染，可通过内服药物降低血糖，改善血运；并配合局部外用药物黄柏、苦参、蛇床子利湿清热，冰片清热止痛，可更直接消除病变处感染，缓解疼痛，减轻应急反应，对促进本病痊愈起到了非常重要的作用。

坏疽熏洗方

【药物组成】　丹参、当归、川芎、桂枝各 20 g，熟附子、赤芍、白芍各 15 g，鸡血藤 30 g。

加减：湿性外疽合并感染者，加蒲公英、紫花地丁、苦参各 30 g，苍术 12 g，黄连 9 g；干性坏疽疼痛较甚者，加乳香、没药各 9 g，制川乌 20 g。

【适用病症】　糖尿病坏疽。

【用药方法】　每天 1 剂，加水 1 000 mL，煮沸 10～15 分钟后，将药液倒入盆内，趁热将患处先熏 20 分钟左右，等药液温度降至 45℃后，将患肢放置药液中浸泡和擦洗。如此每天熏洗 2 次，1 周为 1 个疗程。熏洗时注意室内保温、避风，以防患肢受凉；药液不可过热，以免烫伤皮肤；如有包扎者，应揭去敷料后熏洗，完毕后更换消毒无菌敷料，重新包扎好。

【临床疗效】　此方熏洗治疗糖尿病坏疽，可取得满意的疗效。

【病案举例】　张某，男，43 岁。因糖尿病并发左手感染入院治疗。患糖尿病多年，一直坚持糖尿病常规治疗，1 个月前左手小鱼际处被狗咬伤，发生严重的化脓性感染，用抗感染、伤口处置药线引流、局部换药等治疗1个月余，伤口仍未见好转。后改用坏疽熏洗方治疗，治疗1周后，红肿逐渐消退，疼痛减轻，并生长出新的肉芽组织，2周后痊愈。

【验方来源】 李秀娟. 坏疽熏洗方治疗糖尿病坏疽［J］. 浙江中医杂志，2000，35（3）：103.

按： 糖尿病坏疽是糖尿病较严重的并发症之一。本病多迁延难愈，甚至导致截肢。糖尿病坏疽，局部继发感染、溃烂、红肿热痛，乃是由于外感邪毒，脉络瘀阻，瘀久化热，热毒瘀滞之故。治当清热解毒、化瘀止痛。坏疽熏洗方正是据此原则而立，故能获效。

活血养血补气汤

【药物组成】 红花6g，桃仁、川芎、当归、炮穿山甲（代）各10g，赤芍、丹参、黄芪、党参各15g。

加减：阴虚型，加生地黄、麦冬各10g，石斛、天花粉、炙龟板、炙鳖甲各12g；热毒盛型，加蒲公英、金银花各12g，黄连6g；阳虚型，加熟附子9g，肉桂3g。

【适用病症】 糖尿病并发肢端坏疽、溃疡、脓肿。

【用药方法】 每天1剂，水煎服。15天为1个疗程。并控制饮食，降糖药物根据血糖、尿糖变化调整给药。局部伤口消毒清洗干净、剪除坏死组织，用湿润烧伤膏（北京光明中医院创疡研究所生产）外涂，每天换药1~2次。

【临床疗效】 此方加减治疗糖尿病并发肢端坏疽、溃疡、脓肿42例，全部有效。其中治愈（伤口完全愈合，红肿热痛消失，功能恢复）24例，显效（伤口明显缩小，红肿热痛明显减轻）18例。

【病案举例】 魏某，女，64岁。患者多食多尿8年，伴见右足红肿热痛、四趾变黑腐烂 40 天。诊见：消瘦，腹胀，小便短赤，面色无华，舌体瘦小、红绛无苔，脉细数微弱；右足踝以下肿，皮色红，皮温高，触痛明显；外踝前有一约 5 cm 直径皮肤变黑，皮下脓腔与趾前相通；第 1～4 趾变黑腐烂，趾缝处一脓腔深约 10 毫米；足底多个皮下脓腔，肉芽苍白，脓液多，味腐臭，足背动脉搏动摸不到。X 线摄片示：右足坏疽改变。检查：空腹血糖 19.76 mmol/L，尿糖（＋＋＋＋），糖化血红蛋白 11.33%。西医诊断为 2 型糖尿病并发右足肢端坏疽。中医诊断为脱疽、消渴。证属瘀阻络脉，气血不足，阴虚燥热。治宜活血养血、益气养阴。处方：丹参、赤芍、太子参、黄芪各 15 g，桃仁、当归、炮穿山甲（代）各 10 g，炙龟板、炙鳖甲、石斛各 12 g，红花、甘草各 6 g。伤口每天清洗消毒后涂湿润烧伤膏，并做成纱条引流。口服降糖药格列齐特，每次服 80 mg，每天 3 次。入院后第 1 周用胰岛素，3 餐前 30 分钟皮下注射（根据血糖、尿糖变化调整用量）。治疗 1 个疗程后伤口坏死物、引流液减少，脓腔变浅，创面缩小，肉芽变鲜红；第 2 个疗程后，部分创面愈合，红肿明显消退，肉芽生长快，足背动脉搏动可触到。共治疗 52 天，伤口痊愈。复查空腹血糖 8.17 mmol/L，尿糖（＋），糖化血红蛋白 5.16%。

【验方来源】 曾灏，梁廷福. 2 型糖尿病并发坏疽、溃疡、脓肿 42 例疗效观察 [J]. 新中医，1997，29（10）：26.

按：糖尿病并发坏疽、溃疡、脓肿的病因病机为久病消渴，燥热内结，营阴被灼，络脉瘀阻，毒蕴而发病。常表现为成脓后久不溃破或溃后难愈，肉芽苍白生长缓慢，一派气血虚弱证候。瘀阻是致病的根本。因此选用桃仁、红花、赤芍、丹参、川芎、当归等活血药物活血通络，具有扩张血管、改善微循环、抗血栓形成的作用。其中丹参、川芎、当归还有养血之功，加上党参、黄芪之补气，炮穿山甲（代）托毒排脓，达到祛腐生肌的目的。

而伤口应用湿润烧伤膏具有改善局部微循环，自动引流，排除液化坏死物，促进皮肤、肉芽生长及镇痛的作用。此外，治疗过程中血糖的理想控制，对于创口的愈合也是关键一环。

糖尿病合并高脂血症验方

降 脂 饮

【药物组成】　何首乌 40 g，山楂、决明子、泽泻、丹参各 30 g。

加减：肝肾阴虚、头晕明显者，加枸杞子 15 g，龙骨、牡蛎各 30 g；乏力、倦怠、脾失健运者，加黄芪 30 g，茯苓 15 g；经脉瘀阻、肢体麻木者，加桑枝 30 g，桃仁、路路通各 12 g。

【适用病症】　糖尿病合并高脂血症。

【用药方法】　每天 1 剂，加水 500 mL，文火煎至 200 mL，然后加入酸度为 7% 的山西老陈醋 50 mL 即成（药醋之比为 4：1 即可），分早、晚 2 次服。30 天为 1 个疗程，一般服用 2 个疗程。保持糖尿病饮食，保持降糖药物种类及剂量不变。

【临床疗效】　此方加减治疗糖尿病合并高脂血症 42 例，显效 26 例，有效 12 例，无效 4 例。总有效率 90.5%。

【验方来源】　刘云，董卫. 自拟降脂饮治疗糖尿病合并高脂血症 42 例临床观察［J］. 中医药研究，2000，16（3）：6.

按：糖尿病与高脂血症常合并存在，均为机体代谢异常所致。糖尿病属中医学消渴病范畴，高脂血症属于中医学痰浊、湿阻范畴。两者均以饮食不节、情志失调、肾阴亏虚为主要发病因素，由于饮食不节或情志失调或肾阴亏虚，使肝脾肾三脏俱虚，膏脂不藏，痰浊为患，注于血脉，痰血胶结，黏滞难分，久则成瘀，致"痰瘀同病"，从而引发高脂血症，并使糖尿病诸症状加重。因此糖尿病与高脂血症均以肝脾肾三脏之虚为本，痰浊、瘀血为标，应以滋补肝肾、活血化瘀、化痰降浊为治疗原则。降脂饮中的何首乌补肝肾、益精血，为方中主药；丹参祛瘀血、生新血；山楂活血化瘀、消食导滞；决明子清肝明目、通腑泻浊；泽泻泻肾火、降痰浊；配以食用陈醋，一者可"散瘀解毒、下气消食、开胃气、散浊气"；二者可调和诸药，并增强诸药功效。全方标本兼顾，补泻并施，共奏补肝肾、化瘀血、降痰浊之功效。现代药理研究也证实，方中各单味药均能通过抑制胆固醇和三酰甘油的合成与吸收或增加其分解与排泄来影响血脂代谢，调整其紊乱状态，起到降低血脂的作用。在血脂下降的同时，血糖也得到明显改善。

祛瘀降脂汤

【药物组成】　丹参、黄芪、山楂各 40 g，何首乌、葛根、毛冬青、枸杞子各 25 g，蒲黄、川芎各 20 g。

加减：如体胖、苔黄腻者，加石膏 30～50 g，泽泻 25 g；阴虚内热重者，加黄连、牡丹皮各 10 g，乌梅 15 g，地骨皮 20 g，生地黄 25 g；尿频者，加金樱子、五味子各 15 g；胸闷眩晕者，加陈皮 1 g，桂枝、瓜蒌各 15 g。

【适用病症】　糖尿病合并高脂血症。

【用药方法】　每天 1 剂，水煎服。60 天为 1 个疗程。

【临床疗效】　此方加减治疗糖尿病合并高脂血症 92 例，显效 41 例，有效 47 例，无效 4 例。总有效率 95.7%。

【验方来源】　石喜之，王济峰，张万福. 利用祛瘀降脂法治疗糖尿病高脂血症 92 例临床分析 [J]. 吉林中医药，2000，20（4）：28.

按：糖尿病患者的血脂变化与糖尿病密切相关，因为糖尿病除糖代谢紊乱外还存在着脂类代谢的异常，而高三酰甘油及高胆固醇血症是糖尿病最常见的脂质代谢紊乱之一。中医学认为"瘀血"是主要因素。祛瘀降脂汤中大剂量的丹参活血化瘀，同时应用含蒽醌类及衍生物作用的何首乌、蒲黄起到抑制脂肪及胆固醇在肠道的吸收；毛冬青活血通脉，清热解毒；大剂量应用山楂软化血管有助于降脂消瘀；通过化瘀同时加入益气养阴的黄芪，在降脂的同时亦起到降糖的作用。所以在治疗糖尿病的同时要注意降脂，从而才能更好地改善循环，并有利于降低血糖和预防或减轻动脉硬化的形成和发展。

糖脂消胶囊

【药物组成】 黄芪30 g，丹参、黄连各15 g，何首乌、泽泻、枸杞子、黄精、苍术、大黄各10 g。

【适用病症】 糖尿病合并高脂血症。

【用药方法】 将上药研末制成胶囊，每粒胶囊含药末0.45 g，相当于生药6 g。每次服4粒，每天3次。并按常规服用降糖药物。1个月为1个疗程。

【临床疗效】 此方治疗糖尿病合并高脂血症51例，显效（胆固醇下降≥20%，或三酰甘油下降≥40%，或高密度脂蛋白上升≥0.2 mmol/L）20例，有效（胆固醇下降10%～20%，或三酰甘油下降20%～40%，或高密度脂蛋白上升0.1～0.2 mmol/L）28例，无效（未达到上述标准）3例。总有效率94.1%。

【验方来源】 郝明强. 糖脂消胶囊治疗糖尿病高脂血症51例［J］. 湖北中医杂志，2001，23（6）：19.

按：高脂血症是糖尿病最常见的并发症之一。据统计60%以上的糖尿病患者均表现为不同程度的血脂升高。糖尿病可引起高脂血症，高脂血症可加重糖尿病，并可引起动脉粥样硬化等血管病变。本病属中医学消渴病、痰浊范畴。病机为本虚标实，以气阴两虚、肝肾不足为本，痰浊瘀血为标。病位在肝、脾、肾三脏。消渴日久，耗气伤阴，脾胃气阴不足。脾失健运，转输失职，则津液不化，久而生痰，痹阻血络，终致痰阻血瘀。肾主津液，肾阴不足，虚火灼津，气不化津，膏脂不化则精微反为浊邪。水不涵木，肝肾两虚，津液脂膏布化失调，则膏脂变生痰瘀为患。糖脂消胶囊方中的黄精润肺滋阴，补脾益气，补肾益精，并可降脂；大黄有祛瘀血、泻热毒、荡涤肠胃、推陈致新的作用，可增加胆固醇的排泄；何首乌补益肝肾；泽泻利水渗湿，消痰饮，能抑制胆固醇和三酰甘油吸收，影响内源性胆固醇的代谢，加速三酰甘油的水解和肝脏对其合成；苍术可使滋阴药不伤脾胃，并使沉积之浊脂化解，痰瘀分消；黄连苦寒，燥湿坚阴，为治消渴要药；丹参、黄芪活血益气，并有降脂作用，黄芪又可增强胰岛素的敏感性；枸杞子滋补肝肾，可抑制脂肪在肝内沉积，并促进肝细胞的新生。因此，糖脂消胶囊对糖尿病引起的各种高脂血症均有良效。

九味降脂汤

【药物组成】 制何首乌、泽泻、葛根各 30 g，女贞子、枸杞子、海藻各 15 g，茵陈、桃仁各 12 g，水蛭（研末吞服）3 g。

加减：头晕头痛者，加天麻、钩藤各 15 g；胸闷心悸者，加丹参 30 g，郁金 15 g；视物模糊者，加密蒙花 10 g，谷精草 12 g。

【适用病症】 糖尿病合并高脂血症。

【用药方法】 每天 1 剂，水煎 2 次，分早、晚饭前 30 分钟服。3 个月为 1 个疗程。

【临床疗效】　此方加减治疗糖尿病合并高脂血症76例，显效（血清总胆固醇下降≥20%，或三酰甘油≥40%，或高密度脂蛋白上升>0.26 mmol/L）10例，有效（血清总胆固醇下降10%～20%，三酰甘油下降20%～40%，或高密度脂蛋白上升>0.11～0.26 mmol/L）52例，无效（达不到有效标准）14例。总有效率81.58%。

【验方来源】　徐竺婷.自拟九味降脂汤治疗糖尿病合并高脂血症76例［J］.上海中医药杂志，1999，（12）：30.

按：糖尿病属中医学消渴病范畴，多见于中老年，由于肾精不足，肾阴亏虚，阴虚火旺，耗津灼液形成瘀血。患者平素多嗜食肥甘，脾运失健，水谷精微不归正化，精微从浊化，而成痰浊。血瘀、痰浊胶着，气机阻滞，影响津液正常输布，使消渴症加剧，从而导致各种变症迭起，治疗应以扶正祛邪为主。九味降脂汤方中的制何首乌、女贞子、枸杞子补肾育阴，扶正培本；茵陈、海藻、泽泻豁痰降浊，渗湿泄热；桃仁、水蛭破血行滞，祛瘀生新；葛根清热生津，生发脾胃清阳之气。诸药相伍，标本兼施，益肾阴、豁痰浊、祛瘀滞并举，能显著地降低血清总胆固醇、三酰甘油，提升高密度脂蛋白，同时还有一定的降糖、降压作用。

补肝益肾豁痰化瘀汤

【药物组成】　决明子50 g，制何首乌20 g，黄精、虎杖、山楂、昆布、泽泻各15 g，银杏叶、石菖蒲、当归各10 g，酒大黄（后下）5 g，三七末（冲服）3 g。

加减：眩晕者，加杭菊花、白蒺藜、钩藤；腰膝酸软者，加杜仲、桑寄生、枸杞子；胸闷心悸、舌有紫气者，加郁金、丹参、瓜蒌皮、桂枝；痰多苔厚腻者，加法半夏、陈胆南星、陈皮；食少便溏者，加太子参、苍术、白术、薏苡仁；食滞腹胀者，加麦芽、神曲、莱菔子；尿少色黄夹湿热者，加茵陈、车前草；脾肾阳虚者，加杜仲、淫羊藿、菟丝子。

【适用病症】 糖尿病合并高三酰甘油血症。

【用药方法】 每天 1 剂，水煎 2 次，分早、晚服。1 个月为 1 个疗程，连续治疗 2 个疗程。继续应用胰岛素皮下注射或口服降糖药物以控制血糖（空腹血糖 < 7.8 mmol/L，餐后血糖 < 11.1 mmol/L），严格糖尿病饮食。

【临床疗效】 此方加减治疗糖尿病合并高三酰甘油血症 37 例，显效（三酰甘油下降 > 40%，或降至正常）23 例，有效（三酰甘油下降 20% ~ 40%）11 例，无效（未达到上述有效标准者）3 例。总有效率 91.89%。

【病案举例】 周某，男，57 岁。患糖尿病 7 个月，经服降糖药物空腹血糖控制在正常范围。诊见：形体偏胖，头昏乏力，胸闷脘痞，舌淡红、苔薄白、脉弦细。血脂检查：三酰甘油 2.64 mmol/L，总胆固醇 6.8 mmol/L。诊断为 2 型糖尿病合并高脂血症。证属肝肾两亏，痰瘀蕴结。予补肝益肾豁痰化瘀汤治疗。用上方加瓜蒌、郁金、白蒺藜。守方治疗 1 个月，自觉症状有减轻，体重略有下降。继续服药 1 个月，症状基本消失。复查血脂、三酰甘油及总胆固醇均已在正常范围。

【验方来源】 陈晓. 补肝益肾豁痰化瘀法治疗糖尿病合并高三酰甘油血症的临床研究 [J]. 浙江中医杂志，2000，35（1）：34.

按：合并性高脂血症以糖尿病为多见，糖尿病中约 1/3 的患者有高脂血症。中医学认为脾气虚弱，失于健运，水湿不化，清浊相混，可致膏脂积聚，变生痰浊；而痰浊壅阻，气机失畅，不能行血，以致气滞血瘀。药用制何首乌、黄精、决明子益肝肾，养气阴；大黄、山楂、三七、当归、虎杖、银杏叶活血化瘀；石菖蒲、昆布、泽泻豁痰降浊。诸药合用，补肝益肾、豁痰化瘀。黄精、泽泻、制何首乌、枸杞子等药均有降血糖的作用，用于糖尿病患者十分合适。

芪明归芍汤

【药物组成】 黄芪 30 g，草决明、当归各 20 g，赤芍、山楂、川芎、栀子各 15 g，大黄 9 g，泽泻 12 g，炙甘草 6 g。

【适用病症】 糖尿病伴脂代谢紊乱。

【用药方法】 每天 1 剂，水煎 2 次，分早、晚服。2 个月为 1 个疗程。

【临床疗效】 此方治疗糖尿病伴脂代谢紊乱，获得较好的疗效。

【验方来源】 刘英华，朱立群，王维兆. 中西医结合治疗糖尿病伴脂代谢紊乱疗效观察 [J]. 新中医，1996，28（2）：23.

按： 多数糖尿病患者都具有气阴两虚及血瘀证。由于糖尿病患者体内出现高血糖的同时，往往也存在脂肪代谢紊乱，使血脂升高，血黏度增加，导致发生血管病变。多属"痰""瘀""浊"的范畴。芪明归芍汤方中的黄芪、当归、大黄等具有益气活血化瘀作用，使痰浊互结情况缓解，从而起到降脂、降低血黏度的作用。而且益气活血中药除对糖尿病出现的肢体麻木或疼痛、头晕胸闷、乏力、便秘等都有不同程度的改善外，尚能改善微循环，防止体内血液凝结及降低血液黏稠度，从而减轻和延缓糖尿病高脂血症的病情及血管并发症。

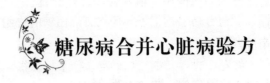

糖尿病合并心脏病验方

益气活血汤

【药物组成】 桃仁、红花、当归、川芎、赤芍、郁金、葛根、瓜蒌各 12 g，黄芪、太子参、丹参各 30 g。

加减：突发心绞痛时，加服活心丹 3 粒，或安定 2.5 mg、硝苯地平 10 mg 或硝酸甘油 2 片应急；高血压者，加天麻、钩藤各 12 g；心动过缓者，加桂枝 12 g；脱症，加服独参汤；气阴虚者，加生脉散；痰湿过重者，加法半夏、僵蚕。

【适用病症】 糖尿病合并冠心病。

【用药方法】 每天 1 剂，水煎 2 次，共取药液 400 mL，分早、晚服。10 天为 1 个疗程。降糖药仍用原量。

【临床疗效】 此方加减治疗糖尿病合并冠心病 38 例，显效（症状消失或基本消失，心绞痛发作每周不多于 2 次，不用硝酸甘油）18 例，有效（症状减轻一半和硝酸甘油用量减少一半以上）19 例，无效（症状改善不明显，硝酸甘油用量无变化）1 例。总有效率 97.4%。

【验方来源】 许建秦，胡元奎，路波，等. 益气活血汤治疗糖尿病合并冠心病 38 例 ［J］. 陕西中医，2000，21（9）：403.

按：高胰岛素血症是冠心病的一个独立的危险因子，因此，糖尿病并发冠心病明显高于一般人群。糖尿病患者中如长时间缺乏有效的血糖控制，将增加发生动脉粥样硬化性病变的危险性，最终导致心绞痛和心肌梗死的发生。中医学认为，本病的辨证要点为心血瘀阻，气虚血瘀，故常用四物汤化裁，取当归甘温和血，川芎辛温活血，赤芍酸寒敛血。气虚者加太子参、黄芪，血结者加桃仁、红花、丹参，理气加瓜蒌、郁金、葛根。全方用治糖尿病合并冠心病可使气血疏通，内外调和。

天王补心丹加减方

【药物组成】　生地黄 20～40 g，丹参 15～30 g，玄参 20 g，天冬、麦冬、酸枣仁、柏子仁各 15 g，当归 10～20 g，人参 5～20 g，茯苓、五味子各 10 g。

加减：心律失常心动过速者，加栀子、知母、板蓝根；血压高者，加天麻、钩藤、石决明、罗布麻；心功能不全者，加黄芪、制半夏、桑白皮、葶苈子；心绞痛者，加延胡索、三七末、川芎；体位性低血压者，加黄芪、阿胶、白术。

【适用病症】　糖尿病合并心脏病。

【用药方法】　每天 1 剂，水煎 2 次，分早、晚服。7 天为 1 个疗程。在服中药汤剂的同时，必须控制饮食，适当运动，并选用适当的降糖药控制血糖。

【临床疗效】　此方加减治疗糖尿病合并心脏病 35 例，显效（临床症状明显缓解或消失，心电图明显改善或恢复正常）27 例，有效（临床症状有所改善，心电图较前好转）7 例，无效（自觉症状及体征无改善，心电图与治前无改变）1 例。总有效率 97.1%。

【病案举例】　王某，女，52 岁。有糖尿病史 6 年，平时服用消渴丸，血糖控制基本稳定。近 3 个月来，心悸、胸闷，时有失眠，经用复方丹参片、朱砂安神丸等药物治疗，未见明显效果，近 2 周症状加重。检查：心率 122 次/分，心尖部第一心音减弱，各瓣膜听诊区未闻及病理性杂音；心电图示：心律失常、窦性心动过速，ST－T改变。诊断为糖尿病合并心脏病，心律失常。治以滋阴清热补气活血。处方：生地黄、丹参各30 g，玄参20 g，天冬、麦冬、当归、人参、酸枣仁、柏子仁、赤芍、知母各15 g，茯苓、五味子各10 g，远志5 g，朱砂1 g。治疗1个疗程后心悸、胸闷减轻，睡眠良好。去朱砂、远志，继服2个疗程告愈。

【验方来源】 武常生，王媛媛，张文奇. 天王补心丹为主治疗糖尿病合并心脏病35例［J］. 陕西中医，2000，21（9）：404.

按：糖尿病合并心脏病是糖尿病患者常见的慢性并发症之一，属中医学心悸、胸痹等范畴。以糖尿病为本，以心脏病为标。糖尿病的临床辨证多为上消、中消、下消，但总不离阴虚燥热、气虚血瘀，而以阴虚、气虚为本，故治疗大都以滋阴清热生津之法。天王补心丹可以滋阴养血、补心安神，对于阴亏血少、心肾之阴不足者效果尤佳。临床上糖尿病导致心律不齐心动过速者，多由阴血虚少、虚火扰动而致。脉细而数，可酌加知母、栀子、板蓝根以滋阴清热；对高血压者多由阴虚阳亢所致，可酌加天麻、钩藤、石决明、罗布麻等药以平肝潜阳；心绞痛者多由阴虚血滞，气虚血瘀而致不通则痛，临床上可加大丹参的用量并酌加延胡索、三七、川芎等药以活血化瘀，通络止痛。因此天王补心丹加减方治疗糖尿病合并心脏病效果较好。

糖尿病并发脑血管病验方

清化复阴汤

【药物组成】 麦冬、天花粉、贝母、胆南星、石菖蒲、僵蚕、怀牛膝各 10 g，石斛 12 g，地龙 30 g，远志 6 g，竹沥 10 mL，羚羊角粉（吞服）3 g。

加减：痰火蒙蔽心窍之阳闭者，加用安宫牛黄丸或至宝丹，配合大黄、瓜蒌之类以增强清心开窍泄热之功；湿痰肝风逆壅神机之阴闭者，加服苏合香丸、玉枢丹等芳香化痰开窍之品；阴虚阳亢者，加珍珠粉、炙龟板、牡蛎、炙鳖甲、石决明、玳瑁等；阴阳两虚者，加巴戟天、肉苁蓉；腑气不通者，加玄明粉、大黄、瓜蒌仁、决明子、火麻仁之类；缺血性中风者，加丹参、桃仁、红花、赤芍、益母草等；热盛动风者，加桑叶、菊花、钩藤、生地黄、白芍等。

【适用病症】 糖尿病并发脑血管病。

【用药方法】 每天 1 剂，水煎服。

【临床疗效】 此方加减治疗糖尿病并发脑血管病 23 例，经过 21～86 天的治疗，治愈 9 例，显效 7 例，好转 5 例，无效 2 例。

【验方来源】 张季林. 廖金标经验方 3 首简介 [J]. 江西中医药，2000，31（3）：3.

按：糖尿病并发脑血管病若症见昏不识人，手足抽搐，或口舌歪斜，或半身不遂，手足麻木，肌肤不仁，烦渴，舌质红、苔腻，脉弦滑等，中医辨证属风火炽盛，胃津不能上行，痰壅灵窍之中风。治宜滋阴益胃、清热熄风、化痰开窍。若辨证恰当，可获较好的疗效。临证时可根据病情酌情加减。

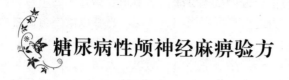

糖尿病性颅神经麻痹验方

活络正容汤

【药物组成】　川芎、法半夏各 15 g，当归 12 g，丹参 30 g，红花、地龙、炮白附子、僵蚕、防风、白芷各 10 g，全蝎、胆南星、羌活各 9 g，甘草 6 g。

加减：急性期加祛风活血之品，恢复期加益气补血、滋养肝肾之品。

【适用病症】　糖尿病性颅神经麻痹。

【用药方法】　每天 1 剂，水煎服。2 周为 1 个疗程。并采取糖尿病饮食，常规口服降糖药或注射胰岛素治疗，控制血糖。

【临床疗效】　此方治疗糖尿病性颅神经麻痹 31 例，痊愈（麻痹肌功能恢复，眼位正，复视消失，眼睑闭合良好）25 例，好转（临床症状改善，遗留不同程度的眼肌、面肌功能障碍）4 例，无效（临床症状无明显变化）2 例。总有效率 93.5%。痊愈患者随访 2 年以上，均未见复发。

【验方来源】　刘玉霞，邵宁. 活络正容汤治疗糖尿病性颅神经麻痹［J］. 山东中医杂志，2000，19（9）：541.

按：糖尿病性颅神经麻痹属于中医学风牵偏视、口舌歪斜范畴。其发病是因风痰上扰，痰瘀阻滞，经络失养所致。痰为湿聚，随气升降，与风相合，风痰上犯，脉络受阻，致血行不畅，瘀血遂生。血瘀则痰滞，痰滞则血瘀，痰浊上扰，瘀血阻络，血行受阻则眼肌麻痹不用，口眼　僻不遂。治以祛痰浊、化瘀血、通经络为主，佐以祛风行滞。活络正容汤方中的川芎为血中之气药，行一身之血；配以当归、红花、丹参以增强行血之力、化瘀之功；地龙、炮白附子、僵蚕、全蝎、胆南星、法半夏合用，能祛风化痰、通经络、散痰凝；防风、羌活、白芷上达头面以通经络止疼痛。全方血气兼顾，痰瘀并治，行、化、通、祛合用，用于治疗本病可获较好的疗效。

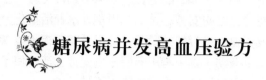

糖尿病并发高血压验方

平肝活血胶囊

【药物组成】 僵蚕、郁金、何首乌、牛膝各 1.5 份，石决明、钩藤、桃仁、柴胡、夜交藤、合欢皮各 1 份，白芍、酸枣仁、川芎各 2 份，水蛭 0.2 份，五味子、生地黄各 3 份，菊花 1.2 份。

【适用病症】 糖尿病并发高血压。

【用药方法】 上药按比例研末，装入胶囊，每粒含生药 0.5 g。每次 4~6 粒，每天 3 次餐后服。并嘱患者合理运动，控制饮食及口服降糖药物（格列本脲或二甲双胍）治疗。

【临床疗效】 此方配合基础治疗糖尿病并发高血压 122 例，显效（舒张压下降 <1.33 kPa，并达到正常范围；舒张压虽未下降至正常，但已下降≥2.69 kPa；症状消失或明显减轻）81 例，有效（舒张压下降 <1.33 kPa，但未达到正常范围，收缩压下降≥4.00 kPa；症状明显减轻）27 例，无效（未达上述标准）14 例。总有效率 86.7%。

【验方来源】 佟杰，李晓哲，周潮，等. 平肝活血胶囊治疗糖尿病并发高血压 122 例［J］. 山东中医杂志，2000，19（2）：78.

按：临床上大多数糖尿病并发高血压患者均见有心烦易怒、头晕耳鸣、失眠多梦、腰酸肢麻等肝肾阴虚、肝风内动并血瘀之症，故以平肝安神活血立法治之。方中的柴胡、僵蚕、郁金、白芍、钩藤平肝调气解郁，酸枣仁、五味子、夜交藤、合欢皮、生地黄、菊花养血滋阴安神，桃仁、川芎、水蛭活血化瘀通络。因糖尿病并发高血压患者精神紧张，急躁易怒，夜不能寐，常使血糖、血压反复波动。方中重用养阴凉血安神之药，使患者情绪稳定气血平和，血糖、血压平稳下降而不易反跳。

糖尿病合并肺结核验方

百合固金汤加减方

【药物组成】 百合 18 g，麦冬、生地黄、熟地黄各 15 g，玄参、白芍各 12 g，甘草 6 g，川贝母、桔梗、当归各 9 g。

加减：乏力者，加黄芪 30 g，白术 12 g，以益气健脾；咳血者，加三七末（冲服）3 g，仙鹤草 30 g，以止血不留瘀；久咳者，加百部；苔黄有热者，加黄连。

【适用病症】 糖尿病合并肺结核。症见除有口渴多饮、多尿，明显消瘦等糖尿病症状外，并有发热、咳嗽吐痰、咳血、盗汗、胸痛等症状，并经 X 线胸部摄片确诊。

【用药方法】 每天 1 剂，水煎服。3 个月为 1 个疗程。西药根据血糖水平调整胰岛素用量和口服降糖药用量。抗结核药用链霉素 0.75 g，肌肉注射，每天 1 次；异烟肼每次 0.3 g，每天 2 次；利福平 0.45 g，晨空腹服。

【临床疗效】 此方加减治疗糖尿病合并肺结核 11 例，经治疗后，血糖控制达满意水平（< 7.22 mmol/L），临床症状改善。在接受 2 ~ 6 个疗程治疗后，11 例患者临床症状消失，X 线胸部摄片示肺结核病灶钙化或部分钙化，均达到临床治愈。

【病案举例】 土杲，男，47 岁。因口渴多饮，消瘦乏力，伴咳嗽吐痰、胸痛 1 年余，伴咳血 1 个月以糖尿病合并肺结核收住院治疗。诊见：口渴多饮，多食，多尿，消瘦乏力，咳嗽吐痰，咳血鲜红、量不太多，大便偏干，胸痛，有时盗汗，舌质红、苔少，脉沉细弱；形体消瘦，体温 37℃，呼吸 21 次/分，脉搏 84 次/分，血压 16/10 kPa，双肺呼吸音粗，可闻及散在干湿性啰音，心率 84 次/分，律整。检查：空腹血糖 14.8 mmol/L，尿糖（++++）；X 线胸部摄片示：①双肺浸润型肺结核；②慢性支气管炎。血常规：白细胞 10.9×10^9/L，中性粒细胞 0.76，淋巴细胞 0.24；血红蛋白 138 g/L，红细胞 14.8×10^{12}/L。西医治疗以控制血糖、抗感染、抗结核为原则。以胰岛素皮下注射，给异烟肼、利福平、乙胺丁醇口服等治疗。中药治以滋补肺肾、清热化痰、润肺止咳止血。方用百合固金汤加减。处方：百合 18 g，生地黄、熟地黄、麦冬各 15 g，当归、黄连、川贝母、桔梗各 9 g，白芍、百部、玄参、白术各 12 g，三七末（冲服）3 g，仙鹤草、黄芪各 30 g，甘草 6 g。服 5 剂后，咳嗽减，咳血愈，口渴、盗汗、大便干等症状改善。后继服 30 余剂，口渴多饮、多尿症状消失，咳嗽吐痰、胸痛、乏力等明显好转。复查空腹血糖控制在 6.50～7.40 mmol/L。胰岛素已逐渐减量至停用，代之以口服降糖药维持。3 个月后，X 线胸部摄片示：双肺结核部分钙化。随改服百合固金丸带药出院。

【验方来源】 乔玉秋，王志同. 百合固金汤治疗糖尿病合并肺结核 11 例体会［J］. 浙江中医杂志，1998，33（3）：129.

按：糖尿病的病机主要是阴虚燥热，阴血亏耗。正气不足，则痨虫易蚀，易患肺结核。治疗在用西药控制血糖、抗结核治疗后，用百合固金汤加减治疗，效果较佳。这说明用中西医结合疗法，对这类疑难重症的治疗是十分有用的。

糖尿病性骨代谢紊乱验方

健 骨 汤

【药物组成】 淫羊藿、肉苁蓉、制何首乌、山茱萸、当归各 10 g，杜仲、怀牛膝各 18 g，续断、熟地黄、枸杞子、茯苓各 12 g，山药 15 g。

加减：兼有寒湿者，加桂枝、老鹳草；合并周围神经病变者，加鸡血藤、地龙；小便泡沫多者，加桑螵蛸、金樱子、龙骨。

【适用病症】 糖尿病性骨代谢紊乱。症见疲乏无力，腰酸背痛及周身疼痛等症状；骨痛多发生在脊柱、骨盆及四肢部位，如发生骨折，局部可出现剧痛。实验室检查示 24 小时尿钙、磷、镁增多，血钙一般正常，血碱性磷酸酶增高。X 线检查或骨密度测量提示骨质疏松。

【用药方法】 每天 1 剂，水煎服。1 个月为 1 个疗程。并配合常规治疗糖尿病。

【临床疗效】 此方加减治疗糖尿病性骨代谢紊乱 50 例，显效 18 例，有效 28 例，无效 4 例。总有效率 92%。

【病案举例】 张某，女，69 岁。有糖尿病史 13 年。近 2 年来，腰膝酸软，乏力，伴周身疼痛、怕冷。空腹血糖 10.4 mmol/L，尿蛋白（＋），自服格列喹酮每次 30 mg，每天 3 次。诊见：舌质暗淡、苔白、脉沉细。检查：腰椎片示骨质疏松伴骨质增生；骨密度示腰椎、股骨骨钙含量明显减低。治以补肾助阳之法。服健骨汤 10 剂后，周身疼痛明显减轻；继服 1 个月后症状消失，活动自如。

【验方来源】　赵立新. 自拟健骨汤治疗糖尿病性骨代谢紊乱 50 例 [J]. 黑龙江中医药，2000，（1）：46.

按：随着人们生活质量的提高，糖尿病性骨代谢紊乱所造成的骨痛、骨关节以及骨折等病症日益受到重视。健骨汤中的淫羊藿具有性激素样作用，可刺激骨生成，配杜仲、续断、怀牛膝、肉苁蓉强腰膝，壮筋骨；制何首乌、熟地黄、山药、山茱萸、枸杞子、当归可补阴血，阴中求阳，药效更佳。骨代谢紊乱是一复杂过程，服药后短时期内症状可明显改善，但 X 线及骨密度测量的变化不会太明显。在对此病的认识上，预防更为主要，强调应早期发现，早期治疗。

糖尿病高胰岛素血症验方

芪术蛭黄汤

【药物组成】 黄芪、山药、丹参各 30 g，苍术 12 g，白术、太子参、茯苓、大黄各 15 g，葛根 20 g，水蛭 10 g。

加减：若以脾气虚为主者，重用黄芪、山药，去太子参易人参以增健脾益气之功，加鸡内金以助脾胃强健之力，消食开胃；若以脾阴虚为主者，加天花粉、莲子、玉竹、黄精等甘淡养阴之品；若兼见脾阳不足者，加干姜、桂枝温阳健脾助运；若湿浊不化、苔厚脘痞、呕恶时作者，加砂仁、薏苡仁、佩兰、生姜等化浊止呕。

【适用病症】 糖尿病高胰岛素血症。症见形体肥胖、乏力神倦、渴不甚饮、腹不甚饥等脾虚征象。

【用药方法】 每天 1 剂，水煎服。对血糖居高不降者，加服西药降糖药以速降血糖。

【临床疗效】 此方加减治疗糖尿病高胰岛素血症，可获较好的疗效。

【验方来源】 李淇，高阳. 刘启庭老中医以检测指标指导糖尿病用药经验［J］. 新中医，1998，30（5）：7.

按：糖尿病患者由于存在胰岛素抵抗等因素，导致胰岛素分泌增加，出现高胰岛素血症。盖脾主健运，升清而降浊，若脾虚健运失司，清不得升留而为浊，血糖无以调节而积蓄，故见血糖升高，形体虚胖；脾虚不能转输水谷精微，致水谷精微下流膀胱，故小便频多味甘，尿糖增高。同时，患者有不同程度的高脂血症、高血压及心脑血管疾病等。而高脂血症乃痰阻血中之表现，且心脑血管疾病所表现的头痛、胸痛、肢麻、偏瘫等，亦是瘀血内阻的征象。故高胰岛素血症的病机关键为脾虚中土失运，湿瘀痰浊内阻。治以健运脾胃、化瘀降浊立法，用芪术蛭黄汤加减，故可获较好的疗效。

糖尿病低胰岛素血症验方

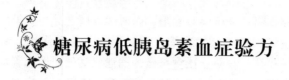

参蚕增胰汤

【药物组成】 人参（或西洋参）12 g，黄芪、山药、黑豆、蚕茧、丹参各 30 g，枸杞子、山茱萸、菟丝子各 15 g，益母草 20 g，猪胰 1 条。

加减：以口干多饮上消见症者，加天花粉、麦冬、玄参等养阴生津润燥；以多食善饥中消见症者，加黄连、知母、玉竹、沙参等清热滋阴益胃；以多尿而频、尿浊如膏下消见症者，加沙苑子、肉桂、熟附子、五味子、覆盆子等温补肾气，敛津固涩。

【适用病症】 糖尿病低胰岛素血症。

【用药方法】 每天 1 剂。先以水煮黑豆与猪胰，待黑豆烂猪胰熟后取汤与其他药物同煎，取药液分早、午、晚温服。而黑豆与猪胰可适量加葱、姜、盐等调制成菜肴食用。对血糖较高、无胰岛素分泌或分泌水平很低者，则配合西药联合治疗。

【临床疗效】 此方加减治疗糖尿病低胰岛素血症，有较好的疗效。

【验方来源】 李淇，高阳. 刘启庭老中医以检测指标指导糖尿病用药经验［J］. 新中医，1998，30（5）：7.

按：临床见部分糖尿病患者的胰岛功能低下，胰岛素分泌绝对不足，而表现为低胰岛素血症。其发生机制，多与自身免疫及遗传有关。而肾为先天之本，补肾治疗通过整体效应，能改善自身免疫，促进组织细胞对葡萄糖的利用。而补脾益气以助健运亦为治疗之关键。因此脾肾同治，气阴双补，阴阳双调。而且猪胰脏可填补真阴；蚕茧温补元阳，以血肉有情之品，直补脏腑；补肾健脾益气的黄芪补气升阳，温运阳气，助气化津，与山药相伍，脾肾双补，对防止饮食精微的漏泄、降低尿糖起着良好的作用。全方用于治疗糖尿病低胰岛素血症，有较好的疗效。

糖尿病餐前高血糖验方

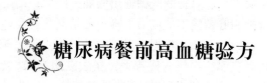

芪地二黄汤

【药物组成】 黄芪、生地黄、地骨皮、山药各 30 g，天花粉、知母、玄参、山茱萸、枸杞子各 15 g，牡丹皮、大黄各 12 g，黄连 10 g。

加减：对心阴不足而心火上炎见心烦失眠、口糜者，加五味子、酸枣仁、百合、莲子心等养阴除烦，清心泻火；对肝阴不足而肝阳上亢见两目干涩、视物不清、头晕目眩者，加白芍、桑葚、何首乌、龟板、鳖甲等养肝滋阴潜阳；对脾阴不足见体瘦颧红、身时烘热者，加玉竹、地骨皮、莲子等滋阴清热；对津亏肺燥、口干多饮者，加沙参、麦冬、天冬以润肺生津；对阴虚胃热而消谷善饥者，加生地黄、石膏养阴清胃。

【适用病症】 糖尿病餐前高血糖者。

【用药方法】 每天 1 剂，水煎服。对顽固难治及重型糖尿病，则采取中西医结合的治法。

【临床疗效】 此方加减治疗糖尿病餐前高血糖者，疗效较好。

【验方来源】 李淇，高阳. 刘启庭老中医以检测指标指导糖尿病用药经验 [J]. 新中医，1998，30（5）：7.

按：糖尿病以血糖升高为主要病理改变，由于发病机制不尽相同，部分患者以餐前高血糖为主要表现。现代医学证实，空腹血糖水平，与肝糖输出较多有关。空腹高血糖的原因，一是胰岛素绝对或相对不足，对抑制肝糖输出的能力降低；二是高血糖状态本身，对抑制肝糖输出的能力下降；三是某些神经内分泌因素亦参与空腹血糖的调节。根据李东垣"血中伏火""燥热为病"之说，从阴虚热淫、燥热内盛着手，立法滋阴润燥、清热凉血，以降低血糖、清除"伏火"。方用芪地二黄汤治疗糖尿病餐前高血糖，有一定的疗效。

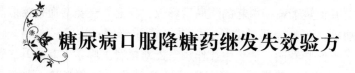

糖尿病口服降糖药继发失效验方

参芪三七汤

【药物组成】　生晒参（另炖）、黄连各5 g，黄芪50 g，三七末（吞服）、红花各6 g，枸杞子15 g，葛根、山药各30 g。

加减：伴口渴者，加天花粉、知母；尿多者，加金樱子、菟丝子；伴高血脂者，加山楂、何首乌；伴高血压者，加钩藤、地龙；伴冠心病者，加丹参、赤芍；并发周围神经病变者，加忍冬藤、川牛膝；并发肾病者，加白术、益母草。

【适用病症】　2型糖尿病磺脲类药继发失效者。

【用药方法】　每天1剂，水煎服。仍续服原降糖药。

【临床疗效】　此方加减配合降糖药治疗2型糖尿病磺脲类药继发失效者33例，显效（症状基本消失，空腹血糖<7.0 mmol/L，或较治疗前下降30%以上）8例，有效（症状明显改善，空腹血糖<8.0 mmol/L，或较治疗前下降10%以上）19例，无效（症状无明显改善，空腹血糖未达到有效标准）6例。

【验方来源】　朱钦，钭柳芬.中药治疗2型糖尿病磺脲类药继发失效33例［J］.湖北中医杂志，2000，22（6）：20.

按：糖尿病患者长期大量服用磺脲类降糖药物，均有不同程度的胃肠反应和肝肾损害，造成脾胃运化功能失常，日久出现气阴两亏、久病入络之证。参芪三七汤中的人参、黄芪益气健脾生津，具有抑制糖异生，促进糖氧化和利用而起降糖作用，并能提高机体免疫功能；人参中含人参皂苷还能通过刺激胰岛释放胰岛素，并促进葡萄糖引起的胰岛素释放；三七、红花活血化瘀能降低血糖，改善局部微循环，促进 β 细胞修复；山药、葛根、枸杞子有健脾养阴、清热生津作用，能对抗肾上腺素引起的升血糖效应；黄连清热燥湿，能促进胰岛 β 细胞再生和修复，改善局部微循环障碍状态。诸药合用，能降低血糖，纠正高血糖症对 β 细胞的毒性效应，恢复对磺脲类药的反应性，解除微循环障碍，促使胰岛 β 细胞再生和修复，提高组织对葡萄糖的反应性和应激性，增加 β 细胞的贮备功能。

芪参术地山药汤

【药物组成】　黄芪 45 g，山药、葛根、丹参各 30 g，鸡内金、生地黄、山茱萸、虎杖各 15 g，黄连 9 g，白术、瓜蒌各 24 g，枳实、泽兰各 12 g。

加减：气虚重者，改黄芪为西洋参；燥热者，加天花粉、地骨皮；冠心病者，加川芎、桂枝；高血压者，加钩藤、牛膝；肾病者，加益母草、冬虫夏草；眼底出血者，加牡丹皮、三七粉；周围神经病变者，加当归、忍冬藤。

【适用病症】　对磺脲类降糖药治疗失效者。所有患者在排除了饮食控制不良、运动不足、感染、停药或药量不足、精神紧张、服用其他升糖药物等因素的影响下，应用磺脲类降糖药治疗失效累积 1 年以上（均属继发性失效）。临床表现大多数患者都有倦怠乏力、脘腹胀闷、气短纳呆、舌暗、苔腻等脾气虚弱、痰瘀互结之证。

【用药方法】　每天 1 剂，水煎 2 次，共取药液 400 mL，分早、晚温服。原磺脲类降糖药物均改为维持量，即每次 1 片，每天 2~3 次。3 个月为 1 个疗程。

【临床疗效】 此方加减治疗对磺脲类降糖药治疗失效者20例，显效5例，有效12例，无效3例。总有效率85%。

【验方来源】 徐云生. 中药对磺脲类降糖药治疗失效的2型糖尿病作用观察 [J]. 中医杂志，1997，38（3）：167.

按：磺脲类降糖药作为治疗2型糖尿病的主要药物被广泛地应用于临床。然而有些患者即使在合理的饮食控制与运动治疗的前提下，应用了足量的磺脲类降糖药，仍难以获得满意的疗效。据统计，每年约5%~10%接受磺脲类降糖药治疗的2型糖尿病患者产生失效，5年累积失效率高达50%以上。由于降糖药物具有不同程度的胃肠道反应、肝肾损害等副作用，久服必重伤脾气，使脾气更加虚弱而致痰湿内生，并与瘀血互结，阻滞气机，使脏腑功能紊乱难以恢复，故久治不效。治以益气养阴的同时，重用健脾益气、祛痰行瘀之品，标本兼治，临床疗效显著。

梅 杞 汤

【药物组成】 乌梅、枸杞子各30 g，熟地黄45 g，夏枯草9 g。

【适用病症】 服降糖药物继发失效者。

【用药方法】 每天1剂，水煎服。6个月为1个疗程。

【临床疗效】 此方治疗服降糖药物继发失效20例，全部患者的临床症状获得明显改善，而空腹血糖无显著下降，但糖化血红蛋白（HbAlc）水平显著下降。

【验方来源】 张玲毅，黄晓莺，高一鸣. 中药纠正口服降糖药物继发失效2型糖尿病HbAlc水平的临床报道 [J]. 上海中医药杂志，2000，34（1）：26.

按：口服降糖药物继发失效是指初服降糖药物时疗效显著，数月或半年后疗效减弱，必须加用胰岛素才能控制血糖水平，是

2 型糖尿病治疗中颇为棘手的问题。目前 2 型糖尿病的防治重点已由过去的急性并发症转变为慢性并发症。高血糖本身是在一定范围（33.3 mmol/L 以内）并没有直接的害处，关键在于流行病学研究显示，长期高血糖通过蛋白质非酶性糖基化、多元醇通道活性增加与肌-肌醇贮备耗竭等机制损害心脏、血管、肾脏、眼睛等，导致 2 型糖尿病的慢性并发症。而糖化血红蛋白（HbAlc）获得纠正，反映了机体其他蛋白质非酶性糖基化的程度，而糖化血红蛋白是目前公认的 2 型糖尿病慢性并发症的最主要发生机制。如果 HbAlc 得到纠正，即使暂时不能完全纠正血糖水平，发生慢性并发症的危险性也大为减轻。梅杞汤是根据 2 型糖尿病患者中医辨证为阴虚燥热的共性而制定的。其中阴虚为本，燥热是标。故取熟地黄为君；又取乌梅之酸、枸杞子之甘，共奏酸甘化阴之功，较之直接补阴，更能激发人体机能，其效愈彰；夏枯草则取其清泄厥阴郁热之功。从症状改善来看，疗效较佳。

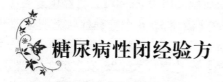

糖尿病性闭经验方

滋肾养肝通经汤

【药物组成】 熟地黄、鸡血藤各 30 g，山茱萸、枸杞子、菟丝子、女贞子各 15 g，龟板（先煎）、山药各 20 g，牛膝、当归、桃仁、白芍各 12 g。

加减：气虚者，加黄芪、党参；虚烦少寐者，加柏子仁、酸枣仁；腹胀重坠者，改用当归尾，加赤芍、红花；月经初通后者，视月经情况，酌情增减补肝肾及通经祛瘀药。

【适用病症】 糖尿病性闭经。症见面色无华，疲倦乏力，气短懒言，眩晕耳鸣，视物模糊，口干多饮，四肢麻痹，腰膝酸软，下腹重坠，或有隐痛，夜尿颇多。月经初起稀少、不定期，渐至闭止不潮。舌淡红、少苔，脉细弱。空腹血糖均超过7.8 mmol/L。

【用药方法】 每天 1 剂，水煎 2 次，分早、晚服。1 个月为 1 个疗程，治疗 3 ~ 6 个疗程。对患者进行糖尿病教育，并根据血糖、尿糖控制饮食。继续使用患者原已使用的治疗糖尿病药物如胰岛素、格列吡嗪、格列齐特、消渴丸等，视病情逐步减少用量至维持量。

【临床疗效】 此方加减治疗糖尿病性闭经 25 例，临床治愈（治疗后症状消失，空腹血糖 <7.2 mmol/L，餐后 2 小时血糖 <8.2 mmol/L；月经恢复正常周期，停药后维持 3 个月经周期以上）11 例，有效（治疗后症状明显减轻，空腹血糖 <8.2 mmol/

L，餐后 2 小时血糖 <10.0 mmol/L；月经恢复来潮，周期尚未正常）9 例，无效（治疗 3～6 个疗程症状无明显改善，血糖下降未达上述标准；月经未见来潮）5 例。

【病案举例】　卢某，女，36 岁。患 2 型糖尿病 10 年，闭经 1 年。患者于 10 年前逐渐出现疲倦乏力、消瘦、口干多饮症状，某医院确诊为 2 型糖尿病。不规则间断服消渴丸、苯乙双胍、格列吡嗪、格列齐特等药治疗，血糖控制不理想。2 年前出现月经延后，2～3 个月 1 行，色偏暗、量少，渐至完全闭止已 1 年。曾使用黄体酮治疗未见效。空腹血糖曾达 19.8 mmol/L，需使用胰岛素才能控制血糖在 7.6～11.2 mmol/L。诊见：神疲乏力，面色无华，眩晕耳鸣，口干多饮，肢麻，下肢轻度浮肿，腰膝酸软，下腹胀坠，舌淡暗、少苔，脉沉细涩。诊断为消渴、闭经。证属肾肝不足，气虚血瘀，冲任失常。治以补肝肾、益气血、祛瘀通经。处方：黄芪、熟地黄、鸡血藤各 30 克，山茱萸、菟丝子、枸杞子、益母草各 15 g，龟板（先煎）、山药各 20 g，牛膝、当归、桃仁、艾叶各 12 g。原使用胰岛素减量，格列吡嗪继续应用。服药 14 剂，浮肿消退，诸症状有所好转，下腹胀坠未减，小腹仍隐痛。照原方牛膝、桃仁加至 15 g，以增强祛瘀通经之力。再服 21 剂，月经来潮，色暗量少，经行 3 天即净，小腹痛随减；空腹血糖维持在 8.2 mmol/L 左右，停用胰岛素，格列吡嗪仍用原量。续上方去益母草、牛膝，加杜仲、续断，连续治疗 2 个月，月经周期、色、量渐趋正常；空腹血糖为 7.6 mmol/L，腹胀痛消失。仍用上方加减化裁调治 2 个月，月经按期而至，色、量正常，临床治愈。

【验方来源】　黄笑芝. 滋肾养肝通经汤治疗糖尿病性闭经 25 例疗效观察 [J]. 新中医，1999，31（6）：15.

按：中医学认为，月经由精血所化生，脏腑、气血、经络的正常活动是产生月经的生理基础；肾、天癸、冲任、胞宫是产生月经的主要环节。其中肾是产生月经的根本，气血是产生月经的基本物质。对闭经的病因，《金匮要略》认为是"因虚、积冷、结气，为诸经水断绝"。首次提出了因虚致闭的理论。《傅青主女科》更明确论述了闭经与肾水的关系，指出"经水出诸肾""经原非血，乃天一之水，出自肾中""经水早断，似乎肾水衰涸""肾水本虚，何能盈满而化经水外泄"，这从肾的角度探讨闭经的病机提供了理论依据。此外，妇女以血为本，以气为用。肝藏血，主疏泄，体阴而用阳，司血海，"女子以肝为先天"，强调了肝在月经的化生和期、量调节方面起重要作用。糖尿病患者早期多见气阴两虚，肺胃燥热。但罹病日久，穷必及肾，肝肾亏损，五脏皆虚，阴精暗耗，气血郁滞、冲任不能正常充盈溢泄，冲脉不盛，任脉不通，从而导致月经闭止不行。由此可见，糖尿病性闭经的病因病机是由于患者气阴两虚，进一步损伤肝肾，气血郁滞发展而成。根据"虚者补之，实者通之""先补后攻，催经下行""勿以通经见血为快"等治疗闭经的原则制定以滋养肝肾为主，活血通经为辅的治疗大法。滋肾养肝通经汤以熟地黄、山茱萸、枸杞子、菟丝子、女贞子、龟板滋补肝肾，充养冲任；以牛膝、当归、桃仁、鸡血藤活血养血，化瘀通经；白芍、山药舒肝健脾以资化源。诸药合用，使肾精填，肝阴充，瘀滞化，冲脉盛，任脉通，血海满则经水复潮。

糖尿病诱发皮肤瘙痒症验方

止 痒 汤

【药物组成】 地骨皮、黄精各 15 g，太子参、生地黄、枸杞子各 30 g，丹参 20 g，玉竹、天花粉、山药、僵蚕、赤芍各 12 g，桃仁、牡丹皮各 10 g，甘草 6 g。

加减：伴口苦、苔黄腻湿热甚者，加炒知母、炒黄柏、龙胆草等；伴耳鸣、腰痛等，加熟地黄；津亏便秘者，加火麻仁、郁李仁；伴心悸、舌质暗红者，加红花、桂枝等。

【适用病症】 糖尿病诱发皮肤瘙痒症。

【用药方法】 每天 1 剂，水煎 2 次，每次取药液 200 mL，分早、晚服。连服 30 天为 1 个疗程。

【临床疗效】 此方加减治疗糖尿病诱发皮肤瘙痒症 82 例，痊愈（全身及局部瘙痒症状完全消失，半年内无复发，空腹血糖指标在原有基础上下降 2 mmol/L 或恢复在正常范围内）43 例，显效（全身及局部瘙痒症状明显减轻，半年内保持在治疗后水平，无加重，空腹血糖指标有所下降）28 例，好转（瘙痒症状减轻，3 个月后有轻度反跳，但半年内未达到治疗前水平）10 例，无效（症状无改变）1 例。

【验方来源】 孙学东. 自拟止痒汤治疗糖尿病诱发皮肤瘙痒症 82 例 [J]. 北京中医，2000，19（3）：22.

按：糖尿病引起的皮肤瘙痒症，多是由于阴虚燥热，津亏液少，而使血液循环涩滞不畅，阴虚血瘀并存所致。由于糖尿病患者"久病成瘀"，阴损气耗，阴血亏虚，气无所附，导致气虚。气虚不运，致血行不畅而留瘀，即所谓"气虚浊留"。津血同源，津液亏损，津亏不足以载血，必血涩难行，致瘀血阻滞。津液亏损亦可失润成瘀，即所谓"因虚致瘀"。阴虚燥热，可灼血成瘀，即所谓"因实致瘀"。至血瘀阶段，常因气受血阻，不能输布水、津，阴津不足，肌肤失于濡养，而加重消渴并导致出现皮肤瘙痒、麻木等症状。治宜重在滋阴活血，滋阴以润燥，活血以行气，气行则血行，养水以行舟。止痒汤方中选用地骨皮甘寒清润，以育其阴，为本方之君；气为血帅，气虚则血运无力，故辅以太子参、山药补中益气；玉竹、天花粉清热生津以载舟，则阴阳有所互济；枸杞子、生地黄、黄精等药以滋阴润燥；赤芍、牡丹皮以活血凉血；丹参、僵蚕、桃仁化瘀通络共为佐使。诸药相配共奏滋阴生津、润燥止痒、活血化瘀之功。

糖尿病性大疱病验方

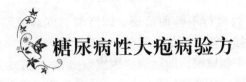

生大黄末方

【药物组成】　生大黄适量。

【适用病症】　糖尿病性大疱病。症见除糖尿病症状外，均见有肢体远端突发性水疱，无痛无痒，水疱外观极似烫伤所致，疱壁极薄呈紧张性半透明状，内容物为清澈液体，周围无红肿，诱因不明确。

【用药方法】　将上药研末，装入纸袋中高温高压消毒备用。水疱及周围皮肤常规消毒，剪破排出积液，将游离表皮全部剪除，以适量大黄末直接撒布创面，用生理盐水冲洗后，重复用药，每天换药 1 次（渗液较多者，可增加换药次数），注意局部保暖，避免受压及摩擦。7 天为 1 个疗程。换药期间继续维持原发病及其他并发症的治疗，包括胰岛素注射及口服降糖药物等。

【临床疗效】　此方治疗糖尿病性大疱病 13 例，经治疗后局部渗出停止，表皮干洁，除略有色素沉着外无疤痕遗留者为治愈。结果 13 例均治愈，其中 1 个疗程治愈 8 例，2 个疗程治愈 4 例，3 个疗程治愈 1 例。

【病案举例】　刘某，女，63 岁。患 2 型糖尿病 13 年，右足水疱 1 天。诊见：右足背近小趾侧有一 2.5 cm×5 cm 大小水疱，周围皮肤无红肿等炎症表现，疱壁紧张，表面光亮，呈半透明状。检查：尿糖（ ++ ），血糖 10.2 mmol/L。诊断为糖尿病性大疱病。按上法治疗，每天换药 2 次，3 天后基本无渗液，改为每天换药 1 次，共治疗 6 天，创面干洁。1 个月后随访，局部略见色素沉着，无疤痕遗留。

【验方来源】 张德宪，迟蕾，林君丽. 生大黄末治疗糖尿病性大疱病 13 例 [J]. 新中医，1999，31（3）：39.

按：糖尿病性大疱病较少见，近年随着胰岛素及口服降糖药的广泛应用，患者生存期延长，各类慢性并发症增加，大疱病发生率有增多趋势，尤其在糖尿病肾病患者中并不少见。由于发病机制尚不明确，目前无特殊治疗措施，为预防局部感染，予以清洁换药，大多数可获痊愈，但仍有少数患者发生溃烂，发展成为肢端坏疽，使病情复杂化，甚至致残。治疗中采用的大黄，成分复杂，其中蒽醌衍生物的广谱抗菌作用早已被现代药理研究所证实，尤其体外抗菌作用更强。糖尿病性大疱病外用大黄可起到预防和控制局部感染作用，另外所含鞣质成分可抑制分泌渗出，有收敛作用，能使创面保洁干燥，加速愈合。

糖尿病伴发肛周脓肿验方

降 糖 汤

【药物组成】　生地黄、制黄精、知母、玄参、地骨皮、鬼箭羽各 10 g，黄连 3 克。

加减：可酌情加用活血化瘀之品，如丹参、当归各 10 g，桃仁 5 g。

【适用病症】　糖尿病伴发肛周脓肿。

【用药方法】　每天 1 剂，水煎 2 次，共取药液 600 mL，分早、午、晚服。局部治疗用外洗方（由金银花 30 g，花椒、艾叶、苦参、黄柏、苍术、荆芥、防风各 10 g 等组成，根据肿胀情况可酌情加用明矾 5 g，大黄 20 g）。将外洗方用纱布包好加水 1 000 mL 煎沸 20 分钟，先熏后泡洗，每天 2 次。感染期配合静脉给予大剂量抗生素治疗，并采取控制血糖措施。化脓期应及时切开引流。引流纱条采用金银花、黄芩、连翘组成的双黄连粉针；对一些肉芽不新鲜、分泌物较多者，可给予 654-2 稀释后浸泡的纱条引流。后期伤口用生肌玉红膏加生肌散外用。

【临床疗效】　此方加减治疗糖尿病伴发肛周脓肿 36 例，除 3 例重症糖尿病伴酮症酸中毒死亡外全部治愈，其中 17 例经手术根治。平均愈合时间为 27.5 天。

【验方来源】　邝卫平. 中西医结合治疗糖尿病伴发肛周感染 36 例 [J]. 新中医，2000，32（9）：42.

按：糖尿病是一种慢性内分泌疾病，能使毛细血管基底膜增厚。其膜中有糖类沉积，蛋白质及脂肪明显减少，故易引起微血管病变，血供差。血糖升高使白细胞吞噬能力下降，杀菌能力降低，容易造成感染。感染一旦发生，伤口难以愈合。糖尿病患者患肛周感染如果像常人一样使用抗生素及手术难以达到理想的疗效。所以一旦发病，有效地控制血糖，削弱细菌生长的环境是一切治疗的前提。大剂量抗生素的使用是控制疾病发展的保证。降糖汤能增强控制血糖的疗效，活血化瘀治法有促进伤口营养供给、缩短疗程的作用。双黄连粉针既可清热解毒，又可促进抗体形成。654-2能疏通微循环，改善局部静脉瘀血，消除组织缺氧，降低无氧酵解过程，中和酸性物质。生肌玉红膏加生肌散可刺激肉芽生长，缩短病程。

糖尿病出汗异常验方

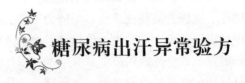

中药泡饮方

【药物组成】　黄芪、枸杞子、五味子各 10 g。

【适用病症】　糖尿病出汗异常。

【用药方法】　每天 1 剂，用开水 300 毫升，浸泡 15 ~ 20 分钟后饮用，可反复浸泡 2 ~ 3 次。30 天为 1 个疗程。

【临床疗效】　此方治疗糖尿病出汗异常 58 例，痊愈（自汗、盗汗消失）32 例，有效（出汗次数与出汗量有明显减少）21 例，无效（服药前后无明显变化）5 例。其中 43 例血糖有不同程度下降，减少了降糖药物或胰岛素的使用。部分患者在出汗异常痊愈和好转的同时，其他并发症如腹泻、体位性低血压、心律失常、蛋白尿、眼底病变、白内障等有不同程度的改善。

【验方来源】　宁飞，刘芳欣. 中药泡饮治疗糖尿病出汗异常 58 例 [J]. 新中医，1997，29（9）：45.

按：糖尿病患者出汗异常，是糖尿病常见的并发症之一。中医学认为糖尿病的基本病机是津亏燥热、气阴两虚。阳虚多自汗，阴虚多盗汗。中药泡饮方中的黄芪益气固表，枸杞子补肾养阴，五味子味酸生津，敛汗止汗，且助黄芪以固表，助枸杞子以养阴生津。三药并用，有益气养阴、固表止汗之功效。本方组方简单，使用方便，口感较好，患者乐于接受，值得临床试用。

糖尿病并发鹅口疮验方

参苓白术散加味方

【药物组成】 党参、白术各 15 g，茯苓 20 g，薏苡仁、山药各 30 g，白扁豆、砂仁、莲子、陈皮各 10 g，桔梗 6 g，炙甘草 5 g。

加减：兼有阴虚者，党参易为太子参，加麦冬、石斛各 10 g；湿浊甚者，加苍术 15 g；有湿郁化热之象者，加黄连 15 g，黄芩、苦参各 10 g。

【适用病症】 糖尿病并发鹅口疮。症见除有糖尿病症状外，还表现为乳白色薄膜覆于口腔黏膜的部分或全部。

【用药方法】 每天 1 剂，水煎 2 次，共取药液 400 mL，分早、晚温服。1 周为 1 个疗程，一般治疗 1~3 个疗程。

【临床疗效】 此方加减治疗糖尿病并发鹅口疮 36 例，均获得较好的疗效。其中痊愈（症状消失，连续 3 次口腔涂片检查念珠菌阴性）30 例，有效（症状消失，连续 3 次口腔涂片检查菌至多 1 次阳性）5 例，无效 1 例。

【验方来源】 贺庆华. 参苓白术散治疗糖尿病并发鹅口疮[J]. 江苏中医，1999，20（7）：20.

按：糖尿病患者常伴有多种物质代谢紊乱，临床上亦常见并发念珠菌感染的鹅口疮。中医学认为，本病多因脾胃虚弱，健运失职，湿浊内生蕴结中焦，而脾气通于口，湿浊之邪上泛于口，与外感湿热秽毒之邪合而为患。治当以益气健脾、和胃渗湿为主，标本兼顾。方中的党参、山药、莲子益气健脾为主，辅以白术、茯苓、薏苡仁、白扁豆渗湿健脾，佐以砂仁、陈皮、炙甘草和胃醒脾，更以桔梗为使，载药上行，使药物直达病所。兼有湿郁化热者，加黄连、黄芩、苦参以清热燥湿解毒。本方用于治疗糖尿病并发鹅口疮，收到较好的疗效。